抗菌药物临床应用案例分析

组织编写　中国药师协会

国家卫生健康委合理用药专家委员会

主　　审　张耀华　肖永红

主　　编　徐彦贵

编　　委（按姓氏笔画排序）

于忠和　王　挺　王　济　王　真

邓震亭　任海霞　刘晓琳　许鹏飞

张晓林　孟丽华　赵庆春　封卫毅

屠　莹　蒋　媛

中国健康传媒集团

中国医药科技出版社

图书在版编目（CIP）数据

抗菌药物临床应用案例分析 / 中国药师协会，国家卫生健康委合理用药专家委员会组织编写 .— 北京 ：中国医药科技出版社，2020.8

ISBN 978-7-5214-1775-3

Ⅰ . ①抗…　Ⅱ . ①中… ②国…　Ⅲ . ①抗菌素—临床应用　Ⅳ . ① R978.1

中国版本图书馆 CIP 数据核字（2020）第 066292 号

美术编辑　陈君杞
版式设计　也　在

出版　**中国健康传媒集团** | 中国医药科技出版社
地址　北京市海淀区文慧园北路甲 22 号
邮编　100082
电话　发行：010-62227427　邮购：010-62236938
网址　www.cmstp.com
规格　710 × 1000 mm $^1/_{16}$
印张　21 $^1/_4$
字数　282 千字
版次　2020 年 8 月第 1 版
印次　2023 年 11 月第 2 次印刷
印刷　三河市万龙印装有限公司
经销　全国各地新华书店
书号　ISBN 978-7-5214-1775-3
定价　75.00 元

获取新书信息、投稿、为图书纠错，请扫码联系我们。

前　言

细菌感染性疾病是临床常见病，抗菌药物在治疗细菌感染性疾病中发挥了重要作用。但是我国不合理和滥用抗菌药物情况十分普遍，尤其在我国基层医疗机构不合理使用抗菌药物现象更为严重。其结果不仅是疗效欠佳、出现药物不良反应/事件、细菌耐药，而且增加患者及国家医疗经济负担等问题。

为了加强医疗机构抗菌药物临床应用管理，规范抗菌药物临床应用行为，提高抗菌药物临床应用水平，促进临床合理应用抗菌药物，保障医疗质量和医疗安全，我国自2011年起开展临床抗菌药物合理使用专项整治工作，随着工作不断深入，医疗机构对抗菌药物合理使用及细菌耐药日益重视，二三级医疗机构抗菌药物合理使用水平不断提高，但是基层医疗卫生机构因为对《抗菌药物临床应用指导原则》学习理解不透等原因，抗菌药物不合理使用现象仍然很严重。

为了提高医生合理应用抗菌药物实践能力，降低药物治疗风险，提升基层医生技术水平，中国药师协会、国家卫生健康委合理用药专家委员会组织临床经验丰富的治疗感染性疾病的专家、全科医学专家和药学专家编写了《抗菌药物临床应用案例分析》。

本书充分考虑到实践的重要性，避开了单纯理论讲授枯燥无味的缺点，采用案例讨论导入模式，理论与实践密切结合，引导读者深入学习、理解、运用《抗菌药物临床应用指导原则》，提高临床用药能力。编者在编写过程中对每一个问题如何编写都深入琢磨、不断推敲，以求形式活泼、内容精准。本书内容丰富、临床实用、可操作性强，对提升临床抗菌药物合理使用水平起到指导作用。

本书分为三章，共55节，有一百多个案例分析与讨论供读者学习。第一章为抗菌药物，介绍常用抗菌药物适应证及注意事项等。第二章为抗菌药物临床应用的基本原则与案例分析，内容包括治疗性及预防性应用抗菌药物的基本原则、特殊人群抗菌药物临床应用的基本原则等；第三章为常见感染的诊断治疗与案例分析，内容包括疾病概述、常见致病菌、临床表现、诊断与鉴别诊断、治疗原则、抗菌药物应用评估及注意事项等。各章节配有案例分析与讨论，便于读者理解。本书不仅适合基层医生、乡村医生、药师阅读，对各级医疗机构医务人员也有参考价值。

本书的编写凝聚了全体编委和审稿专家心血，并且得到了多位医药学专家的指导，同时，也得到了中国中药集团的大力支持，在此一并表示衷心的感谢！

经全体编委和审稿专家反复修改，但限于编者水平和知识快速更新和发展，难免存在疏漏之处，欢迎同仁和读者批评指正，我们将不断更新改进。

编　者

2020年8月

目　录

第一章

抗菌药物

抗菌药物是指在低浓度具有杀菌或抑菌活性的药物，包括各种抗生素、人工合成药物（磺胺类、硝基咪唑类、喹诺酮类等）。抗生素是由微生物产生的，或在此基础上由人工修饰（半合成抗生素）而成；而抗菌药物则包括抗生素（天然抗生素 + 半合成抗生素）和完全人工合成的药物（喹诺酮类、磺胺类等）。

抗菌药物分类如表 1–1 所示，其作用机制、抗菌谱、药效学及药代动力学特点各有不同，在临床使用也各有优劣，应掌握各类药物特点，合理使用。

表 1–1　抗菌药物分类表

按来源分类	药物分类	
抗生素	β–内酰胺类	青霉素类
		头孢菌素类
		头霉素类
		β–内酰胺类 /β–内酰胺酶抑制剂
		碳青霉烯类
		青霉烯类
		单环 β–内酰胺类
		氧头孢烯类
	氨基糖苷类	
	大环内酯类	
	四环素类	
	甘氨酰环素类	
	林可酰胺类	
	糖肽类	
	利福霉素类	
	磷霉素	
	多黏菌素类	
	环脂肽类	
	酰胺醇类	
合成抗菌药物	噁唑烷酮类	
	喹诺酮类	
	磺胺类 / 甲氧苄啶类	
	硝基呋喃类	
	硝基咪唑类	

一、抗菌药物的作用机制

抗菌药物主要是通过干扰病原微生物的细胞结构或代谢过程产生抗菌作用，如图 1–1 所示。

1. 抑制细菌细胞壁合成

青霉素与头孢菌素类均能抑制胞壁黏肽合成酶（包括转肽酶、羧肽酶、内肽酶），从而阻碍细胞壁肽聚糖的合成，使细胞壁缺损，菌体破裂死亡。

2. 抑制细胞膜功能

通过抑制细胞膜功能发挥抗菌作用的抗生素，主要包括两性霉素 B、多黏菌素和制霉菌素等。这类抗生素使细胞膜的完整性遭到破坏，大分子和离子从细胞内向细胞外泄漏，细胞受到损伤而导致细菌死亡。

3. 抑制或干扰细菌蛋白质合成

抑制蛋白质合成的抗生素主要有氨基糖苷类、四环素及甘氨酰环素类、大环内酯类和氯霉素类等。这类抗生素各自结合到细菌核糖体 30S 亚基或 50S 亚基上，阻断肽链形成复合物的始动、错读或干扰新的氨基酸结合到肽链上等，作用于蛋白质生物合成环节的某一部位，产生抑菌甚至杀菌的作用。

4. 抑制核酸合成

主要抗菌药物有喹诺酮类、磺胺类及甲氧苄啶等。喹诺酮类抗菌药物是有效的核酸合成抑制剂，其抑制 DNA 螺旋酶（拓扑异构酶Ⅱ），阻碍 DNA 生物合成，从而导致细菌死亡；磺胺类药物为对氨基苯甲酸（PABA）的类似物，可与其竞争二氢叶酸合成酶，阻碍叶酸的合成；磺胺增效剂甲氧苄啶抑制细菌的二氢叶酸还原酶，阻止四氢叶酸的合成，两者合用，依次抑制二氢叶酸合成酶和还原酶，起到双重阻断，抗菌作用增强。

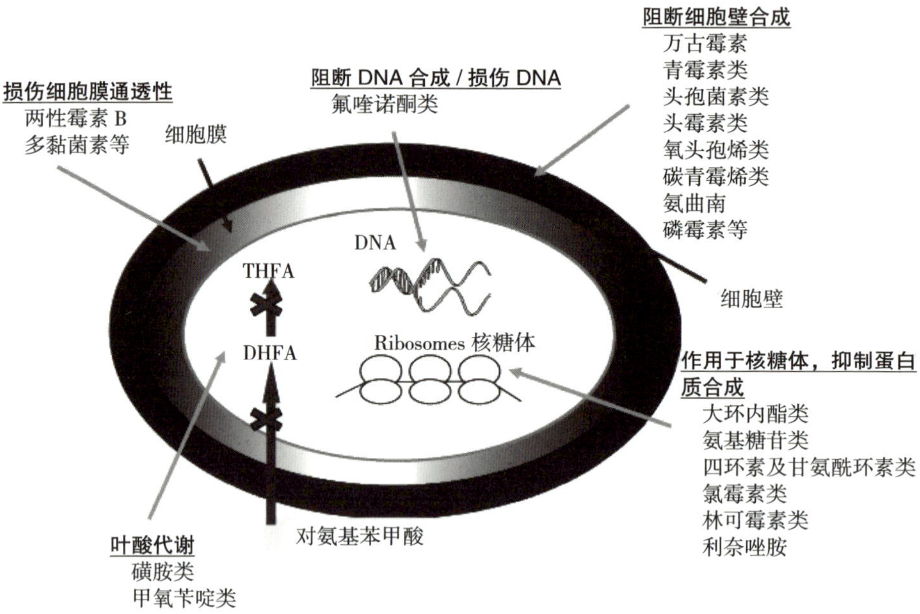

图 1-1　常用抗菌药物作用机制

第一节　青霉素类

一、分类及抗菌谱（表 1-2）

表 1-2　青霉素分类及抗菌谱

分类	代表品种	抗菌谱
普通青霉素	青霉素 G 青霉素 V	对革兰阳性菌、部分革兰阴性球菌和某些革兰阳性杆菌有抗菌活性，如溶血性链球菌、肺炎链球菌、草绿色链球菌、肠球菌、嗜血杆菌属，白喉杆菌和炭疽杆菌及螺旋体、放线菌等
耐酶青霉素	甲氧西林 苯唑西林 氯唑西林 氟氯西林	抗菌谱与青霉素相仿，但抗菌作用较差，对青霉素酶稳定，对 MRSA 无效

续表

分类	代表品种	抗菌谱
广谱青霉素	氨苄西林 阿莫西林	抗菌谱较青霉素广，对革兰阳性球菌作用与青霉素相仿。对部分革兰阴性杆菌（如流感嗜血杆菌、大肠埃希菌、奇异变形杆菌等）亦具抗菌活性
抗假单胞菌青霉素	哌拉西林 阿洛西林 替卡西林 美洛西林	对革兰阳性菌的作用较天然青霉素或氨基青霉素为差，对革兰阴性杆菌的抗菌谱较氨苄西林广，抗菌作用也增强，对铜绿假单胞菌亦有良好抗菌作用

二、适应证

（1）青霉素　适用于A组溶血性链球菌、肺炎链球菌等革兰阳性球菌所致的感染，包括血流感染、脑膜炎、肺炎、咽炎、扁桃体炎、中耳炎、猩红热、丹毒等，草绿色链球菌和肠球菌心内膜炎，以及破伤风、气性坏疽、炭疽、白喉、流行性脑脊髓膜炎、李斯特菌病、鼠咬热、梅毒、淋病、雅司、回归热、钩端螺旋体病、奋森咽峡炎、放线菌病等。

风湿性心脏病或先天性心脏病患者进行某些操作或手术时，预防心内膜炎发生。

青霉素V对酸稳定，可口服。抗菌作用较青霉素G为差，适用于敏感革兰阳性球菌引起的轻症感染。

普鲁卡因青霉素的抗菌谱与青霉素G基本相同，供肌内注射，对敏感细菌的有效浓度可持续24小时。适用于敏感细菌所致的轻症感染。

苄星青霉素的抗菌谱与青霉素G相仿，为长效制剂，肌内注射120万单位后血中低浓度可维持4周。本药用于治疗A组溶血性链球菌咽炎及扁桃体炎，预防A组溶血性链球菌感染引起的风湿热；亦可用于治疗梅毒。

（2）耐青霉素酶青霉素类　主要适用于产青霉素酶的甲氧西林敏感葡萄球菌感染，如血流感染、心内膜炎、肺炎、脑膜炎、骨髓炎、皮肤及软组织感染等。肺炎链球菌、A组溶血性链球菌或青霉素敏感葡萄球菌感染则不宜采用。

（3）广谱青霉素类　主要适用于敏感细菌所致的呼吸道感染、尿路感染、胆道感染、皮肤及软组织感染、脑膜炎、血流感染、心内膜炎等。氨苄西林为肠球菌、李斯特菌感染的首选用药。

（4）抗假单胞菌青霉素　主要适用于肠杆菌科细菌及铜绿假单胞菌所致的呼吸道感染、尿路感染、胆道感染、腹腔感染、皮肤及软组织感染等。

三、注意事项

（1）对青霉素G或青霉素类抗菌药物过敏者禁用本品。

（2）无论采用何种给药途径，用青霉素类抗菌药物前必须详细询问患者有无青霉素类过敏史、其他药物过敏史及过敏性疾病史，并须先做青霉素皮肤试验。

（3）青霉素钾盐不可快速静脉注射。

（4）青霉素可安全地应用于孕妇；少量本品可经乳汁排出，哺乳期妇女应用青霉素时应停止哺乳。

（5）本品主要经肾脏排出，老年人肾功能呈轻度减退，故治疗老年患者感染时宜适当减量应用。

第二节　头孢菌素类

一、分类及抗菌谱（表1-3）

表1-3　头孢菌素分类及抗菌谱

分类	代表品种	抗菌谱
第一代头孢菌素	头孢唑林 头孢拉定 头孢氨苄 头孢羟氨苄	对需氧革兰阳性菌如溶血性链球菌、肺炎链球菌、草绿色链球菌、甲氧西林敏感葡萄球菌等作用强，对少数革兰阴性菌如部分大肠埃希菌、奈瑟菌属有效，但对嗜血杆菌属效果较差
第二代头孢菌素	头孢呋辛（酯） 头孢克洛 头孢丙烯 头孢替安 头孢孟多	对革兰阳性球菌的活性与第一代相仿或略差，对革兰阴性菌作用强于第一代，对部分革兰阴性杆菌亦具有抗菌活性

续表

分类	代表品种	抗菌谱
第三代头孢菌素	头孢噻肟 头孢曲松 头孢他啶 头孢哌酮 头孢克肟 头孢泊肟酯	对革兰阳性菌作用弱于第一代及第二代头孢菌素，对肠杆菌科细菌等革兰阴性杆菌具有强大抗菌作用，头孢他啶和头孢哌酮还对铜绿假单胞菌具较强抗菌活性
第四代头孢菌素	头孢吡肟 头孢匹罗	对革兰阳性球菌的作用较第三代头孢菌素略强。对肠杆菌科细菌作用与第三代头孢菌素大致相仿，其中对阴沟肠杆菌、产气肠杆菌、柠檬酸菌属等部分菌株作用优于第三代头孢菌素，对铜绿假单胞菌的作用与头孢他啶相仿
第五代头孢菌素	头孢洛林（酯） 头孢托罗 头孢吡普	对革兰阳性菌的作用强于前四代，对 MRSA 有效，对革兰阴性菌作用与第四代相近

二、适应证

1. 第一代头孢菌素

主要适用于甲氧西林敏感葡萄球菌、A 组溶血性链球菌和肺炎链球菌等所致的上、下呼吸道感染，尿路感染，血流感染，心内膜炎，骨关节感染及皮肤及软组织感染等；亦可用于流感嗜血杆菌、奇异变形杆菌、大肠埃希菌敏感株所致的尿路感染以及肺炎等。头孢唑林常作为外科手术预防用药。头孢拉定、头孢氨苄等口服制剂的抗菌作用较头孢唑林为差，主要适用于治疗敏感菌所致的轻症病例。

2. 第二代头孢菌素

主要用于治疗甲氧西林敏感葡萄球菌、链球菌属、肺炎链球菌等革兰阳性球菌，以及流感嗜血杆菌、大肠埃希菌、奇异变形杆菌等敏感株所致的呼吸道感染、尿路感染、皮肤及软组织感染、血流感染、骨关节感染和腹腔、盆腔感染。用于腹腔感染和盆腔感染时需与抗厌氧菌药合用。

3. 第三代头孢菌素

适用于敏感肠杆菌科细菌等革兰阴性杆菌所致严重感染，如下呼吸道感染、血流感染、腹腔感染、肾盂肾炎和复杂性尿路感染、盆腔感染、骨关节感染、复杂性皮肤及软组织感染、中枢神经系统感染等。治疗腹腔、盆腔感染时需与抗厌氧菌药（如甲硝唑）合用。

头孢噻肟、头孢曲松尚可用于 A 组溶血性链球菌、草绿色链球菌、肺炎链球菌、甲氧西林敏感葡萄球菌所致的各种感染。头孢他啶、头孢哌酮尚可用于铜绿假单胞菌所致的各种感染。

口服给药主要用于治疗敏感菌所致轻、中度感染，也可用于注射剂治疗后的序贯治疗；但需注意第三代口服头孢菌素均不宜用于铜绿假单胞菌和其他非发酵菌的感染。

4. 第四代头孢菌素

抗菌谱和临床适应证与第三代头孢菌素相似，可用于对第三代头孢菌素耐药而对其敏感的产气肠杆菌、阴沟肠杆菌、沙雷菌属等细菌所致感染，亦可用于中性粒细胞缺乏伴发热患者的经验治疗。

所有第一代到第四代头孢菌素类对甲氧西林耐药葡萄球菌、肠球菌属抗菌作用均差，故不宜选用于治疗上述细菌所致感染。

三、注意事项

（1）禁用于对任何一种头孢菌素类抗菌药物有过敏史及有青霉素过敏性休克史的患者。

（2）用药前必须详细询问患者既往有否对头孢菌素类、青霉素类或其他药物的过敏史。有青霉素类、其他 β- 内酰胺类及其他药物过敏史的患者，有明确应用指征时应谨慎使用本类药物。在用药过程中一旦发生过敏反应，须立即停药。如发生过敏性休克，须立即就地抢救并予以肾上腺素等相关治疗。

（3）本类药物多数经肾脏排泄，中度以上肾功能不全患者应根据肾功能适当调整剂量。中度以上肝功能减退时，头孢哌酮、头孢曲松也需要调整剂量。

（4）氨基糖苷类和第一代头孢菌素注射剂合用可能加重前者的肾毒性，应注意监测肾功能。

（5）头孢哌酮可导致低凝血酶原血症或出血，合用维生素 K 可预防出血；本药亦可引起双硫仑样反应，用药期间及治疗结束后 72 小时内应戒酒或避免摄入含酒精饮料。

第三节　β-内酰胺类/β-内酰胺酶抑制剂

一、分类及抗菌谱（表 1-4）

表 1-4　β-内酰胺类/β-内酰胺酶抑制剂分类及抗菌谱

代表品种	抗菌谱
阿莫西林/克拉维酸 氨苄西林/舒巴坦	对甲氧西林敏感葡萄球菌、粪肠球菌、流感嗜血杆菌、卡他莫拉菌、淋病奈瑟菌、脑膜炎奈瑟菌，大肠埃希菌、沙门菌属等肠杆菌科细菌，脆弱拟杆菌、梭杆菌属等厌氧菌具良好抗菌作用，氨苄西林/舒巴坦对不动杆菌属具有抗菌活性
头孢哌酮/舒巴坦 替卡西林/克拉维酸 哌拉西林/他唑巴坦	对甲氧西林敏感葡萄球菌，流感嗜血杆菌，大肠埃希菌、克雷伯菌属、肠杆菌属等肠杆菌科细菌，铜绿假单胞菌以及拟杆菌属等厌氧菌具有良好抗菌活性。头孢哌酮/舒巴坦对不动杆菌属具有抗菌活性，头孢哌酮/舒巴坦、替卡西林/克拉维酸对嗜麦芽窄食单胞菌亦具抗菌活性

二、适应证

（1）本类药物适用于因产 β- 内酰胺酶而对 β- 内酰胺类药物耐药的细菌感染，但不推荐用于对复方制剂中抗菌药物敏感的细菌感染和非产 β- 内酰胺酶的耐药菌感染。

（2）阿莫西林/克拉维酸口服制剂适用于流感嗜血杆菌和卡他莫拉菌所致鼻窦炎、中耳炎和下呼吸道感染；大肠埃希菌、克雷伯菌属和肠杆菌属所致的尿路、生殖系统感染；甲氧西林敏感金黄色葡萄球菌、大肠埃希菌和克雷伯菌属所致皮肤及软组织感染。阿莫西林/克拉维酸和氨苄西林/舒巴坦注射剂除上述适应证的较重病例外，还可用于上述细菌所致腹腔感染、血流感染和骨关节感染。

（3）头孢哌酮/舒巴坦、哌拉西林/他唑巴坦和替卡西林/克拉维酸适用于敏感肠杆菌科细菌、铜绿假单胞菌和甲氧西林敏感金黄色葡萄球菌所致血流感染、下呼吸道感染、皮肤及软组织感染、尿路感染、腹腔感染、盆腔感染和骨关节感染。

（4）氨苄西林/舒巴坦、头孢哌酮/舒巴坦尚可用于不动杆菌属所致感染。

（5）舒巴坦可与其他药物联合治疗多重耐药不动杆菌属所致感染。

三、注意事项

（1）应用阿莫西林/克拉维酸、氨苄西林/舒巴坦、替卡西林/克拉维酸和哌拉西林/他唑巴坦前必须详细询问药物过敏史并进行青霉素皮肤试验，对青霉素类药物过敏者或青霉素皮试阳性患者禁用。对以上复合制剂中任一成分过敏者亦禁用该复合制剂。

（2）有头孢菌素类或舒巴坦过敏史者禁用头孢哌酮/舒巴坦。有青霉素类过敏史的患者确有应用头孢哌酮/舒巴坦的指征时，必须在严密观察下慎用，但有青霉素过敏性休克史的患者，不可选用头孢哌酮/舒巴坦。

（3）应用本类药物时如发生过敏反应，须立即停药；一旦发生过敏性休克，应就地抢救，并给予吸氧及注射肾上腺素、肾上腺皮质激素等抗休克治疗。

（4）中度以上肾功能不全患者使用本类药物时应根据肾功能减退程度调整剂量。

第四节　碳青霉烯类

一、分类与抗菌谱（表 1-5）

表 1-5　碳青霉烯类分类及抗菌谱

分类	代表品种	抗菌谱
具有抗非发酵菌活性	亚胺培南 / 西司他丁 美罗培南 帕尼培南 / 倍他米隆 比阿培南 多立培南	对各种革兰阳性球菌、革兰阴性杆菌（包括铜绿假单胞菌、不动杆菌属）和多数厌氧菌具强大抗菌活性，对多数 β-内酰胺酶高度稳定，但对肠球菌、甲氧西林耐药葡萄球菌和嗜麦芽窄食单胞菌等抗菌作用差
不具有抗非发酵菌活性	厄他培南	对革兰阳性菌作用增强，但对铜绿假单胞菌、不动杆菌属等非发酵菌抗菌作用差，其他同上

二、适应证

（1）多重耐药但对本类药物敏感的需氧革兰阴性杆菌所致严重感染，包括肺炎克雷伯菌、大肠埃希菌、阴沟肠杆菌、柠檬酸菌属、粘质沙雷菌等肠杆菌科细菌、铜绿假单胞菌、不动杆菌属等细菌所致血流感染、下呼吸道感染、肾盂肾炎和复杂性尿路感染、腹腔感染、盆腔感染等；用于铜绿假单胞菌所致感染时，需注意在疗程中某些菌株可出现耐药。

（2）脆弱拟杆菌等厌氧菌与需氧菌混合感染的重症患者。

（3）病原菌尚未查明的免疫缺陷患者中重症感染的经验治疗。

（4）美罗培南、帕尼培南 / 倍他米隆则除上述适应证外，尚可用于年龄在 3 个月以上的细菌性脑膜炎患者。

三、注意事项

（1）禁用于对本类药物及其配伍成分过敏的患者。

（2）本类药物不宜用于治疗轻症感染，更不可作为预防用药。

（3）本类药物所致的严重中枢神经系统反应多发生在原本患有癫痫等中枢神经系统疾病患者及肾功能减退患者未减量用药者，因此上述基础疾病患者应慎用本类药物。中枢神经系统感染患者不宜应用亚胺培南/西司他丁，有指征可应用美罗培南或帕尼培南/倍他米隆时，仍需严密观察抽搐等严重不良反应。

（4）肾功能不全者及老年患者应用本类药物时应根据肾功能减退程度减量用药。

（5）碳青霉烯类抗菌药物与丙戊酸或双丙戊酸联合应用，可能导致后两者血药浓度低于治疗浓度，增加癫痫发作风险，因此不推荐本品与丙戊酸或双丙戊酸联合应用。

第五节　其他β–内酰胺类

一、分类及抗菌谱（表1–6）

表1–6　其他β–内酰胺类分类及抗菌谱

分类	代表品种	抗菌谱
头霉素类	头孢西丁 头孢美唑 头孢米诺	其抗菌谱和抗菌作用与第二代头孢菌素相仿，但对脆弱拟杆菌等厌氧菌抗菌作用较头孢菌素类强。头霉素类对大多数超广谱β–内酰胺酶（ESBL）稳定，但其治疗产ESBL的细菌所致感染的疗效未经证实
氧头孢烯类	拉氧头孢 氟氧头孢	对肠杆菌科细菌、流感嗜血杆菌、脑膜炎奈瑟菌、链球菌属、甲氧西林敏感葡萄球菌和拟杆菌属等厌氧菌具有良好抗菌活性，对大多数超广谱β–内酰胺酶（ESBL）稳定；但对铜绿假单胞菌活性较弱

续表

分类	代表品种	抗菌谱
青霉烯类	法罗培南（目前临床应用仅有口服品种）	对链球菌属、甲氧西林敏感葡萄球菌、流感嗜血杆菌、卡他莫拉菌和大肠埃希菌、克雷伯菌属等多数肠杆菌科细菌具有良好抗菌活性，对不动杆菌属、铜绿假单胞菌抗菌活性差，对拟杆菌属等厌氧菌亦有良好抗菌活性。法罗培南对超广谱β-内酰胺酶等多数β-内酰胺酶稳定
单环β-内酰胺类	氨曲南	对肠杆菌科细菌、铜绿假单胞菌等需氧革兰阴性菌具有良好抗菌活性，对需氧革兰阳性菌和厌氧菌无抗菌活性。该类药物具有肾毒性低、免疫原性弱以及与青霉素类、头孢菌素类交叉过敏少等特点

二、适应证

（1）头霉素类适用于敏感菌引起的下呼吸道感染、血流感染、骨关节感染，以及皮肤及软组织感染、尿路感染、腹腔感染、盆腔感染，也可用于胃肠道手术、经阴道子宫切除、经腹腔子宫切除或剖宫产等手术前的预防用药。

（2）氧头孢烯类适用于敏感菌所致的血流感染、细菌性脑膜炎、下呼吸道感染、腹腔感染、盆腔感染和尿路感染。

（3）法罗培南适用于敏感菌所致的急性细菌性鼻窦炎、慢支急性细菌性感染、社区获得性肺炎以及单纯性皮肤及软组织感染。

（4）氨曲南适用于敏感需氧革兰阴性菌所致尿路感染、下呼吸道感染、血流感染、腹腔感染、盆腔感染和皮肤及软组织感染。用于治疗腹腔和盆腔感染时需与甲硝唑等抗厌氧菌药物合用，本品尚可与其他药物联合治疗产金属β-内酰胺酶革兰阴性菌感染，但应注意细菌可能同时产水解氨曲南的β-内酰胺酶。并可在密切观察情况下用于对青霉素类、头孢菌素类过敏的患者。

三、注意事项

（1）头孢西丁、头孢美唑、头孢米诺禁用于对头霉素类及头孢菌素类抗菌药物有过敏史者。拉氧头孢、氟氧头孢禁用于对氧头孢烯类药物过敏的患者，对头孢菌素类药物过敏者慎用。法罗培南禁用于对青霉烯类药物过敏者，氨曲南禁用于对氨曲南过敏的患者。

（2）有青霉素类过敏史患者确有应用指征时，必须充分权衡利弊后在严密观察下慎用头孢西丁、头孢美唑、头孢米诺。如以往曾发生青霉素休克的患者，则不宜再选用本品。

（3）不推荐头孢西丁用于＜3月的婴儿。

（4）使用头孢美唑、头孢米诺、拉氧头孢期间应避免饮酒，以免发生双硫仑样反应。

（5）应用氧头孢烯期间应注意凝血功能障碍和出血等不良反应。

第六节　大环内酯类

一、分类与抗菌谱（表 1-7）

表 1-7　大环内酯类分类及抗菌谱

分类	代表品种	抗菌谱
第一代	红霉素 麦迪霉素 乙酰螺旋霉素 交沙霉素 吉他霉素	革兰阳性球菌、革兰阴性球菌、部分革兰阴性杆菌（如流感嗜血杆菌、百日咳杆菌）、非典型致病原（嗜肺军团菌、肺炎支原体、衣原体）、厌氧消化球菌。对产 β-内酰胺酶的葡萄球菌有一定抗菌活性
第二代	阿奇霉素 克拉霉素 罗红霉素	抗菌谱与第一代相似，增强对流感嗜血杆菌、卡他莫拉菌等革兰阴性杆菌的作用，对厌氧菌、军团菌、肺炎支原体、衣原体、分枝杆菌及弓形虫等作用增强

二、适应证

1. 第一代大环内酯类

红霉素（包含琥乙红霉素、依托红霉素、乳糖酸红霉素）的适应证如下。

（1）作为青霉素过敏患者的替代药物，用于以下感染：① A 组溶血性链球菌、肺炎链球菌敏感株所致的咽炎、扁桃体炎、鼻窦炎、中耳炎及轻、中度肺炎；②敏感溶血性链球菌引起的猩红热及蜂窝织炎；③白喉及白喉带菌者；④气性坏疽；⑤梅毒、李斯特菌病；⑥心脏病及风湿热患者预防细菌性心内膜炎和风湿热。

（2）军团菌病。

（3）衣原体属、支原体属等所致的呼吸道及泌尿生殖系统感染。

（4）其他　口腔感染、空肠弯曲菌肠炎、百日咳等。

麦迪霉素、乙酰麦迪霉素、螺旋霉素、乙酰螺旋霉素、交沙霉素及吉他霉素，主要用于革兰阳性菌所致呼吸道、皮肤及软组织、眼耳鼻喉及口腔等感染的轻症患者。

2. 第二代大环内酯类

除上述适应证外，阿奇霉素、克拉霉素尚可用于流感嗜血杆菌、卡他莫拉菌所致的社区获得性呼吸道感染，与其他抗菌药物联合用于鸟分枝杆菌复合群感染的治疗及预防。克拉霉素与其他药物联合，可用于治疗幽门螺杆菌感染。

三、注意事项

（1）禁用于对红霉素及其他大环内酯类过敏的患者。

（2）红霉素及克拉霉素禁止与特非那丁合用，以免引起心脏不良反应。

（3）肝功能损害患者如有指征应用时，需适当减量并定期复查肝功能。

（4）肝病患者和妊娠期患者不宜应用红霉素酯化物。

（5）妊娠期患者有明确指征用克拉霉素时，应充分权衡利弊，决定是否采用。哺乳期患者用药期间应暂停哺乳。

（6）注射用乳糖酸红霉素使用时必须首先以注射用水完全溶解，加入生理盐水或5%葡萄糖溶液中，药物浓度不宜超过0.1%~0.5%，缓慢静脉滴注。

第七节　喹诺酮类

一、分类与抗菌谱（表1-8）

表1-8　喹诺酮类分类及抗菌谱

分类	代表品种	抗菌谱
第一代	萘啶酸	只对大肠埃希菌、志贺菌、克雷伯菌及少部分变形杆菌有抗菌作用
第二代	吡哌酸	对革兰阴性杆菌，如大肠埃希菌、肺炎克雷伯菌、产气肠杆菌、奇异变形杆菌、沙雷菌属、伤寒沙门菌、志贺菌属等具抗菌作用
第三代 第一组	诺氟沙星 环丙沙星 氧氟沙星	具广谱抗菌作用，尤其对需氧革兰阴性杆菌的抗菌活性强，对肠杆菌科的大部分细菌有较强的抗菌活性。对青霉素耐药的淋病奈瑟菌、流感嗜血杆菌和卡他莫拉菌亦有抗菌作用。环丙沙星对铜绿假单胞菌有较强抗菌活性。氧氟沙星对革兰阳性菌作用有所增强，对肺炎链球菌、溶血性链球菌和粪肠球菌仅具有中等抗菌活性。对沙眼衣原体、支原体、军团菌具良好抗微生物作用，对结核分枝杆菌和非典型分枝杆菌也有抗菌活性
第三代 第二组	左氧氟沙星	具有抗菌谱广、抗菌作用强的特点，对大多数肠杆菌科细菌，有较强的抗菌活性。对革兰阳性菌作用增强，对部分甲氧西林敏感葡萄球菌、肺炎链球菌、化脓性链球菌、溶血性链球菌等革兰阳性菌和军团菌、支原体、衣原体也有良好的抗菌作用，但对厌氧菌和肠球菌的作用较差
第四代	莫西沙星	对革兰阳性细菌、革兰阴性细菌、厌氧菌、抗酸菌和非典型微生物如支原体、衣原体和军团菌有广谱抗菌活性。对铜绿假单胞菌无效

二、适应证

（1）泌尿系统及肠道感染　第二、三代喹诺酮类可用于敏感菌所引起的尿路感染、细菌性前列腺炎、非淋菌性尿道炎以及宫颈炎。诺氟沙星限用于单纯性下尿路感染或肠道感染。但应注意，目前国内尿路感染的主要病原菌大肠埃希菌中，耐药株已达半数以上，应尽量参考药敏试验结果选用。本类药物已不再推荐用于淋病治疗。莫西沙星不适合用于治疗泌尿系统感染。

（2）呼吸道感染　环丙沙星、左氧氟沙星等主要适用于肺炎克雷伯菌、肠杆菌属、假单胞菌属等革兰阴性杆菌所致的下呼吸道感染。左氧氟沙星、莫西沙星等可用于肺炎链球菌和A组溶血性链球菌所致的急性咽炎和扁桃体炎、中耳炎和鼻窦炎等，及肺炎链球菌、支原体、衣原体等所致社区获得性肺炎，此外亦可用于敏感革兰阴性杆菌所致下呼吸道感染。

（3）伤寒沙门菌感染　在成人患者中本类药物可作为首选。

（4）志贺菌属、非伤寒沙门菌属、副溶血弧菌等所致成人肠道感染。

（5）腹腔、胆道感染及盆腔感染　需与甲硝唑等抗厌氧菌药物合用。莫西沙星可单药治疗轻症复杂性腹腔感染。

（6）甲氧西林敏感葡萄球菌属感染。MRSA对本类药物耐药率高。

（7）部分品种可与其他药物联合应用，作为治疗耐药结核分枝杆菌和其他分枝杆菌感染的二线用药。

三、注意事项

（1）对喹诺酮类药物过敏的患者禁用。

（2）18岁以下患者避免使用。

（3）制酸剂和含钙、铝、镁等金属离子的药物可减少本类药物的吸收，应避免同服。

（4）本类药物偶可引起抽搐、癫痫、意识改变、视力损害等严重中枢神经系统不良反应，在肾功能减退或有中枢神经系统基础疾病的患者中易发生，因此本类药物不宜用于有癫痫或其他中枢神经系统基础疾病的患者。肾功能减退患者应用本类药物时，需根据肾功能减退程度减量用药，以防发生由于药物在体内蓄积而引起的抽搐等中枢神经系统严重不良反应。

（5）妊娠期及哺乳期患者避免应用本类药物。

（6）本类药物可能引起皮肤光敏反应、关节病变、肌腱炎、肌腱断裂（包括各种给药途径，有的病例可发生在停药后）等。

（7）偶可引起心电图 QT 间期延长等，用药期间应注意密切观察。

（8）应严格限制本类药物作为外科围手术期预防用药。

第八节　氨基糖苷类

一、药物与抗菌谱

常用的氨基糖苷类抗生素主要有：庆大霉素、妥布霉素、奈替米星、阿米卡星、异帕米星、小诺米星、依替米星等。其共同特点为：①抗菌谱广，除链霉素外对葡萄球菌属、需氧革兰阴性杆菌均有良好抗菌作用，多数品种对铜绿假单胞菌亦具抗菌活性；其中链霉素、阿米卡星对结核分枝杆菌和其他分枝杆菌属亦有良好作用；所有氨基糖苷类药物对肺炎链球菌、A 组溶血性链球菌、肠球菌的抗菌作用均差。新霉素抗菌谱与卡那霉素相似，由于毒性较大，现仅供口服；巴龙霉素对阿米巴原虫和隐孢子虫有较好作用。此外尚有大观霉素，用于单纯性淋病的治疗。

二、适应证

（1）中、重度肠杆菌科细菌等革兰阴性杆菌感染。

（2）中、重度铜绿假单胞菌感染。治疗此类感染常需与具有抗铜绿假单胞菌作用的 β- 内酰胺类或其他抗菌药物联合应用。

（3）治疗严重葡萄球菌属、鲍曼不动杆菌感染的联合用药之一。

（4）链霉素或庆大霉素亦可用于土拉菌病、鼠疫及布鲁菌病，后者的治疗需与其他抗菌药物联合应用。

（5）链霉素、阿米卡星和卡那霉素可用于结核病联合疗法。

（6）口服新霉素可用于结肠手术前准备，或局部用药。

（7）巴龙霉素可用于肠道隐孢子虫病治疗。

（8）大观霉素仅适用于单纯性淋病治疗。

三、注意事项

（1）对氨基糖苷类过敏的患者禁用。

（2）氨基糖苷类的任何品种均具肾毒性、耳毒性（耳蜗、前庭），因此用药期间应监测肾功能（尿常规、血尿素氮、血肌酐），严密观察患者听力及前庭功能，出现问题及时停药。

（3）有神经肌肉阻滞作用，注意观察神经肌肉阻滞症状。一旦出现上述不良反应先兆时，须及时停药。需注意局部用药时亦有可能发生上述不良反应。

（4）氨基糖苷类抗菌药物对社区获得上、下呼吸道感染的主要病原菌肺炎链球菌、A 组溶血性链球菌抗菌作用差，又有明显的耳、肾毒性，因此对门急诊中常见的上、下呼吸道细菌性感染不宜选用本类药物治疗。由于其耳、肾毒性反应，本类药物也不宜用于单纯性上、下尿路感染初发病例的治疗。

（5）根据肾功能损害的程度调整剂量，因大部分药物经肾脏以原型排出，肾功能减退时其消除半衰期显著延长。有条件时可经血药浓度监测，调整给药方案。

（6）新生儿应尽量避免使用本类药物，确有应用指征时，权衡利弊，应进行血药浓度监测，根据监测结果调整给药方案。学龄前儿童、老年患者应慎用该类药物，如确有应用指征，有条件亦应进行血药浓度监测。

（7）妊娠期患者应避免使用。哺乳期患者应避免使用或用药期间停止哺乳。

（8）本类药物不宜与其他肾毒性药物、耳毒性药物、神经肌肉阻滞剂或强利尿剂同用。与注射用第一代头孢菌素类合用时可能增加肾毒性。

（9）本类药物不可用于眼内或结膜下给药，因可能引起黄斑坏死。

（10）本类药物静脉给药时不宜与其他药物一并滴注。

第九节　四环素及甘氨酰环素类

一、分类与抗菌谱（表 1-9）

表 1-9　四环素及甘氨酰环素类分类及抗菌谱

分类	代表品种	抗菌谱
四环素类	四环素 金霉素 土霉素 多西环素 美他环素 米诺环素	具广谱抗菌活性，对葡萄球菌属、链球菌属、肠杆菌科（大肠埃希菌、克雷伯菌属）、不动杆菌属、嗜麦芽窄食单胞菌等具有抗菌活性，且对布鲁菌属具有良好抗菌活性。对支原体、衣原体、立克次体有抗菌活性
甘氨酰环素类	替加环素	具广谱抗菌活性，对葡萄球菌属（甲氧西林敏感及耐药株）、糖肽类中介金黄色葡萄球菌、粪肠球菌、屎肠球菌和链球菌属具高度抗菌活性。棒状杆菌、乳酸杆菌、明串珠菌属、单核细胞增生李斯特菌等其他革兰阳性菌也对替加环素敏感。对大肠埃希菌、肺炎克雷伯菌等肠杆菌科细菌具有良好的抗菌作用，对鲍曼不动杆菌、嗜麦芽窄食单胞菌体外具抗菌活性，但铜绿假单胞菌和变形杆菌属对其天然耐药。对碳青霉烯类耐药肠杆菌科细菌和不动杆菌具有良好抗菌活性。对于拟杆菌属、产气荚膜梭菌以及微小消化链球菌等厌氧菌有较好作用。对支原体属、快速生长分枝杆菌亦具良好抗菌活性。本品体外抗菌活性与治疗效果存在差异

二、适应证

（1）四环素类作为首选或可选药物用于下列疾病的治疗：①立克次体病，包括流行性斑疹伤寒、地方性斑疹伤寒、洛矶山热、恙虫病、柯氏立克次体肺炎和 Q 热；②支原体感染如支原体肺炎、解脲脲原体所致的尿道炎等；③衣原体属感染，包括肺炎衣原体肺炎、鹦鹉热、性病淋巴肉芽肿、宫颈炎及沙眼衣原体感染等；④回归热螺旋体所致的回归热；⑤布鲁菌病（需与氨基糖苷类联合应用）；⑥霍乱；⑦土拉弗朗西斯菌所致的兔热病；⑧鼠疫耶尔森菌所致的鼠疫。

（2）四环素类亦可用于对青霉素类抗菌药物过敏患者的破伤风、气性坏疽、雅司、梅毒、淋病和钩端螺旋体病的治疗。

（3）也可用于炎症反应显著的痤疮治疗。

（4）米诺环素可作为治疗多重耐药鲍曼不动杆菌感染的联合用药之一。

（5）替加环素适用于 18 岁以上患者由敏感菌所致各类感染的治疗。①肠杆菌科细菌、粪肠球菌（仅限于万古霉素敏感菌株）、金黄色葡萄球菌（包括 MRSA）、咽颊炎链球菌族、拟杆菌属、产气荚膜梭菌和微小消化链球菌等所致复杂性腹腔感染；②大肠埃希菌、粪肠球菌（仅限于万古霉素敏感菌株）、金黄色葡萄球菌（包括 MRSA）、B 组链球菌、咽颊炎链球菌族、A 组溶血性链球菌以及脆弱拟杆菌所致复杂性皮肤和软组织感染；③青霉素敏感肺炎链球菌（包括合并菌血症者）、流感嗜血杆菌（β- 内酰胺酶阴性株）以及嗜肺军团菌所致社区获得性肺炎。

三、注意事项

（1）四环素类过敏的患者禁用四环素、金霉素、土霉素、多西环素、美他环素、米诺环素，慎用替加环素；对替加环素过敏者禁用替加环素。

（2）8 岁以下患者不可使用四环素、金霉素、土霉素、多西环素、美他环素、米诺环素；18 岁以下患者禁用替加环素。

（3）妊娠期避免使用，哺乳期患者应避免应用或用药期间暂停哺乳。

（4）四环素类可加重氮质血症，已有肾功能损害者应避免应用四环素，但多西环素及米诺环素仍可谨慎应用。

（5）四环素类可致肝损害，肝病患者不宜应用，确有指征使用者减少剂量。轻至中度肝功能损害患者使用替加环素无需调整剂量，重度肝功能损害患者慎用替加环素，必须使用时首剂剂量不变，维持剂量减半，并密切监测肝功能。

（6）使用替加环素后怀疑引发胰腺炎者应停药。

（7）替加环素能轻度降低地高辛的血药浓度，可能使华法林血药浓度增高，导致口服避孕药作用降低。

第十节　林可酰胺类

一、药物与抗菌谱

林可酰胺类有林可霉素及克林霉素，克林霉素的体外抗菌活性优于林可霉素，临床使用克林霉素明显多于林可霉素。该类药物对革兰阳性菌及厌氧菌具良好抗菌活性，目前肺炎链球菌等细菌对其耐药性高。

二、适应证

克林霉素及林可霉素适用于敏感厌氧菌及需氧菌（肺炎链球菌、A 组溶血性链球菌及金黄色葡萄球菌等）所致的下列感染：①下呼吸道感染包括肺炎、脓胸及肺脓肿；②皮肤及软组织感染；③妇产科感染如子宫内膜炎、非淋球菌性卵巢 - 输卵管脓肿、盆腔炎、阴道侧切术后感染；④腹腔感染如腹膜炎、腹腔脓肿，妇产科及腹腔感染需同时与抗需氧革兰阴性菌药物联合应用；⑤静脉制剂可用于上述感染中的较重症患者，也可用于血流感染及骨髓炎。我国临床分离细菌对这类药物耐药率较高。

三、注意事项

（1）禁用于对林可霉素或克林霉素过敏患者。

（2）使用本类药物时，应注意抗生素相关腹泻和假膜性肠炎的发生，如有可疑应及时停药。

（3）本类药物有神经肌肉阻滞作用，应避免与其他神经肌肉阻滞剂合用。

（4）前列腺增生老年男性患者使用剂量较大时，偶可出现尿潴留。

（5）不推荐用于新生儿。

（6）妊娠期患者确有指征时慎用。哺乳期患者用药期间应暂停哺乳。

（7）肝功能损害患者尽量避免使用该类药物，确有应用指征时宜减量应用。

（8）肾功能损害患者，林可霉素需减量；严重肾功能损害时，克林霉素也需调整剂量。

（9）静脉制剂应缓慢滴注，不可静脉注射。

第十一节 磷霉素

一、分类及抗菌谱（表 1-10）

表 1-10 磷霉素分类及抗菌谱

分类	代表品种	抗菌谱
口服制剂	磷霉素氨丁三醇 磷霉素钙	抗菌谱广，对葡萄菌属、链球菌属、肠球菌属、肠杆菌科细菌、铜绿假单胞菌等具有抗菌活性
注射制剂	磷霉素钠	抗菌谱广，对葡萄菌属、链球菌属、肠球菌属、肠杆菌科细菌、铜绿假单胞菌等具有抗菌活性

二、适应证

（1）磷霉素氨丁三醇可用于治疗大肠埃希菌等肠杆菌科细菌和肠球菌所致急性单纯性膀胱炎，亦可用于预防尿路感染，磷霉素钙主要用于肠道感染。

（2）磷霉素钠注射剂可用于治疗金黄色葡萄球菌、凝固酶阴性葡萄球菌（包括 MRCNS 株）和链球菌属、流感嗜血杆菌、肠杆菌科细菌和铜绿假单胞菌所致呼吸道感染、尿路感染、皮肤及软组织感染等。治疗严重感染时需加大治疗剂量并常需与其他抗菌药物联合应用。

三、注意事项

（1）对磷霉素过敏者禁用。

（2）肝、肾功能减退者慎用。应用较大剂量时应监测肝功能。

（3）磷霉素氨丁三醇在餐前、餐后 2~3 小时，胃排空后服用。

（4）每 1g 磷霉素钠盐含 0.32g 钠，心功能不全、高血压病及需要控制钠盐摄入量的患者应用本药时需加以注意。

（5）静脉用药时，应将每 4g 磷霉素钠溶于至少 250ml 液体中，滴注速度不宜过快，静脉滴注时间 1~2 小时。

第十二节　磺胺类

一、分类与抗菌谱（表 1–11）

表 1–11　磺胺类分类及抗菌谱

分类	代表品种	抗菌谱
口服易吸收	磺胺甲噁唑 磺胺嘧啶 复方磺胺甲噁唑（SMZ/TMP） 复方磺胺嘧啶（SD/TMP） 磺胺多辛	抗菌谱广，对革兰阳性菌和革兰阴性菌均具抗菌作用，磺胺类药体外对下列病原微生物亦具活性：星形诺卡菌、恶性疟原虫和鼠弓形虫
口服不易吸收	柳氮磺吡啶（SASP）	对大肠埃希菌和梭状芽孢杆菌有作用，但是对肠道菌群显示微弱的抗菌作用
局部用药	磺胺嘧啶银 醋酸磺胺米隆 磺胺醋酰钠	抗菌谱广，对革兰阳性菌和革兰阴性菌均具抗菌作用

二、适应证

（1）全身应用的磺胺类药　本类药物适用于大肠埃希菌等敏感肠杆菌科细菌引起的急性单纯性尿路感染，敏感大肠埃希菌、克雷伯菌属等肠杆菌科细菌引起的反复发作性、复杂性尿路感染，敏感伤寒和其他沙门菌属感染，肺孢子菌肺炎的治疗与预防，小肠结肠炎耶尔森菌、嗜麦芽窄食单胞菌、部分耐甲氧西林金黄色葡萄球菌感染以及星形奴卡菌病等。不宜用于A组溶血性链球菌所致扁桃体炎或咽炎以及立克次体病、支原体感染的治疗。

（2）磺胺多辛与乙胺嘧啶等抗疟药联合可用于氯喹耐药虫株所致疟疾的治疗和预防。

（3）磺胺嘧啶银主要用于预防或治疗Ⅱ、Ⅲ度烧伤继发创面细菌感染，如肠杆菌科细菌、铜绿假单胞菌、金黄色葡萄球菌、肠球菌属等引起的创面感染。醋酸磺胺米隆适用于烧伤或大面积创伤后的铜绿假单胞菌感染。

（4）磺胺醋酰钠则用于治疗结膜炎、沙眼等。

（5）柳氮磺吡啶口服不易吸收，主要用于治疗溃疡性结肠炎。

三、注意事项

（1）禁用于对任何一种磺胺类药物过敏以及对呋塞米、砜类（如氨苯砜、醋氨苯砜等）、噻嗪类利尿药、磺脲类、碳酸酐酶抑制剂过敏的患者。

（2）本类药物引起的过敏反应多见，可表现为光敏反应、药物热、血清病样反应等，偶可表现为严重的渗出性多形红斑、中毒性表皮坏死松解型药疹等。因此过敏体质及对其他药物有过敏史的患者应尽量避免使用本类药物。

（3）本类药物可致粒细胞减少、血小板减少及再生障碍性贫血，用药期间应定期检查周围血常规变化。红细胞中缺乏葡萄糖-6-磷酸脱氢酶患者易发生溶血性贫血及血红蛋白尿，在新生儿和儿童中较成人多见。

（4）本类药物可致肝脏损害，引起黄疸、肝功能减退；严重者可发生肝坏死，用药期间需定期监测肝功能。肝病患者应避免使用本类药物。

（5）本类药物可致肾损害，用药期间应监测肾功能，适当补液。肾功能减退、失水、休克及老年患者应用本类药物易加重或出现肾损害，应避免使用。

（6）本类药物可引起脑性核黄疸，因此禁用于新生儿及2月龄以下婴儿。

（7）妊娠期、哺乳期患者应避免用本类药物。

（8）用药期间应多饮水，维持充分尿量，以防结晶尿的发生，必要时可服用碱化尿液的药物，避免肾脏损害。

第十三节　硝基呋喃类

一、分类及抗菌谱（表1-12）

表1-12　硝基呋喃类分类及抗菌谱

分类	代表品种	抗菌谱
泌尿系统用药	呋喃妥因	对大肠埃希菌、产气肠杆菌、阴沟肠杆菌、变形杆菌属、克雷伯菌属等肠杆菌科细菌的部分菌株敏感，对肠球菌属等革兰阳性菌具有抗菌作用。铜绿假单胞菌耐药
肠道用药	呋喃唑酮	对革兰阳性及阴性菌均有一定抗菌作用，包括沙门菌属、志贺菌属、大肠埃希菌、肺炎克雷伯菌、肠杆菌属、金黄色葡萄球菌、粪肠球菌、化脓性链球菌、霍乱弧菌、弯曲菌属、拟杆菌属等，在一定浓度下对毛滴虫、贾第鞭毛虫也有活性
局部用药	呋喃西林	对多种革兰阳性和阴性菌有抗菌作用，对厌氧菌也有作用，对肺炎链球菌力弱，假单胞菌属及变形杆菌属耐药

二、适应证

（1）呋喃妥因可用于敏感菌株所致的急性单纯性膀胱炎，亦可用于预防尿路感染。

（2）呋喃唑酮主要用于治疗志贺菌属、沙门菌属、霍乱弧菌引起的肠道感染。也可以用于伤寒、副伤寒、贾第鞭毛虫病、滴虫病等治疗。与制酸剂等药物合用根除幽门螺杆菌。

（3）呋喃西林仅局部用于治疗创面、烧伤、皮肤等感染；也可用于膀胱冲洗。

三、注意事项

（1）禁用于对呋喃类药物过敏、肾功能减退（内生肌酐清除率＜ 50ml/min）、新生儿、妊娠后期（38~42 周）及分娩的患者。

（2）缺乏葡萄糖 -6- 磷酸脱氢酶患者应用呋喃类药物可发生溶血性贫血，缺乏此酶者不宜应用。新生儿禁用。

（3）哺乳期患者服用本类药物时应停止哺乳。

（4）大剂量、长疗程应用及肾功能损害患者可能发生头痛、肌痛、眼球震颤、周围神经炎等不良反应。

（5）呋喃妥因服用 6 个月以上的长程治疗者偶可发生弥漫性间质性肺炎或肺纤维化，应严密观察以便尽早发现，及时停药。

（6）呋喃唑酮不宜用于溃疡病或支气管哮喘患者。服用药期间，禁止饮酒及含酒精饮料。

第十四节　硝基咪唑类

一、药物与抗菌谱

硝基咪唑类有甲硝唑、替硝唑和奥硝唑等，对拟杆菌属、梭杆菌属、普雷沃菌属、梭菌属等厌氧菌均具高度抗菌活性，对滴虫、阿米巴和蓝氏贾第鞭毛虫等原虫亦具良好活性。替硝唑对阿米巴包囊作用不大。

二、适应证

（1）可用于各种厌氧菌的感染，包括腹腔感染、盆腔感染、肺脓肿、脑脓肿等，治疗混合感染时，通常需与抗需氧菌抗菌药物联合应用。

（2）口服可用于艰难梭菌所致的假膜性肠炎，幽门螺杆菌所致的胃炎、牙周感染及加德纳菌阴道炎等。但应注意幽门螺杆菌对甲硝唑耐药率上升趋势和地区差异。

（3）可用于肠道及肠外阿米巴病、阴道滴虫病、贾第虫病、结肠小袋纤毛虫等寄生虫病的治疗。

（4）与其他抗菌药物联合，可用于某些盆腔、肠道及腹腔等手术的预防用药。

三、注意事项

（1）禁用于对硝基咪唑类药物过敏的患者。

（2）妊娠早期（3个月内）患者应避免应用。哺乳期患者用药期间应停止哺乳。

（3）本类药物可能引起粒细胞减少及周围神经炎等，神经系统基础疾患及血液病患者慎用。

（4）用药期间禁止饮酒及含酒精饮料，以免产生双硫仑样反应。

（5）肝功能减退可使本类药物在肝脏代谢减慢而导致药物在体内蓄积，因此肝病患者应减量应用。

第十五节　糖肽类

一、药物与抗菌谱

糖肽类抗菌药物有万古霉素、去甲万古霉素和替考拉宁等。所有的糖肽类抗菌药物对革兰阳性菌有活性，包括甲氧西林耐药葡萄球菌属、JK 棒状杆菌、肠球菌属、李斯特菌属、链球菌属、梭状芽孢杆菌等。去甲万古霉素、替考拉宁的化学结构、作用机制及抗菌谱与万古霉素相仿。本类药物为时间依赖性杀菌剂，但其 PK/PD 评价参数为 AUC/MIC。目前国内肠球菌属对万古霉素等糖肽类的耐药率< 5%，尚无对万古霉素耐药葡萄球菌的报道。

二、适应证

（1）耐药革兰阳性菌所致的严重感染，包括 MRSA 或 MRCNS、氨苄西林耐药肠球菌属及青霉素耐药肺炎链球菌所致感染；也可用于对青霉素类过敏患者的严重革兰阳性菌感染。替考拉宁不用于中枢神经系统感染。

（2）粒细胞缺乏症并高度怀疑革兰阳性菌感染的患者。

（3）万古霉素尚可用于脑膜炎败血黄杆菌感染治疗。

（4）口服万古霉素或去甲万古霉素，可用于重症或经甲硝唑治疗无效的艰难梭菌肠炎患者。

（5）万古霉素或去甲万古霉素通常不用于手术前预防用药。但在 MRSA 感染发生率高的医疗单位及（或）一旦发生感染后果严重的情况，如某些脑部手术、心脏手术、全关节置换术，也有主张（去甲）万古霉素单剂预防用药。

三、注意事项

（1）禁用于对糖肽类过敏的患者。

（2）不宜用于：①外科手术前常规预防用药；中心或周围静脉导管留置术的预防用药；持续腹膜透析或血液透析的预防用药；低体重新生儿感染的预防。② MRSA 带菌状态的清除和肠道清洁。③粒细胞缺乏伴发热患者的经验治疗。④单次血培养凝固酶阴性葡萄球菌生长而不能排除污染可能者。⑤不作为治疗假膜性肠炎的首选药物。⑥局部冲洗。

（3）本类药物具一定肾、耳毒性，用药期间应定期复查尿常规与肾功能，监测血药浓度，注意听力改变，必要时监测听力。

（4）有用药指征的肾功能不全者、老年人、新生儿、早产儿或原有肾、耳疾病患者应根据肾功能减退程度调整剂量，同时监测血药浓度，疗程一般不超过 14 天。

（5）糖肽类属妊娠期用药 C 类，妊娠期患者应避免应用。确有指征应用时，需进行血药浓度监测，据以调整给药方案。哺乳期患者用药期间应暂停哺乳。

（6）应避免将本类药物与各种肾毒性、耳毒性药物合用。

（7）与麻醉药合用时，可能引起血压下降。必须合用时，两药应分瓶滴注，并减缓滴注速度，注意观察血压。

第十六节　噁唑烷酮类

一、药物及抗菌谱

噁唑烷酮类药物有利奈唑胺，对金黄色葡萄球菌（包括 MRSA）、凝固酶阴性葡萄球菌（包括 MRCNS）、肠球菌属（包括 VRE）、肺炎链球菌（包括青霉素耐药株）、A 组溶血性链球菌、B 组链球菌、草绿色链球菌均具有良好抗菌作用。对卡他莫拉菌、流感嗜血杆菌、淋病奈瑟菌、艰难梭菌均具有抗菌作用。对支原体属、衣原体属、结核分枝杆菌、鸟分枝杆菌、巴斯德菌属和脑膜炎败血黄杆菌亦有一定抑制作用。肠杆菌科细菌、假单胞菌属和不动杆菌属等非发酵菌对该药耐药。

二、适应证

主要应用于甲氧西林耐药葡萄球菌属、肠球菌属等多重耐药革兰阳性菌感染。

（1）万古霉素耐药屎肠球菌感染，包括血流感染。

（2）医院获得性肺炎　由 MRSA 或青霉素不敏感的肺炎链球菌引起的医院获得性肺炎。

（3）皮肤及软组织感染　包括未并发骨髓炎的糖尿病足部感染，由 MRSA、A 组溶血性链球菌或 B 组链球菌所致者。

（4）社区获得性肺炎　由青霉素不敏感的肺炎链球菌所致，包括伴发血流感染。

三、注意事项

（1）禁用于对利奈唑胺及噁唑烷酮类药物过敏者。

（2）由于利奈唑胺具有单胺氧化酶抑制剂作用，使用期间应避免食用含有大量酪氨酸的腌渍、泡制、烟熏、发酵食品。

（3）利奈唑胺有引起血压升高的潜在作用，应用于以下患者时应监测血压：高血压未控制的患者、嗜铬细胞瘤、甲状腺功能亢进患者和（或）使用以下药物的患者：直接或间接拟交感神经药物（如伪麻黄碱），升压药物（如肾上腺素、去甲肾上腺素），多巴胺类药物（如多巴胺、多巴酚丁胺）以及苯丙醇胺、右美沙芬、抗抑郁药等。

（4）利奈唑胺与 5- 羟色胺类药物有潜在相互作用，用于类癌综合征患者，或使用5-羟色胺再摄取抑制剂、三环类抗抑郁药、5-羟色胺受体拮抗剂（阿米替林）、哌替啶、丁螺环酮的患者，应密切观察5-羟色胺综合征的体征和（或）症状。

（5）本品可抑制人体线粒体蛋白质的合成，导致骨髓、视神经、脑、肾的功能在应用较长疗程利奈唑胺期间可能会减退。应用本品应每周进行血小板和全血细胞计数的检查，尤其用药超过两周，或用药前已有骨髓抑制，或合并应用能导致骨髓抑制的其他药物者。疗程中应警惕视觉症状的出现，必要时监测视觉功能。

（6）应用利奈唑胺可能导致乳酸性酸中毒。

（7）应用本品的疗程不宜超过28天，疗程超过28天者发生周围神经和视神经病变及其他不良反应的可能性增加。

（8）口服利奈唑胺混悬剂含有苯丙氨酸，苯丙酮尿症患者应注意。

（9）利奈唑胺属妊娠期用药C类，用药前应充分权衡利弊后决定是否用药。

（10）疗程中有发生惊厥的报道，多数患者有癫痫发作病史或有癫痫发作的危险因素。

第二章

抗菌药物临床应用的基本原则与案例分析

第一节　抗菌药物治疗性应用的基本原则

一、抗菌药物治疗性应用的基本原则

案例1　患者女性，43岁，主因发热3天，于门诊就诊。2天前，淋雨后出现发热，体温最高39.6℃，伴鼻塞、咽痛、浑身肌肉疼痛，无咳嗽及咳脓痰，听诊双肺呼吸音粗，未闻及明显干湿啰音。门诊查血常规：白细胞 4.4×10^9/L，中性粒细胞比例45.3%，淋巴细胞比例38.9%，C反应蛋白26mg/L。诊断为：上呼吸道感染。处方：头孢呋辛酯片500mg，口服，q12h×7天。

问题1：上呼吸道感染是细菌感染吗？

急性上呼吸道感染是最常见的社区获得性感染，多由鼻病毒、冠状病毒、流感病毒、副流感病毒、腺病毒所致，有时也由肠道病毒所致，病程多为自限性，一般不需要使用抗菌药物，予以对症治疗即可痊愈，少数患者可原发或在病毒感染基础上继发细菌性感染，抗菌药物仅限于出现细菌感染症状，如咳脓痰或流脓涕、白细胞增高等时才应用。

问题2：该患者需要接受抗菌药治疗么？

该患者诊断考虑急性上呼吸道感染，血常规白细胞计数不高，淋巴细胞比例增高，C反应蛋白无明显增高，符合病毒感染表现，暂无抗菌药物用药指征，处方1周抗菌药物为无指征用药。

案例2　患者男性，25岁，180cm，75kg。因“咳嗽1周，加重伴发热1天”入院。患者1周前受凉后出现咳嗽，为刺激性干咳，自服“感冒颗粒”治疗3天，无明显好转，1天前咳嗽加重，夜间不能入睡，并出现发热，体温最高39℃，伴畏寒，无寒战，无尿频、尿急、尿痛，无腹痛、腹泻，门诊查血常规：白细胞 12.8×10^9/L，中性粒细胞比例78.8%，C反应蛋白78mg/L，胸

CT：右肺下叶斑片影。为求进一步诊治由门诊以“社区获得性肺炎”收入院。入院查体体温 38.6℃，听诊双肺呼吸音粗，右下肺可闻及明显湿啰音。入院后完善相关化验，肺炎支原体抗体滴度 1∶640。诊断为肺炎支原体肺炎。予莫西沙星注射液 400mg，静脉滴注，qd，3 天后体温降至正常，继续用药 3 天，病情稳定，准予出院，出院带药：莫西沙星片 400mg，po，qd × 1 周。

问题：肺炎支原体肺炎是抗菌药的用药指征吗？

肺炎支原体归属于柔膜体纲，是已知最小的可以在无生命培养基上生长的细菌，为苛养菌，需要特殊的培养基和培养方法，因此大多数实验室常规不进行支原体培养。肺炎支原体可引起上呼吸道感染，约 5%~10% 的病人可能发展为支气管炎或肺炎。由于缺乏细胞壁，β-内酰胺类药物治疗无效。喹诺酮类药物（左氧氟沙星、莫西沙星）、大环内酯类药物（红霉素、阿奇霉素、克拉霉素等）、四环素类药物（多西环素、米诺环素、替加环素等）是肺炎支原体感染治疗的常用药物。

案例 3　患者男性，76 岁，173cm，72kg。主因“反复咳喘 20 余年，加重伴发热 7 天”入院。入院前 20 年出现咳嗽、咳痰、喘息，就诊于当地医院予抗感染、化痰、止咳平喘药物治疗后好转。后每于气候变凉时出现咳嗽、咳痰、喘息加重，间断自服“茶碱、泼尼松片、头孢类抗菌药物”治疗。近 1 年长期使用“沙美特罗替卡松粉”吸入治疗。本次于入院前 1 周着凉后出现发热、咯痰、喘息，体温最高达 39℃，痰为黄绿色黏痰，喘息活动后加重，夜间能平卧。就诊于当地医院予“头孢曲松、二羟丙茶碱”治疗 2 天，发热、咳喘无明显缓解。入院查体：体温：37.8℃，呼吸 25 次 / 分。听诊双肺呼吸音粗，双肺可闻及明显干湿啰音。辅助检查：血常规：WBC 17.48×10^9/L，中性粒细胞 77.7%；CRP 75.7mg/L，PCT 1.28ng/L；血生化：ALT 66.1U/L，AST 75.1U/L，Cr 114.65μmol/L；胸 CT：双肺炎症。血气分析：pH 7.418，PO_2 110mmHg，PCO_2 39.9mmHg。入院诊断：①肺炎；②慢性阻塞性肺疾病（COPD）。

问题 1：该患者的经验抗感染治疗抗菌药物如何选择？

患者诊断考虑社区获得性肺炎，结合 COPD 的病史，常见病原菌为肺炎链球菌、流感嗜血杆菌和卡他莫拉菌以及肠杆菌科细菌，既往反复发作，反复间断使用抗菌药物和糖皮质激素，并长期吸入糖皮质激素治疗，入院前曾使用广谱抗菌药物治疗效果不佳，存在铜绿假单胞菌及产超广谱 β- 内酰胺酶（ESBL）肠杆菌科细菌感染的风险。因此经验治疗应选择能够覆盖肺炎链球菌、肠杆菌科细菌和铜绿假单胞菌的药物，如哌拉西林 / 他唑巴坦、头孢哌酮 / 舒巴坦。患者喘息症状明显，长期的激素用药史，还应进一步完善影像学检查、G 试验、GM 试验等，如抗细菌感染治疗无效，还应警惕真菌感染，特别是曲霉菌感染的可能。

问题 2：该患者选用抗菌药物时需要注意什么？

患者为老年，入院时存在肝功能异常，应尽量避免使用具有肝脏毒性的药物；患者肾功能减退，入院时计算肌酐清除率约为 50ml/min，选用抗菌药物应注意根据肌酐清除率减量，并定期监测肌酐变化；患者入院时存在呼吸衰竭，喘息明显，有全身应用糖皮质激素的指征，应注意一些抗菌药物在与糖皮质激素联合使用时，可能会因增加中枢神经系统的兴奋性而导致失眠、多语、意识障碍等中枢不良反应，严重者可能会出现癫痫发作、谵妄等，如喹诺酮类药物、碳青霉烯类药物等，应慎重用药。

知识点

1. 抗菌药物治疗性应用的基本原则

（1）诊断为细菌性感染者方有指征应用抗菌药物　根据患者的症状、体征、实验室检查或放射、超声等影像学结果，诊断为细菌、真菌感染者方有指征应用抗菌药物；由结核分枝杆菌、非结核分枝杆菌、支原体、衣原体、螺旋体、立克次体及部分原虫等病原微生物所致的感染亦有指征应用抗菌药物。缺乏细菌及上述病原微生物感染的临床或实验室证据，诊断不能成立者，以及病毒性感染者，均无应用抗菌药物指征。

（2）尽早查明感染病原，根据病原种类及药物敏感试验结果选用抗菌药物　抗菌药物品种的选用，原则上应根据病原菌种类及病原菌对抗菌药物敏感性，即细菌药物敏感试验（以下简称“药敏试验”）的结果而定。因此有条件的医疗机构，对临床诊断为细菌性感染的患者应在开始抗菌治疗前，及时留取相应合格标本（尤其血液等无菌部位标本）送病原学检测，以尽早明确病原菌和药敏试验结果，并据此调整抗菌药物治疗方案。

（3）抗菌药物的经验治疗　对于临床诊断为细菌性感染的患者，在未获知细菌培养及药敏试验结果前，或无法获取培养标本时，可根据患者的感染部位、基础疾病、发病情况、发病场所、既往抗菌药物用药史及其治疗反应等推测可能的病原体，并结合当地细菌耐药性监测数据，先给予抗菌药物经验治疗。待获知病原学检测及药敏试验结果后，结合先前的治疗反应调整用药方案；对培养结果阴性的患者，应根据经验治疗的效果和患者情况采取进一步诊疗措施。

（4）按照药物的抗菌作用及其体内过程特点选择用药　各种抗菌药物的药效学和人体药动学特点不同，因此各有不同的临床适应证。临床医师应根据各种抗菌药物的药学特点，按临床适应证正确选用抗菌药物。

（5）综合患者病情、病原菌种类及抗菌药物特点制订抗菌治疗方案　根据病原菌、感染部位、感染严重程度和患者的生理、病理情况及抗菌药物药效学和药动学证据制订抗菌治疗方案，包括抗菌药物的选用品种、剂量、给药次数、给药途径、疗程及联合用药等。

2. 不同感染部位可能的病原微生物（表 2-1）

表 2-1　不同感染部位可能的病原微生物

感染部位和类型	可能病原微生物
呼吸道	
急性咽炎	病毒、A 群链球菌
急性支气管炎	病毒、流感嗜血杆菌、肺炎链球菌、卡他莫拉菌
急性鼻窦炎	病毒、流感嗜血杆菌、肺炎链球菌、卡他莫拉菌
慢性鼻窦炎	厌氧菌、金黄色葡萄球菌（与急性鼻窦炎相关性细菌）
会咽炎	流感嗜血杆菌

续表

感染部位和类型	可能病原微生物
社区获得性肺炎	
正常宿主	肺炎链球菌、流感嗜血杆菌、病毒、支原体等
吸入性	口腔内正常的需氧菌和厌氧菌
儿童	肺炎链球菌、流感嗜血杆菌、卡他莫拉菌、病毒等
慢性阻塞性肺疾病	肺炎链球菌、流感嗜血杆菌、肠杆菌、铜绿假单胞菌等
酗酒者	肺炎链球菌、肺炎克雷伯菌、厌氧菌等
医院获得性肺炎	
吸入性	口腔厌氧菌、革兰阴性肠杆菌、金黄色葡萄球菌等
中性粒细胞减少者	真菌、革兰阴性肠杆菌、金黄色葡萄球菌等
AIDS 患者肺炎	假单胞菌、肺孢子菌、隐球菌、军团菌、诺卡菌等
泌尿系感染	
社区获得性	大肠埃希菌等革兰阴性肠杆菌、凝固酶阴性葡萄球菌、肠球菌等
医院获得性	耐药革兰阴性杆菌、肠球菌、真菌等
皮肤 / 软组织感染	
蜂窝组织炎	A 群链球菌、金黄色葡萄球菌等
静脉插管部位	葡萄球菌、革兰阴性肠杆菌、鲍曼不动杆菌等
外科伤口	金黄色葡萄球菌、革兰阴性肠杆菌
糖尿病性溃疡	金黄色葡萄球菌、革兰阴性肠杆菌、厌氧菌等混合感染
疖	金黄色葡萄球菌
腹腔内感染	脆弱拟杆菌、大肠埃希菌、其他革兰阴性肠杆菌、肠球菌、念珠菌等
胃肠炎	沙门菌、志贺菌、弯曲菌、艰难梭菌、溶组织阿米巴原虫、贾第鞭毛虫、病毒、致病性大肠埃希菌等
感染性心内膜炎	
伴有心脏瓣膜病	草绿色链球菌为主
滥用静脉注射	金黄色葡萄球菌、革兰阴性肠杆菌、肠球菌、真菌等
近期人工瓣膜置换	表皮葡萄球菌
骨髓炎 / 感染性关节炎	金黄色葡萄球菌、革兰阴性肠杆菌
脑膜炎	
＜2 月	大肠埃希菌、B 群链球菌、单核细胞增多李斯特菌等
2~12 月	肺炎链球菌、流感嗜血杆菌、脑膜炎奈瑟菌等
成人	肺炎链球菌、脑膜炎奈瑟菌等
颅脑外伤与术后	金黄色葡萄球菌、革兰阴性肠杆菌、鲍曼不动杆菌等

3. 不同细菌感染的治疗药物选择（表 2-2）

表 2-2　不同细菌感染的治疗药物选择

菌种	首选	次选	备注
甲氧西林敏感金黄色葡萄球菌（MSSA） 甲氧西林敏感凝固酶阴性葡萄球菌（MSCoN）	苯唑西林、氯唑西林、头孢唑林、头孢呋辛	万古霉素、去甲万古霉素、替考拉宁	β- 内酰胺类 /β- 内酰胺酶抑制剂、氟喹诺酮类、利奈唑胺、达托霉素，磺胺甲噁唑 / 甲氧苄啶治疗也有效果，但一般情况下不选择
甲氧西林耐药金黄色葡萄球菌（MRSA） 甲氧西林耐药凝固酶阴性葡萄球菌（MRSCoN）	万古霉素、去甲万古霉素	利奈唑胺、替考拉宁、达托霉素	替加环素体外有抗 MRSA 活性，混合感染等特殊情况下可使用，但缺乏临床研究依据
青霉素敏感肺炎链球菌（PSSP）	青霉素、阿莫西林 / 克拉维酸	阿莫西林、头孢克洛、头孢丙烯、头孢呋辛（酯）、头孢地尼、头孢泊肟酯、头孢曲松、头孢噻肟、头孢吡肟	左氧氟沙星、莫西沙星也有效
青霉素耐药或中介的肺炎链球菌（PRSP/PISP）	左氧氟沙星、莫西沙星或万古霉素、去甲万古霉素		非脑膜炎感染者可用第三、四代头孢菌素、利奈唑胺，脑膜感染者推荐美罗培南 + 万古霉素或去甲万古霉素；头孢曲松 + 万古霉素或去甲万古霉素
化脓性链球菌	青霉素	其他 β- 内酰胺类药物均可选用	喹诺酮类药物也有效

续表

菌种	首选	次选	备注
万古霉素敏感的粪肠球菌	青霉素或氨苄西林（体外试验敏感）；呋喃妥因，磷霉素（仅限于泌尿道感染）	万古霉素、去甲万古霉素、替考拉宁、利奈唑胺	达托霉素、替加环素也有效
万古霉素敏感的屎肠球菌	青霉素或氨苄西林（体外试验敏感）；万古霉素、去甲万古霉素、替考拉宁；呋喃妥因，磷霉素（仅限于泌尿道感染）	利奈唑胺	达托霉素、替加环素体外敏感
万古霉素耐药的粪肠球菌 (VRE)	利奈唑胺、青霉素或氨苄西林（体外试验敏感）；呋喃妥因，磷霉素（仅限于泌尿道感染）		达托霉素、替加环素体外试验敏感
万古霉素耐药的屎肠球菌 (VRE)	利奈唑胺；呋喃妥因、磷霉素（仅限于泌尿道感染）		达托霉素、替加环素体外试验敏感，替考拉宁对 VanB 表型菌株可能有效，氯霉素对某些菌血症病例有效
脑膜炎奈瑟菌	青霉素	头孢曲松、头孢噻肟、头孢呋辛	磺胺甲噁唑 / 甲氧苄啶、氯霉素可能有效
伤寒沙门菌	头孢曲松、环丙沙星	氨苄西林或阿米卡星（如敏感，则为首选）、氯霉素、磺胺甲噁唑 / 甲氧苄啶、阿奇霉素	伤寒患者治疗方案
	环丙沙星、阿莫西林、磺胺甲噁唑 / 甲氧苄啶		伤寒沙门菌携带者除菌方案

续表

菌种	首选	次选	备注
志贺菌属	氟喹诺酮类、磺胺甲噁唑 / 甲氧苄啶	氨苄西林、头孢曲松、头孢噻肟、头孢克肟	
肺炎克雷伯菌、产酸克雷伯菌	三、四代头孢菌素类（体外试验敏感）、厄他培南、β- 内酰胺类 /β- 内酰胺酶抑制剂、氟喹诺酮类	亚胺培南 / 西司他丁、美罗培南、磺胺甲噁唑 / 甲氧苄啶、替加环素、氨基糖苷类	脓毒症、院内获得性肺炎、化脓性腹腔感染、尿路感染
产气肠杆菌	头孢吡肟、氨基糖苷类、厄他培南	亚胺培南 / 西司他丁、美罗培南替加环素、氟喹诺酮类、磺胺甲噁唑 / 甲氧苄啶、哌拉西林 / 他唑巴坦	脓毒症、肺炎、伤口感染
	磺胺甲噁唑 / 甲氧苄啶、三代头孢菌素类（如果敏感时）	氨基糖苷类、氟喹诺酮类、头孢吡肟、亚胺培南 / 西司他丁、美罗培南	尿路感染
	三、四代头孢菌素（体外试验敏感）、哌拉西林 / 他唑巴坦	厄他培南、头孢哌酮 / 舒巴坦	亚胺培南 / 西司他丁或美罗培南，可用于严重感染者
大肠埃希菌	磺胺甲噁唑 / 甲氧苄啶（体外试验敏感）、氟喹诺酮类（体外试验敏感）	哌拉西林 / 他唑巴坦，头孢哌酮 / 舒巴坦，三、四代头孢菌素，头孢美唑，头孢米诺	尿路感染
	头孢他啶、头孢噻肟、头孢曲松（体外试验敏感），哌拉西林 / 他唑巴坦	头孢吡肟、厄他培南、头孢哌酮 / 舒巴坦	血流感染 美罗培南、亚胺培南 / 西司他丁可用于严重感染者

续表

菌种	首选	次选	备注
粘质沙雷菌	氟喹诺酮类、头孢吡肟	亚胺培南 / 西司他丁、美罗培南、厄他培南、哌拉西林 / 他唑巴坦，替加环素、氨曲南	脓毒症、尿路感染、肺炎
奇异变形杆菌	哌拉西林 / 他唑巴坦、头孢哌酮 / 舒巴坦	氨基糖苷类、磺胺甲噁唑 / 甲氧苄啶、四环素、抗假单胞菌青霉素、氟喹诺酮类	脓毒症、尿路感染、腹内脓毒症、伤口感染
产 ESBL 肠杆菌科细菌	哌拉西林 / 他唑巴坦、头孢哌酮 / 舒巴坦、厄他培南	头孢美唑、头孢米诺、头孢西丁	亚胺培南 / 西司他丁、美罗培南治疗有效，但不做首选；体外敏感的环丙沙星，头孢他啶、头孢吡肟可能有效
产 AmpC 酶肠杆菌科细菌	头孢吡肟、头孢噻利	厄他培南	亚胺培南 / 西司他丁、美罗培南治疗有效
嗜麦芽窄食单胞菌	磺胺甲噁唑 / 甲氧苄啶、替卡西林 / 克拉维酸	头孢哌酮 / 舒巴坦、环丙沙星、莫西沙星、左氧氟沙星	头孢他啶或替卡西林 / 克拉维酸 + 磺胺甲噁唑 / 甲氧苄啶或环丙沙星
洋葱伯克霍尔德菌	磺胺甲噁唑 / 甲氧苄啶	美罗培南、左氧氟沙星、米诺环素、氯霉素、头孢他啶、替卡西林 / 克拉维酸、头孢哌酮 / 舒巴坦	某些多重耐药菌株可能需要联合治疗
军团菌属	阿奇霉素或红霉素 ± 利福平	多数氟喹诺酮类（莫西沙星、左氧氟沙星）治疗有效	克拉霉素、多西环素治疗也有效

续表

菌种	首选	次选	备注
流感嗜血杆菌	氨苄西林 / 舒巴坦、阿莫西林 / 克拉维酸、头孢呋辛、头孢丙烯	氟喹诺酮类、阿奇霉素、头孢噻肟、头孢曲松	非危及生命疾病，口服三代头孢菌素
卡他莫拉菌	阿莫西林 / 克拉维酸、头孢克洛、头孢丙烯、头孢呋辛	阿奇霉素、红霉素、头孢曲松、头孢吡肟	环丙沙星、左氧氟沙星、莫西沙星
布鲁菌属	多西环素 + 庆大霉素	多西环素 + 利福平或磺胺甲噁唑 / 甲氧苄啶 + 庆大霉素	氟喹诺酮类 + 利福平，米诺环素 + 利福平，四环素 + 阿米卡星
脆弱拟杆菌	甲硝唑、奥硝唑、阿莫西林 / 克拉维酸、哌拉西林 / 他唑巴坦、氨苄西林 / 舒巴坦、替卡西林 / 克拉维酸	左奥硝唑、克林霉素、厄他培南、莫西沙星	亚胺培南 / 西司他丁、美罗培南可用于严重感染
艰难梭菌	甲硝唑	万古霉素（口服）	
产气荚膜梭菌	青霉素 ± 克拉霉素	多西环素	红霉素、头孢唑林、哌拉西林或碳青霉烯类
破伤风梭菌	甲硝唑或青霉素	多西环素	

二、应用抗菌药物的PK/PD原则制定给药方案

案例1 作为一名医生或者药师，您有没有处方过或者调剂过这样的抗菌药物处方？

处方（1）：患者女性，45岁，诊断：支气管炎，处方 左氧氟沙星胶囊0.1g，po，bid×7天。

处方（2）：患者男性，23岁，诊断：中耳炎，处方 左氧氟沙星胶囊0.2g，po，bid×7天。

处方（3）：患者女性，43岁，诊断：社区获得性肺炎，处方 左氧氟沙星胶囊0.5g，qd×7天。

问题1：喹诺酮类药物的PK/PD特点是什么？

喹诺酮类药物是合成抗菌药，抗菌谱广，其中环丙沙星和左氧氟沙星对铜绿假单胞菌有很强的活性，莫西沙星、左氧氟沙星、吉米沙星、奈诺沙星对呼吸道感染常见致病病原体如肺炎链球菌、流感嗜血杆菌等有良好的抗菌作用。喹诺酮类药物属于有一定抗菌药后效应（PAE）的浓度依赖性抗菌药物，PK/PD评价指标为AUC_{0-24}/MIC和C_{max}/MIC，其比值大小与这类药物治疗感染的疗效、细菌清除和防耐药突变密切相关。一般对于革兰阴性菌，AUC_{0-24}/MIC ≥ 125或C_{max}/MIC ≥ 8时，可获得良好的临床疗效和杀菌效果，并可有效减少细菌产生耐药性。治疗革兰阳性菌感染所需的AUC_{0-24}/MIC靶值为30~40。基于喹诺酮类药物的浓度依赖性特征，左氧氟沙星和莫西沙星推荐每日剂量一次给药的方式，而环丙沙星由于半衰期短，不良反应有一定浓度依赖性，仍采用每日剂量分2~3次给药的方式。

问题2：以上3张处方是否合理？如何基于PK/PD理论优化给药方案？

结合以上分析，这3张处方中左氧氟沙星的给药方式和频次分别存在不同的问题，且日剂量均不足。左氧氟沙星的群体药动学研究显示，

左氧氟沙星片 250mg、500mg 单剂量口服时，AUC_{0-24} 分别约 27.2μg·h/ml ± 3.9μg·h/ml 和 47.9μg·h/ml ± 6.8μg·h/ml。以肺炎链球菌引起的上、下呼吸道感染为例，即以上常见处方，有研究提示左氧氟沙星对肺炎链球菌的 MIC_{50} 和 MIC_{90} 均为 1mg/L，当左氧氟沙星 100mg，每日 3 次、200mg 每日 1 次和 500mg 每日 1 次给药时，AUC_{0-24}/MIC 达标概率分别为 23.1%、53.1% 和 88.3%。因此，这 3 张处方中只有处方（3）能够获得比较满意的临床和微生物疗效，而处方（1）和（2）则会导致治疗失败并诱导细菌耐药的出现。

案例 2 患者女性，68 岁，160cm，64kg。因“发热伴尿频、尿急 1 周”入院。既往糖尿病病史 10 余年，口服二甲双胍片控制血糖，未常规监测血糖水平；反复尿频、尿急发作 3 年，间断口服呋喃妥因片症状可改善。1 周前受凉后出现发热，体温最高 38.5℃，伴尿频、尿急、尿烧灼感和腰痛，自服呋喃妥因片 3 天，症状无明显缓解，体温仍在 38.5~39℃波动，急诊查尿常规：白细胞酯酶 3+，亚硝酸盐阴性，血常规：WBC 9.8 × 10^9/L，中性粒细胞 86.2%，C 反应蛋白 83mg/L，为进一步诊治收入院，入院诊断：急性肾盂肾炎，糖尿病。入院后完善血生化、血培养、尿培养等相关化验，经验给予哌拉西林 / 他唑巴坦 4.5g，q8h 抗感染治疗 3 天，患者体温逐渐降至正常，尿培养回报：大肠埃希菌，ESBL（+）（图 2-1）。继续哌拉西林钠 / 他唑巴坦抗感染治疗 1 周，患者病情平稳，予出院，出院带药：左氧氟沙星片，500mg，po，qd × 1 周。

报告项目名称	结果
自动细菌鉴定，普通细菌培养（住院）	大肠埃希菌
ESBL 检测	pos_ 阳性
阿莫西林 / 克拉维酸	8_ 敏感
哌拉西林 / 他唑巴坦	≤ 4_ 敏感
头孢呋辛	≥ 64_ 耐药
头孢呋辛酯	≥ 64_ 耐药
头孢西丁	≤ 4_ 敏感
头孢他啶	0.5_ 敏感
头孢曲松	≥ 64_ 耐药
头孢哌酮 / 舒巴坦	≤ 8_ 敏感
头孢吡肟	2_ 敏感
厄他培南	≤ 0.12_ 敏感
亚胺培南	≤ 0.25_ 敏感
阿米卡星	≤ 2_ 敏感
左氧氟沙星	1_ 敏感
替加环素	≤ 0.5_ 敏感
复方新诺明	≥ 320_ 耐药
美罗培南	S_ 敏感
评语	尿培养计数 1 万 ~5 万 CFU/ml

图 2-1 患者的尿培养结果及药敏报告

问题 1：患者既往间断有尿频症状，是否也可诊断为肾盂肾炎？

患者既往间断出现尿频、尿急等膀胱刺激征表现，但是没有腰痛、发热等临床表现，诊断应考虑下尿路感染，多为膀胱炎；本次在上述症状的基础上，同时伴有发热、腰痛的临床症状和体征，属于急性上尿路感染的表现，结合患者糖尿病病史，诊断应考虑复杂性尿路感染中的急性肾盂肾炎。

问题 2：患者既往口服呋喃妥因有效，为何本次院外再次发病时口服无效？

对于泌尿系统感染的药物治疗选择，一方面要考虑抗菌药物的抗菌谱，另一方面，应根据不同药物的代谢动力学特点并结合患者感染部位选择抗菌药物。对于下尿路感染，应选择尿中药物能达到有效浓度的抗菌药物，否则即使体外药敏试验显示为敏感，但尿中药物浓度不足，也不能有效清除尿中病原菌。如抗真菌药卡泊芬净、米卡芬净和伏立康唑，尿标本分离的真菌通常对这些药物有很高的敏感性，但因这些药物尿中浓度低，不能用于治疗真菌所致尿路感染。而对于上尿路感染患者，因不能除外血流感染，故所选择抗菌药物不仅需要在尿中有高浓度，血液中也需要保证较高浓度。呋喃妥因和磷霉素氨丁三醇等药物可在尿液中具有很高的浓度，但其血药浓度较低，故仅用于治疗下尿路感染，而不能用于治疗上尿路感染。左氧氟沙星和β–内酰胺类抗菌药物的血药浓度和尿药浓度均高，既可用于治疗下尿路感染，又可用于治疗上尿路感染。该患者本次发病为上尿路感染，因此口服呋喃妥因无效。此外，由于长期反复应用呋喃妥因，细菌的敏感性可能也有降低。

问题 3：患者出院带药左氧氟沙星片，可否改为莫西沙星？

不可以。多数喹诺酮类药物和β–内酰胺类药物的血药浓度和尿药浓度均较高，可用于治疗上尿路和下尿路感染，其中，左氧氟沙星约 90% 以原型经肾脏排泄，环丙沙星 50%~70% 原型肾脏排泄，两药的尿药浓度均很高，而莫西沙星仅仅约 20% 以原型肾脏排泄，尿液中的浓度不高，且价格较左氧氟沙星和环丙沙星更昂贵，因此并不适用于泌尿系统感染的治疗。

知识点

1. 抗菌药物 PK/PD 的分类与相关指数?

抗菌药物按照 PK/PD 的特点分为以下 3 类。

（1）浓度依赖性　即药物浓度愈高，杀菌活性愈强。此类药物通常有较长的抗菌药后效应（PAE）。PAE 是指抗生素或抗菌药物作用于细菌一定时间后，细菌停止接触抗菌药物，其抑制细菌生长的作用仍可持续一段时间，此时间（h）即为 PAE。属于此类的抗菌药物有氨基糖苷类、氟喹诺酮类、两性霉素 B、达托霉素、甲硝唑等。

（2）时间依赖性（不具有明显 PAE）　药物浓度在一定范围内与杀菌活性有关，通常在药物浓度达到度细菌 MIC 的 4~5 倍时，杀菌速率达饱和状态，药物浓度继续增高时，其杀菌活性及速率并无明显改变，但杀菌活性与药物浓度超过对细菌的 MIC 的时间长短有关，血或组织内药物浓度低于 MIC 值时，细菌可迅速重新生长繁殖。此类抗菌药物通常无明显 PAE。β- 内酰胺类抗菌药物，包括青霉素类、头孢菌素类、碳青霉烯类、氨曲南等均属此类。

（3）时间依赖性（具有明确 PAE）　其杀菌作用有明显的 PAE。属此类的药物有阿奇霉素、克拉霉素、四环素类、糖肽类、克林霉素、利奈唑胺等。

2. 各类抗菌药物的最佳 PK/PD 指数及其靶值（表 2-3）

表 2-3　各类抗菌药物的最佳 PK/PD 指数及其靶值

抗菌药物	最佳 PK/PD 指数	杀菌靶值（%）[b]	临床疗效靶值（%）[c]
青霉素类	%T ＞ MIC	≥ 40~50	≥ 40~50
头孢菌素类	%T ＞ MIC	≥ 60~70	≥ 45~100
碳青霉烯类	%T ＞ MIC	≥ 40	≥ 50~75
氨基糖苷类	C_{max}/MIC（最优）	–	≥ 8
	AUC_{0-24}/MIC	80~160	50~100

续表

抗菌药物	最佳 PK/PD 指数	杀菌靶值（%）[b]	临床疗效靶值（%）[c]
喹诺酮类	AUC_{0-24}/MIC（最优）	30~200	35~250
	C_{max}/MIC	≥ 8	≥ 8
多黏菌素	AUC_{0-24}/MIC	50~65	–
达托霉素[d]	AUC_{0-24}/MIC（最优）	388~537	–
	C_{max}/MIC	59~94	–
利奈唑胺	AUC_{0-24}/MIC（最优）	50~80	≥ 80
万古霉素	AUC_{0-24}/MIC	86~460	400~600
替加环素	AUC_{0-24}/MIC	–	12.8~17.9
大环内酯类	AUC_{0-24}/MIC（克拉霉素和阿奇霉素）	–	25
米诺环素	AUC_{0-24}/MIC	–	200[ef]
			15~20[cg]

注：[a] 所有数值均为游离药物浓度；[b] 动物研究；[c] 临床研究；[d] 总药物浓度；[e] 体外研究；[f] MRSA；[g] 鲍曼不动杆菌；–：无数据。

3. 抗菌药物的组织浓度

进入血液循环的药物迅速分布至组织和除血以外的体液中，并达到感染部位。一般而言，血供丰富的组织，如肝、肾、肺组织中的药物浓度较高，而在血供差或者存在特护屏障的部位，如脑、骨、前列腺等组织中浓度较低。头孢哌酮、头孢曲松等药物主要或部分由胆汁排泄，胆汁中的药物浓度可高于血药浓度数倍至数十倍；磺胺嘧啶、甲硝唑、氟胞嘧啶等药物在脑膜炎症时，脑脊液浓度可达血药浓度的 50%~100%；克林霉素、林可霉素、磷霉素、利奈唑胺、氟喹诺酮类的大多数品种均可在骨组织达到杀灭病原菌的有效浓度等。因此在治疗不同部位细菌感染时，除了考虑药物敏感性外，还应充分考虑到抗菌药物在该部位的药物分布情况，正确选择抗菌药物（表 2–4~ 表 2–7）。

表 2-4　常用抗菌药物的脑脊液 / 血药浓度

脑脊液 / 血药浓度（%）				脑脊液药物浓度微量或不可测
≥ 50	5~50		< 5	
磺胺嘧啶	磺胺甲噁唑	亚胺培南[c]	苯唑西林	克林霉素
甲硝唑	甲氧苄啶	美罗培南	头孢唑林	红霉素
氟康唑	氨苄西林	帕尼培南	头孢西丁	克拉霉素
氟胞嘧啶	替卡西林[a]	左氧氟沙星		阿奇霉素
	哌拉西林[a]	氧氟沙星		罗红霉素
	青霉素 G[b]	环丙沙星		多黏菌素[d]
	头孢吡肟	万古霉素		伊曲康唑
	头孢唑肟	利福平		两性霉素 B[d]
	头孢他啶	氨基糖苷类		
	头孢噻肟			
	头孢曲松			
	头孢呋辛			
	氨曲南			

注：[a] 尚不能达到对铜绿假单胞菌脑膜炎的治疗浓度；[b] 高剂量时亦不能达到对青霉素高度耐药肺炎链球菌脑膜炎的治疗浓度；[c] 亚胺培南易致惊厥等不良反应，慎用于 CNS 感染；[d] 可鞘内注射的药物。

表 2-5　抗菌药物在腹腔组织中的浓度

药物腹水浓度 / 血药浓度（%）		
≥ 50		20~50
青霉素	替加环素	头孢呋辛
哌拉西林 / 他唑巴坦	亚胺培南	厄他培南
替卡西林 / 克拉维酸	美罗培南	氨曲南
头孢唑林	环丙沙星	
头孢吡肟	莫西沙星	
头孢噻肟	甲硝唑	
头孢他啶	万古霉素	
头孢西丁		

表 2-6 尿路感染常用抗菌药物以原型从尿中排泄率

药物	尿排泄率（%）	药物	尿排泄率（%）
磷霉素	90	头孢孟多	65~85
头孢呋辛	89	头孢替安	60~75
头孢吡肟	85~95	达托霉素	59.7
头孢他啶	84~87	庆大霉素	50~93
阿米卡星	84~92	环丙沙星	41
万古霉素	80~90	呋喃妥因	40
磺胺甲噁唑 / 甲氧苄啶	59.2（原型）+25.3（代谢产物）/66.8（原型）	吉米沙星	39
左氧氟沙星	80	利奈唑胺	30
美罗培南	70	莫西沙星	20
比阿培南	63.4	克林霉素	10
哌拉西林 / 他唑巴坦	68/63（原型）+15.7（代谢产物）		

表 2-7 常用抗菌药物的骨组织浓度

抗菌药物	骨组织浓度（μg/g）
磷霉素	96.4
头孢呋辛	19.4
利奈唑胺	15.1+4.1[a]（松质骨）
万古霉素	10.8（松质骨），4.0（皮质骨）
林可霉素	10.4（松质骨和皮质骨混合）
替考拉林	7.1（24h）
达托霉素	4.7
克林霉素	2.63 ± 1.76[a]
亚胺培南	2.6
比阿培南	12.7mg/L（关节液）

注：[a] 为均值 ± 标准差。

4. 如何根据 PK/PD 参数制定给药方案?

治疗细菌性感染时，除根据患者的感染部位、感染严重程度和病原菌种类选择抗菌药物外，还要参考抗菌药物的 PK/PD 参数制定给药方案。如时间依赖性的 β- 内酰胺类抗菌药消除半衰期短者，应一日多次给药或延长静脉滴注时间，使 T ＞ MIC 的时间延长，达到最佳临床和细菌学疗效；而浓度依赖性的氨基糖苷类、氟喹诺酮类则可减少每日给药次数，或单次给药，使 AUC_{0-24}/MIC 和 C_{max}/MIC 值达较高水平，以达到最佳杀菌作用。但仍需注意以下内容。

（1）浓度依赖性药物每日一次给药方案并非适用于所有感染患者，如氨基糖苷类抗菌药物一次给药不宜用于感染性心内膜炎、革兰阴性菌脑膜炎、大面积烧伤、骨髓炎、肺囊性纤维化、新生儿、孕妇及肾功能减退等患者。

（2）通常组织液中药物浓度与血药浓度呈平行关系，但由于药物进入组织内需经穿透过程，因此组织液药物峰浓度较血药峰浓度滞后到达，组织内药物谷浓度亦滞后于血药谷浓度，因此给予血药浓度获得的 C_{max}/MIC 值可能被估计过高，而 T > MIC 值则估计过低，在制定给药方案时需考虑上述影响因素。

三、抗菌药物使用中应遵循的原则

案例 1　患者女，74 岁，农民，158cm，55kg。既往左侧肩周炎病史多年，间断行针灸、火罐、按摩等治疗。本次主因“发热伴左肩疼痛 2 周”入院。2 周前，患者行针灸治疗后出现发热，体温最高 37.5℃，伴左肩疼痛、肿胀，就诊于当地医院，查血常规提示：WBC 19.14×10^9/L，中性粒细胞 94.7%，C 反应蛋白 186mg/L，左肩部 X 线提示化脓性关节炎可能，为求进一步诊治，门诊以“化脓性关节炎”收入院。入院后行关节腔引流，抽取血培养和脓液培养，经验给予头孢唑林 2g，q8h 抗感染治疗，3 天后体温降至正常，临床症状好转，血培养和脓液培养均回报金黄色葡萄球菌，药敏提示苯唑西林、克林霉素、利奈唑胺、万古霉素敏感。继续治疗 1 周，患者体温及血常规降至正常范围，肩部疼痛症状明显好转，患者要求出院。

问题 1：该患者可否首选口服抗菌药物治疗？

在抗感染治疗时，应根据临床情况选择最佳的抗菌药物给药途径，口服给药无需输液设备，给药方便，发生严重不良反应的风险小，并且价格低廉，因此常常作为首选。但患者急性化脓性关节炎、血流感染，属于严重的感染，如不及时控制，可能继发迁徙性脓肿病灶，因此应首选静脉治疗。

问题 2：什么是序贯治疗？

序贯治疗又称“转换治疗”，是20世纪80年代由美国和欧洲学者提出的一种新的治疗方法，指使用药物治疗疾病时，初期采用胃肠外给药（静脉注射），待临床症状基本稳定、病情改善后，改为口服药物治疗。

问题 3：该患者口服序贯治疗需要注意什么问题？

患者急性化脓性关节炎抗感染疗程至少4周，现病情虽稳定，但疗程尚不足，需口服序贯足疗程治疗。但应关注抗菌药物的组织浓度问题，由于β-内酰胺类药物在骨组织和关节炎的浓度相对较低，而此类药物口服制剂的口服生物利用度相对较低，患者所需的治疗剂量可能超过口服制剂适宜的最大剂量，因此不建议选择此类口服药物序贯治疗。克林霉素口服制剂生物利用度高，在骨组织的浓度分布较理想，因此可以用于敏感菌引起的骨和关节感染的治疗，该患者细菌对克林霉素敏感，出院可选择克林霉素口服序贯治疗。

案例 2 患者男性，84岁，175cm，62kg。既往高血压病史20余年，长期口服氨氯地平治疗，未规律监测血压，3月前因小便困难入院治疗，诊断为前列腺肥大，后长期留置导尿管导尿。本次因“突发言语不利4小时”入院，入院诊断考虑急性脑梗死。入院后予降压、抗凝、改善循环等对症支持治疗，住院期间患者病情稳定，体温不高，血常规无明显异常，尿常规（导尿管尿）回报尿白细胞酯酶3+，尿亚硝酸盐（-），白细胞计数238.12/μl，细菌数726.41/μl。3日后尿培养回报：粘质沙雷菌，ESBL（+），哌拉西林钠/他唑巴坦、碳青霉烯类、庆大霉素、阿米卡星敏感，喹诺酮类药物耐药，菌落计数＞10^5CFU/ml。医嘱：哌拉西林钠/他唑巴坦4.5g，静脉滴注，q8h，联合庆大霉素8万IU+NS 250ml，膀胱冲洗，q8h。

问题 1：该患者有无抗菌药物治疗指征？

无。患者住院期间无发热、腰痛的症状，查体无阳性体征，血常规无明显异常，提示无尿路感染的症状体征。患者长期留置尿管导尿，尿常规白细胞计数增高，对于留置尿路导管的患者，尿培养细菌菌落计数≥10^5CFU/ml，可诊断为无症状菌尿。对于导尿管伴无症状菌尿者，不主张常规给予抗菌药物治疗和预防，以免细菌耐药性的产生，因此该患者无抗菌药的治疗指征，但需要密切注意复查尿常规。

问题2：对于长期留置导尿管的患者，应用庆大霉素膀胱冲洗是否合理？

不合理。抗菌药物的局部应用宜尽量避免：皮肤黏膜局部应用抗菌药物后，很少被吸收，在感染部位不能达到有效浓度，反而易导致耐药菌产生，因此治疗全身性感染或脏器感染时应避免局部应用抗菌药物。对于长期留置导尿管的患者，应用庆大霉素膀胱冲洗，不但可导致膀胱局部刺激，并诱导耐药菌产生，同时又增加了细菌逆行继发感染的风险，抗菌药物的局部应用如前列腺注射和膀胱灌注宜尽量避免。目前有循证医学证据的膀胱灌注给药只有对氟康唑耐药念珠菌导致的膀胱炎，可膀胱灌注两性霉素B。

案例3　患者男性，68岁，农民，173cm，70kg。主因“发热4天”入院。患者入院前4天无明显诱因出现发热，体温最高39.2℃，伴寒战、大汗淋漓，自服退热药物治疗，无明显好转，为求进一步诊治，门诊以“发热原因待查”收入院。患者既往体健，家中饲养20只绵羊，发病前1月有接触过流产的死羊羔。否认药物及食物过敏史。入院后完善相关检查，经验性给予多西环素片100mg，口服，q12h，联合利福平胶囊600mg，po，qd，患者体温逐渐下降，4日后体温降至正常，5日后血培养回报马耳他布鲁菌，布氏菌病诊断明确。继续以上治疗方案治疗，复查血培养转阴，住院9天，病情稳定，予出院继续口服药物治疗。

问题1：布氏菌病是什么病？

布氏菌病（brucellosis）是由布鲁杆菌引起的一种人畜共患疾病。传染源为患病的羊、牛、猪等家畜。患者往往由于为病畜接生、剥动物皮、挤奶、切肉、饮用未消毒的生乳等途径而感染，罕见人与人之间的传播。人群普遍易感，患病后有一定免疫力，但仍可再次感染。本病潜伏期7~60天，一般为2周。可表现为局部脓肿，也可累及脏器，主要症状有发热、多汗、关节痛等，并可发生心内膜炎、心包炎、骨髓炎、肺炎、睾丸炎、子宫内膜炎等并发症。布鲁杆菌培养阳性可确诊。

问题2：布氏菌病的治疗原则是什么？

布鲁杆菌为胞内寄生的病原微生物，首先侵入巨噬细胞、树突状细胞，并能在其中存活、生长繁殖，提示该菌具有逃逸吞噬细胞的吞噬杀灭功能和抑制细胞凋亡和细胞免疫的机制，从而引起长期的慢性感染，成为复发的主要原因。另外，由于布鲁杆菌在细胞内寄生的特点，抗菌药物很难将其杀灭，也是导致复发的重要原因。因此治疗原则为早期、联合、足量、足疗程用药，必要时延长疗程，以防止复发及慢性化。治疗过程中注意监测血常规、肝肾功能等。

问题3：治疗布氏菌病的方案有哪些？

合理的抗菌治疗可改善布氏菌病的症状、缩短病程和减少并发症。治疗上应选择细胞内浓度高的药物。单药治疗复发率高，因此目前主张联合用药。对于无合并症的非复杂性感染（成人以及8岁以上儿童）者首选多西环素100mg，每日2次口服（6周）+庆大霉素5mg/kg，每日1次静滴（1周）、多西环素（剂量同前）（6周）+链霉素20mg/kg，每日1次肌注（2~3周）或多西环素（剂量同前，6周）+利福平600~900mg，每日1次口服（6周）。慢性期感染可治疗2~3个疗程。

知识点

1. 什么情况下推荐抗菌药物注射给药

仅在下列情况下可先予以注射给药。

（1）不能口服或不能耐受口服给药的患者（如吞咽困难者）。

（2）患者存在明显可能影响口服药物吸收的情况（如呕吐、严重腹泻、胃肠道病变或肠道吸收功能障碍等）。

（3）所选药物有合适抗菌谱，但无口服剂型。

（4）需在感染组织或体液中迅速达到高药物浓度以达杀菌作用者（如感染性心内膜炎、化脓性脑膜炎等）。

（5）感染严重、病情进展迅速，需给予紧急治疗的情况（如血流感染、重症肺炎患者等）。

（6）患者对口服治疗的依从性差。肌内注射给药时难以使用较大剂量，其吸收也受药动学等众多因素影响，因此只适用于不能口服给药的轻、中度感染者，不宜用于重症感染者。

2. 哪些情况下抗菌药物可以局部给药

抗菌药物的局部应用只限于少数情况。

（1）全身给药后在感染部位难以达到有效治疗浓度时，加用局部给药作为辅助治疗（如治疗中枢神经系统感染时某些药物可同时鞘内给药，包裹性厚壁脓肿脓腔内注入抗菌药物等）；眼部及耳部感染的局部用药等。

（2）某些皮肤表层及口腔、阴道等黏膜表面的感染可采用抗菌药物局部应用或外用，但应避免将主要供全身应用的品种作局部用药。局部用药宜采用刺激性小、不易吸收、不易导致耐药性和过敏反应的抗菌药物。青霉素类、头孢菌素类等较易产生过敏反应的药物不可局部应用。氨基糖苷类等耳毒性药不可局部滴耳。

3. 抗菌药物联合用药的指征

单一药物可有效治疗的感染不需联合用药，仅在下列情况时有指征联合用药。

（1）病原菌尚未查明的严重感染，包括免疫缺陷者的严重感染。

（2）单一抗菌药物不能控制的严重感染，需氧菌及厌氧菌混合感染，2 种及 2 种以上复数菌感染，以及多重耐药菌或泛耐药菌感染。

（3）需长疗程治疗，但病原菌易对某些抗菌药物产生耐药性的感染，如某些侵袭性真菌病；或病原菌含有不同生长特点的菌群，需要应用不同抗菌机制的药物联合使用，如结核和非结核分枝杆菌。

（4）毒性较大的抗菌药物，联合用药时剂量可适当减少，但需有临床资料证明其同样有效。如两性霉素 B 与氟胞嘧啶联合治疗隐球菌脑膜炎时，前者的剂量可适当减少，以减少其毒性反应。

联合用药时宜选用具有协同或相加作用的药物联合，如青霉素类、头孢菌素类或其他 β- 内酰胺类与氨基糖苷类联合。联合用药通常采用 2 种药物联合，3 种及 3 种以上药物联合仅适用于个别情况，如结核病的治疗。此外必须注意联合用药后药物不良反应亦可能增多。

4. 不同感染性疾病抗感染治疗的疗程

抗菌药物疗程因感染不同而异，一般宜用至体温正常、症状消退后 72~96 小时，有局部病灶者需用药至感染灶控制或完全消散。但血流感染、感染性心内膜炎、化脓性脑膜炎、伤寒、布氏菌病、骨髓炎、B 组链球菌咽炎和扁桃体炎、侵袭性真菌病、结核病等需较长的疗程方能彻底治愈，并减少或防止复发（表 2–8）。

表 2–8　不同感染性疾病抗感染治疗的疗程

感染部位	临床诊断	疗程（天）
败血症	败血症，局部病灶可去除者	10~14
骨髓炎	成人急性	42
	成人慢性	直至血沉恢复正常（通常 3 个月以上）
	儿童，急性（金黄色葡萄球菌及肠杆菌科细菌引起）	21
	儿童，急性（链球菌、脑膜炎奈瑟菌、流感嗜血杆菌）	14
胃肠道	细菌性痢疾、旅行者腹泻	3
	伤寒	10~14
	幽门螺杆菌感染	7~14
	艰难梭菌	10
生殖道	非淋菌性尿道炎或化脓性宫颈炎	7~10（阿奇霉素单剂）
	盆腔炎	14
心脏	心包炎（化脓性）	28
关节	化脓性关节炎（非淋菌性）	14~28
	婴儿及儿童	与骨髓炎同
	淋菌性关节炎，播散性淋菌感染	7~10
尿路	膀胱炎	3~5
	肾盂肾炎	14
	复发性（经 14 日疗程后）	42

续表

感染部位	临床诊断	疗程（天）
肺	肺炎链球菌肺炎	7~14
	肺炎（肠杆菌科细菌或铜绿假单胞菌）	14~21
	肺炎（葡萄球菌）	21~28
	耶氏肺孢子菌（AIDS 患者）	21
	其他免疫缺陷者	14
	嗜肺军团菌、肺炎衣原体，肺炎支原体	14~21
	肺脓肿	通常 28~42
脑膜炎	流感嗜血杆菌、脑膜炎奈瑟菌	7
	肺炎链球菌	10~14
	单核细胞增多李斯特菌，B 群链球菌	14~21（免疫缺陷者需较长）
	肠杆菌属	至少 28
多系统	布氏菌病	42（开始疗程的 7~14 日加链霉素或庆大霉素）
肌肉	气性坏疽（产气荚膜梭菌）	10
咽	A 群链球菌咽炎及扁桃体炎	10
	白喉	7~14
	白喉带菌者	7
前列腺	慢性前列腺炎：SMZ/TMP	30~90
	氟喹诺酮类	28~42
耳	渗出性中耳炎	10
鼻窦	急性鼻窦炎	10~14
皮肤	蜂窝组织炎	急性炎症退后 3 天

第二节　抗菌药物预防性应用的基本原则

一、非手术患者抗菌药物的预防应用

案例 1　患者女，68 岁，因为自觉牙齿松动、咀嚼无力就诊于口腔科门诊，诊断为牙龈萎缩，松动牙，建议行拔牙术。患者既往风湿性心脏病病史 20 余年，高血压病史 20 余年，过敏性鼻炎病史 10 余年，否认糖尿病病史。诉青霉素可疑过敏性休克病史。术前行血常规、血糖、肝肾功能和凝血功能检查，无明显异常，处方克林霉素胶囊600mg，口服，即刻服用，并告诉患者服药后约1小时回诊室接受手术治疗。

问题1：医生为患者处方抗菌药物是为了预防拔牙可能继发的口腔感染么?

不是。是为了预防拔牙术可能继发的感染性心内膜炎。

问题2：是所有的病人行拔牙手术都需要预防感染性心内膜炎?

不是。对于一些高危患者，在接受拔牙手术前应给予抗菌药物预防术后可能继发的感染性心内膜炎。对于进行任何损伤牙龈组织、牙周区域或口腔黏膜操作伴有以下心脏基础疾病的患者均需给予抗菌药物预防：①人工瓣膜；②既往有感染性心内膜炎病史；③心脏移植术后发生的瓣膜病变；④先天性心脏疾病合并以下情况：未纠正的发绀型先心病（包括姑息分流术），通过导管或手术途径植入异物或装置的先心手术后的前6个月，先心缺损修补术植入补片后仍有残留缺损及分流。如果没有以上心脏基础疾病的患者，则不必常规给予抗菌药物预防。

问题3：预防拔牙术后可能继发的感染性心内膜炎，是口服还是静脉给予抗菌药物更好?

对于胃肠道功能和吞咽功能正常的患者，首选术前30~60分钟口服抗菌药物预防，如患者不能够口服，则应考虑静脉预防给药。

问题4：患者有可疑的青霉素过敏史，如何选用抗菌药物?

对于没有青霉素过敏史的患者，首选阿莫西林或者氨苄西林口服给药，静脉药物也可以选择头孢唑林。如果患者有青霉素过敏史，可考虑头孢氨苄、克林霉素或者阿奇霉素口服预防，如果同时青霉素过敏史又不能口服药物，还可选择头孢唑林或克林霉素静脉给药。而患者可能存在青霉素过敏性休克的高风险，也应避免使用头孢菌素类药物，考虑到胃肠道功能正常，二线可选择克林霉素口服。

问题 5：预防用药需要多少天？

预防用药通常在术前 1 剂服药即可，通常不需超过 24h。

案例 2 患者男，73 岁，农民，主因“突发右胸壁肿胀、血肿 3 天”入院，既往体健。患者于 20 天前，意外摔伤致骨盆骨折，当地医院嘱卧床休息，并给予华法林 2.5mg，tid，奥美拉唑 40mg，qd，依托度酸 400mg，qd，中药活血化瘀等同时 9 种口服药物治疗。服药 2 周后（入院前 3 天），患者自行下地右手拄拐行走，后出现右侧胸壁肿痛、皮温增高，至村医院“头孢类”输液 1 天无效转入上级医院。入院诊断考虑：右胸壁血肿？入院后体温：36.6℃，急查凝血功能：INR 12.1，PT 120s；血常规：WBC 17.35×10^9/L，中性粒细胞 83.4%，Hb 86g/L，PCT ≤ 0.05。诊断考虑华法林引起的急性皮下出血可能，立即给予维生素 K 110mg，iv，qd 止血，同时考虑到血肿可能导致继发感染，予哌拉西林钠 / 舒巴坦 5g，q8h 预防感染，继续监测血常规、凝血指标。后患者凝血功能逐渐恢复至正常，停用维生素 K_1，于入院后第 3 天行胸壁血肿清除术，引流出 1000ml 血性液体，术后患者生命体征平稳，无发热，2 周后停用抗菌药物，医嘱出院。

问题 1：医生给患者加用哌拉西林 / 舒巴坦预防感染是否恰当？

患者局部血肿皮温高，血常规也增高，医生认为不除外继发感染可能，因此加用抗菌药物预防。但这是不恰当的抗菌药物预防应用。对于非手术患者应用抗菌药物预防感染时，应符合“三特”原则，即预防某一特定的时期内，特定的人群可能出现的特定的病原菌感染。针对一种或二种最可能细菌的感染进行预防用药可能有效，但不宜盲目地选用广谱抗菌药或多药联合预防多种细菌多部位感染，后者不但无效，反而可能继发二重感染或者继发耐药菌感染。患者虽有局部红肿表现，血白细胞增高，但是皮肤完整无破溃，主要表现为无菌部位的皮下血肿，白细胞增高应考虑为巨大血肿吸收引起的应激性反应，而不是感染的表现。且哌拉西林本身也可能会引起出血，有出血倾向患者应该慎用，与华法林合用出血风险增加。而患者本身已经因华法林的错误使用继发了皮下大出血的表现，更应该避免使用哌拉西林。

问题 2：对于非手术患者哪些情况无需使用抗菌药物预防感染？

以下情况原则上不应预防使用抗菌药物：普通感冒、麻疹、水痘等病毒性疾病；昏迷、休克、中毒、心力衰竭、肿瘤、应用肾上腺皮质激素等患者；留置导尿管、留置深静脉导管以及建立人工气道（包括气管插管或气管切口）患者。

问题 3：不用抗菌药物预防就是不需要预防感染么？

不是，我们应积极纠正导致感染风险增加的原发疾病或基础状况。可以治愈或纠正者，预防用药价值较大；原发疾病不能治愈或纠正者，药物预防效果有限，应权衡利弊决定是否预防用药。对于该患者这种巨大的胸壁血肿，应该密切加强皮肤特别是血肿部位的皮肤护理，注意住院期间营养状态和血糖水平、外科及时行血肿清除手术、术后无菌换药、避免交叉感染、注意保暖休息等，都是比抗菌药物预防感染更有效的措施。

知识点

1. 非手术患者预防用药的基本原则

（1）非手术患者一般不用抗菌药物预防感染，只有高危人群可能感染特殊病原时可使用。

（2）预防用药适应证和抗菌药物选择应基于循证医学证据。

（3）应针对一种或二种最可能细菌的感染进行预防用药，不宜盲目地选用广谱抗菌药或多药联合预防多种细菌多部位感染。

（4）应限于针对某一段特定时间内可能发生的感染，而非任何时间可能发生的感染。

（5）应积极纠正导致感染风险增加的原发疾病或基础状况。可以治愈或纠正者，预防用药价值较大；原发疾病不能治愈或纠正者，药物预防效果有限，应权衡利弊决定是否预防用药。

（6）以下情况原则上不应预防使用抗菌药物：普通感冒、麻疹、水痘等病毒性疾病；昏迷、休克、中毒、心力衰竭、肿瘤、应用肾上腺皮质激素等患者；留置导尿管、留置深静脉导管以及建立人工气道（包括气管插管或气管切口）患者。

2. 抗菌药物在非手术患者某些特定感染中的应用（表 2-9）

表 2-9　抗菌药物在预防非手术患者某些特定感染中的应用

预防感染种类	预防用药对象	抗菌药物选择
风湿热复发	①风湿性心脏病儿童患者 ②经常发生链球菌咽峡炎或风湿热的儿童及成人	苄星青霉素 青霉素 V
感染性心内膜炎	心内膜炎高危患者[2]，在接受牙科或口腔操作前	阿莫西林或氨苄西林 青霉素过敏者用克林霉素
流行性脑脊髓膜炎	流脑流行时①托儿所、部队、学校中的密切接触者，②患者家庭中的儿童	利福平（孕妇不用） 环丙沙星（限成人） 头孢曲松
流感嗜血杆菌脑膜炎	①患者家庭中未经免疫接种的≤ 4 岁儿童 ②有发病者的幼托机构中≤ 2 岁未经免疫的儿童 ③幼托机构在 60 天发生 2 例以上患者，且入托对象未接种疫苗时，应对入托对象和全部工作人员预防用药	利福平（孕妇不用）
脾切除后 / 功能无脾者菌血症	①脾切除后儿童	定期接种肺炎链球菌、B 型流感嗜血杆菌疫苗和四价脑膜炎奈瑟菌疫苗 5 岁以下儿童：每日阿莫西林或青霉素 V 口服，直到满 5 岁 5 岁以上儿童：每日青霉素口服，至少 1 年
	②患镰状细胞贫血和地中海贫血的儿童（属于功能无脾）	根据年龄定期接种上述疫苗 5 岁以下儿童：每日青霉素 V 口服，直到满 5 岁 5 岁以上儿童：每日青霉素口服，有人建议至少用药至 18 岁 出现发热时可予阿莫西林 / 克拉维酸或头孢呋辛 青霉素过敏者可予磺胺甲噁唑 / 甲氧苄啶（SMZ/TMP）或克拉霉素
新生儿淋病奈瑟菌或衣原体眼炎	每例新生儿	四环素或红霉素眼药水滴眼

续表

预防感染种类	预防用药对象	抗菌药物选择
肺孢子菌病	①艾滋病患者 CD_4 细胞计数 < 200/mm³ 者 ②造血干细胞移植及实体器官移植受者	SMZ/TMP
百日咳	主要为与百日咳患者密切接触的幼儿和年老体弱者	红霉素
新生儿B组溶血性链球菌（GBS）感染	①孕妇有GBS菌尿症 ②妊娠35~37周阴道和肛拭培养筛查有GBS寄殖 ③孕妇有以下情况之一者：< 37周早产；羊膜早破 ≥ 18小时；围产期发热，体温38℃以上者；以往出生的新生儿有该菌感染史者	青霉素G 氨苄西林 青霉素过敏但发生过敏性休克危险性小者：头孢唑林 青霉素过敏，有发生过敏性休克危险性者：克林霉素或红霉素
实验室相关感染	实验室工作者不慎暴露于布鲁菌	
	高危者（接触量多）	多西环素 + 利福平
	低危者（接触量少）	每周2次血清试验，转阳时开始用药，方案同上
	妊娠妇女	SMZ/TMP ± 利福平
	实验室工作者暴露于鼠疫耶尔森菌	多西环素或SMZ/TMP

注：[1] 疟疾、甲型流感、巨细胞病毒感染、对乙型或丙型病毒性肝炎或HIV患者血或其他体液组织的职业暴露等寄生虫或病毒感染时亦有预防用药指征，未包括在本表内。

[2] 高危患者：进行任何损伤牙龈组织、牙周区域或口腔黏膜操作伴有以下心脏基础疾病的患者：①人工瓣膜；②既往有感染性心内膜炎病史；③以及移植术后发生的瓣膜病变；④先天性心脏疾病合并以下情况：未纠正的发绀型先心病（包括姑息分流术），通过导管或手术途径植入异物或装置的先心手术后的前6个月，先心缺损修补术植入补片后仍有残留缺损及分流。

二、围手术期抗菌药物的预防应用

案例1 患者女，77岁，农民，160cm，61kg。主因“右腹股沟难复性肿物伴疼痛10小时”急诊就诊。既往“右侧腹股沟疝”病史30余年，约红枣大小，于站立时出现，平卧后消失，可自行还纳。患者于入院前 8 小时右侧腹股沟区肿物突然增大，约鸡蛋大小，平卧不消失，伴疼痛，无发热，无恶心、呕吐、腹泻，无咳嗽、咳痰。就诊于急诊，查血常规：WBC 10.15×10^9/L，中性粒细胞 79.3%。急诊以“右侧腹股沟肿物，嵌顿疝？”收入普外科，自发病以来，未进食，小便正常，未排便，有排气。T 37.6℃，BP 180/90mmHg，R 20 次 / 分，右侧腹股沟区可扪及一 4.0cm × 4.0cm 类圆形肿物，质软，表面光滑，边界清楚，伴压痛，无法还纳，肠鸣音 3 次 / 分。入院诊断：右侧腹股沟嵌顿疝，急诊行腹股沟嵌顿疝还纳及补片修补术，术前 30 分钟予头孢替安 2g 预防用药，手术持续 150 分钟，术后安返病房。术后返回病房后，再次使用头孢替安 2g，后未再使用抗菌药物。

问题 1：腹股沟疝和腹股沟嵌顿疝有何不同？

腹股沟疝是腹腔内脏器通过腹股沟区的缺损向体表突出所形成的疝，为可复性肿块，仅在站立、劳动、行走、跑步、剧咳或患儿啼哭时出现，平卧或用手压时肿块可自行回纳、消失。腹股沟嵌顿疝则表现为疝块突然增大，并伴有明显疼痛，平卧或用手推送肿块不能回纳。患者可伴有阵发性腹部绞痛、恶心、呕吐、便秘、腹胀等机械性肠梗阻的病征。疝一旦嵌顿，上述症状逐步加重，如不及时处理，终将成为绞窄性疝。

问题 2：该患者行腹股沟嵌顿疝还纳及补片修补术，为清洁切口手术，需要预防用药么？

该患者有预防用药的指征。按照国家卫健委抗菌药物专项整治的规定，腹股沟疝补片修补术与乳腺良性肿物切除术、甲状腺手术、颅骨肿物切除术、颈内动脉内膜剥脱术、关节镜检查术及经血管途径的介入诊断手术，原则上不需要预防用药。该患者手术虽为Ⅰ类切口，但属嵌顿疝，嵌顿时间过长，嵌顿的肠管可出现充血水肿，疝内容物可能引起继发的感染，存在感染高危因素。由于嵌顿时间长，术前无法准确评估术中是否需行小肠部分切除手术，需术中探查后决定。这些不确定因素决定了术前评估存在感染高风险，且患者急诊入院存在腹痛、低热的表现，血常规白细胞轻度升高，提示早期感染倾向，患者为高龄老年，也是感染的高危因素。因此在评估疝修补术时，要个体化评估是否存在嵌顿现象，嵌顿的时间长短等，而不能一刀切认为所有疝修补的手术都不需要预防用药。

问题3：该患者使用头孢替安预防用药是否合理？

预防用药的目的主要是预防手术部位感染（SSI），包括浅表切口感染、深部切口感染和手术所涉及的器官/腔隙感染，但不包括与手术无直接关系的、术后可能发生的其他部位感染。但该患者预防用药的主要目的不是预防切口感染，而是预防嵌顿时间过长可能引起的肠管局部感染、继发的全身性感染及一旦术中探查结果需行小肠部分切除术后SSI的预防。预防用药选择二代头孢是合理的，但是选用头孢替安并不是最佳。按照《抗菌药物临床应用指导原则》（2015版），推荐选择头孢唑林或头孢呋辛预防用药。较头孢替安相比，后两者价格更低廉，疗效更确切。按照各省市抗菌药物分级管理目录规定，头孢呋辛属非限制级抗菌药物，头孢替安属限制级抗菌药物，不应用于手术预防。患者术后嵌顿疝解除，感染风险去除，无需长疗程用药，24小时内停药合理。

案例2 患者男，66岁，177cm，70kg。主因“查体发现结肠占位5天”于2018年8月3日入院，入院后完善相关检查，临床诊断考虑结肠癌，拟行结肠癌根治手术。患者自述既往使用青霉素类药物（具体不详）抢救病史。

手术情况：完善术前检查排除手术禁忌后，于8月7日行结肠癌根治手术，手术时间持续5小时，术中出血300ml，未输血。

术后情况：患者术后前两日有低热，最高体温38.3℃，查血常规：WBC 12.36×10^9/L，中性粒细胞比例83%，伤口愈合良好，辅料干燥，腹引清亮，并于术后5天顺利拔管。

用药情况：术前3天起，口服左氧氟沙星500mg，qd + 甲硝唑片400mg，tid，至术前1天，术前12小时予聚乙二醇电解质散剂口服治疗。手术当天，于术前1小时给予莫西沙星注射液静脉滴注，于术中4小时追加了1剂莫西沙星。术后，继续使用莫西沙星注射液400mg，qd治疗5天。

问题 1：患者术前口服 3 天左氧氟沙星 + 甲硝唑的目的是什么？是否合理？

患者术前口服左氧氟沙星 + 甲硝唑的目的是为了进行术前肠道准备，以尽可能地在术前降低手术部位的细菌负荷。但术前 3 天口服抗菌药物，疗程过长。正常肠内需氧菌与厌氧菌之比是 $1:10^3$~$1:10^4$，对于结直肠手术，因末端回肠、直肠存在高浓度的革兰阴性菌和厌氧菌，术前口服抗菌药物肠道准备，联合术前 30 分钟至 1 小时静脉给予抗菌药物，能够有效预防术后感染情况的发生。在接受择期结肠切除术的患者中，建议使用机械肠道准备结合口服抗菌药物进行术前肠道准备，一般选择口服不吸收抗菌药物，具体的方案推荐：①机械肠道准备通常用聚乙二醇溶液；②口服抗菌药物：成人新霉素 1g+ 甲硝唑 0.5~1g，术前 1 天下午 1 时、2 时和晚上 11 时口服。

问题 2：患者应用莫西沙星注射液手术预防用药是否合理？

不合理。该患者有可疑青霉素过敏性休克的病史，应避免使用头孢菌素类药物手术预防，二线药物推荐克林霉素 600~900mg 联合庆大霉素 1.5mg/kg 静脉滴注。鉴于国内大肠埃希菌对氟喹诺酮类药物耐药率高，应严格控制氟喹诺酮类药物作为外科围手术期预防用药。

问题 3：患者于手术 4 小时追加 1 剂莫西沙星是否合理？

如手术时间超过所用药物半衰期的 2 倍以上，或成人出血量超过 1500ml，术中应追加一次药物，医生选用莫西沙星预防用药，该药半衰期约 12 小时，且患者术中出血不多，不需要进行追加。另外，莫西沙星的日剂量为 400mg，术中追加药物导致莫西沙星超剂量使用，会大大增加药物不良反应风险，可能带来不良后果。

问题 4：患者术后发热，血常规增高，是否提示感染，长期使用莫西沙星是否合理？

术后发热（＞38℃，100.4 ℉）在手术后的前几天很常见，并且通常会自发消退。这种发热反应可能是由于细胞因子释放引起的组织创伤、来自内源性肠道菌群的细菌内毒素或其他原因。大多数发热患者在术后早期并不需要常规使用抗菌药物，但血流动力学不稳定的患者应根据经验使用广谱抗菌药物治疗，如果未发现感染源，应在48小时后停用抗菌药。该患者术后早期低热，应考虑手术创伤引起的炎症反应，伤口愈合良好，无明显感染症状体征，无长期抗感染治疗的依据。

案例3 患者女，34岁，160cm，96kg，BMI 37.5。主因孕39^{+4}周入院，既往孕2产1，8年前行剖宫产娩1男婴，体健。否认青霉素类药物过敏史。本次为行剖宫产术入院。入院后查体，胎儿生命体征平稳，产前化验无明显异常，于入院后第2日晨8：30行剖宫产手术，手术15分钟，剖宫产取出一女活婴，重4.3kg，于术中脐带结扎后即刻给予头孢唑林1g，静脉滴注，术后安返病房，术后予头孢唑林1g，bid，甲硝唑500mg，bid，注射用阿奇霉素500mg，qd，静脉滴注治疗2天，患者一般情况平稳，无发热，切口恢复良好，医嘱离院。

问题1：该产妇行剖宫产手术，于脐带结扎后预防用药是否合理？

目前越来越多的循证证据显示，较脐带结扎后给药相比，剖宫产手术预防用药提前至术前30分钟至1小时给药，能够进一步降低产妇术后子宫内膜炎的风险，而并未对新生儿造成不良影响，因此，国际指南已经更新，不再推荐剖宫产手术脐带结扎后预防用药，而与其他外科手术统一为术前30分钟至1小时，我国2015版《抗菌药物临床应用指导原则》也将预防用药时机统一为术前30分钟至1小时。

问题2：该产妇头孢唑林1g的给药剂量是否合理？

对于大多数成人而言，基于标准剂量给予抗菌药物是安全、有效和方便的。然而，由于多种原因，肥胖患者的一些药物的血清和组织浓度可能与非肥胖患者的不同，包括与药物脂溶性相关的药代动力学变异性。有研究指出，给予肥胖患者1g或2g头孢唑林可能不足以产生超过最常见病原体最低抑菌浓度（MIC）的血清和组织浓度。将肥胖患者的给药剂量加倍可使肥胖患者产生与非肥胖患者标准剂量相同的浓度，且成本相对较低且安全性良好。因此，美国2013年《手术预防用药指南》建议体重＞80kg的患者头孢唑林给予至少2g剂量，如体重≥120kg应给予3g。该产妇体重大于80kg，为最大程度的保证药物的血清和组织浓度，建议该产妇的预防用药剂量为头孢唑林2g。

问题3：该产妇有无厌氧菌感染的风险，是否需要联合甲硝唑预防用药?

该产妇为择期剖宫产手术而非临产后剖宫产，且术前无胎膜早破、胎盘早剥、前置胎盘等厌氧菌感染高危因素，因此无需常规联合甲硝唑预防用药。

问题4：该产妇术后使用阿奇霉素预防感染恰当么?

目前新的研究支持对具有高风险的后期感染的女性使用头孢唑林联合阿奇霉素500mg预防，可使子宫内膜炎、切口感染或其他感染风险减少50%，而未增加新生儿不良结局的频率，但仅限于在临产后剖宫产或胎膜早破＞4小时后进行的剖宫产，而不适用于所有剖宫产。该产妇为择期剖宫产手术，无以上情况，且无产道非典型病原体定植或感染的证据，无需联合阿奇霉素预防用药。

问题5：该产妇预防用药疗程2天，是否恰当?

通常情况下，产后无需继续使用抗菌药物预防，因为研究显示术后预防并不能给患者带来更多的获益。但是，在接受剖宫产手术的肥胖妇女中进行的一项试验表明，在剖宫产术后48小时内预防用药可能给肥胖产妇带来好处。

案例4：实战分析　以下6个手术预防案例，均存在不合理之处，请分别指出。

（1）手术病例1　患者，男性，62岁，既往高血压、冠心病史，入院诊断：右侧腹股沟斜疝。手术名称：腹股沟疝补片修补术，手术时长：75分钟，预防用药：头孢呋辛1.5g，术前30分钟给药。

（2）手术病例2　患者，女性，32岁，既往体健，入院诊断：右肾多发囊肿，术前尿常规及培养（–）。手术名称：右肾切除术，手术时长：140分钟，预防用药：头孢替安2g，术前30分钟给药。

（3）手术病例3　患者，男性，57岁，既往吸烟史40余年，20支/天，入院诊断：乙状结肠癌。手术名称：结肠癌根治术，手术开始时间：8：00，手术时长：150分钟，预防用药：左氧氟沙星500mg，po，术前1天，头孢西丁2g，术前30分钟给药。

（4）手术病例4　患者，女性，68岁，既往高血压病史，入院诊断：子宫多发肌瘤。手术名称：经阴道子宫全切术，手术时长：90分钟，预防用药：头孢呋辛1.5g，术前40分钟给药。

（5）手术病例5　患者，男性，63岁，既往前列腺增生病史，青霉素及头孢过敏史，入院诊断：前列腺增生。入院后完善尿常规和尿培养，均（–）。手术名称：经尿道前列腺电切术，手术时长：85分钟，预防用药：莫西沙星400mg，术前30分钟给药。

（6）手术病例6　患者，男性，54岁，75kg，既往体健，本次为了给患先天性胆道闭锁的女儿捐献部分肝脏入院行肝部分切除手术。手术时长：245min，预防用药：头孢呋辛0.75g，术前30分钟，术后继续使用头孢呋辛0.75g，q8h×5天。患者术后第1天有低热，体温37.8℃，血常规WBC 11.62×10^9/L，N 81%，查体伤口愈合良好，敷料干燥，无明显感染指征。

知识点

1. 手术预防用药的目的

主要是预防手术部位感染，包括浅表切口感染、深部切口感染和手术所涉及的器官/腔隙感染，但不包括与手术无直接关系的、术后可能发生的其他部位感染。

2. 手术切口类别（表2–10）

表2–10　手术切口类别

切口类别	定义
Ⅰ类切口（清洁手术）	手术不涉及炎症区，不涉及呼吸道、消化道、泌尿生殖道等人体与外界相通的器官

续表

切口类别	定义
Ⅱ类切口（清洁-污染手术）	上、下呼吸道，上、下消化道，泌尿生殖道手术，或经以上器官的手术，如经口咽部手术、胆道手术、子宫全切除术、经直肠前列腺手术，以及开放性骨折或创伤手术等
Ⅲ类切口（污染手术）	造成手术部位严重污染的手术，包括：手术涉及急性炎症但未化脓区域；胃肠道内容物有明显溢出污染；新鲜开放性创伤但未经及时扩创；无菌技术有明显缺陷如开胸、心脏按压者
Ⅳ类切口（污秽-感染手术）	有失活组织的陈旧创伤手术；已有临床感染或脏器穿孔的手术

注：1. 依据《抗菌药物临床应用指导原则》(2015版）将手术切口分为以上四类。而目前我国在病案首页中将手术切口分为Ⅰ、Ⅱ、Ⅲ类，其Ⅰ类与本指导原则中Ⅰ类同，Ⅱ类相当于指导原则中Ⅱ、Ⅲ类，Ⅲ类相当于本指导原则中Ⅳ类。应注意两种分类的区别。

2. 病案首页0类系指体表无切口或经人体自然腔道进行的操作以及经皮腔镜操作，其预防用药参考表2-12。

3. 预防用药的指征把握

（1）清洁手术　手术部位无污染，通常不需预防用抗菌药物。但在下列情况时可考虑预防用药：①手术范围大、手术时间长、污染机会增加；②手术涉及重要脏器，一旦发生感染将造成严重后果者，如头颅手术、心脏手术等；③异物植入手术，如人工心瓣膜植入、永久性心脏起搏器放置、人工关节置换等；④有感染高危因素如高龄、糖尿病、免疫功能低下（尤其是接受器官移植者）、营养不良等患者。

（2）清洁-污染手术　手术部位存在大量人体寄殖菌群，手术时可能污染手术部位引致感染，故此类手术通常需预防用抗菌药物。

（3）污染手术　已造成手术部位严重污染的手术。此类手术需预防用抗菌药物。

（4）污秽-感染手术　在手术前即已开始治疗性应用抗菌药物，术中、术后继续，此不属预防应用范畴。

4. 不同手术围手术期抗菌药物的品种选择（表 2-11、表 2-12）

表 2-11 抗菌药物在围手术期预防应用的品种选择[1，2]

手术名称	切口类别	可能的污染菌	抗菌药物选择
脑外科手术（清洁，无植入物）	Ⅰ	金黄色葡萄球菌，凝固酶阴性葡萄球菌	第一、二代头孢菌素[3]，MRSA 感染高发医疗机构的高危患者可用（去甲）万古霉素
脑外科手术（经鼻窦、鼻腔、口咽部手术）	Ⅱ	金黄色葡萄球菌，链球菌属，口咽部厌氧菌（如消化链球菌）	第一、二代头孢菌素[3] ± 甲硝唑[5]，或克林霉素 + 庆大霉素
脑脊液分流术	Ⅰ	金黄色葡萄球菌，凝固酶阴性葡萄球菌	第一、二代头孢菌素[3]，MRSA 感染高发医疗机构的高危患者可用（去甲）万古霉素
脊髓手术	Ⅰ	金黄色葡萄球菌，凝固酶阴性葡萄球菌	第一、二代头孢菌素[3]
眼科手术（如白内障、青光眼或角膜移植、泪囊手术、眼穿通伤）	Ⅰ、Ⅱ	金黄色葡萄球菌，凝固酶阴性葡萄球菌	局部应用妥布霉素或左氧氟沙星等
头颈部手术（恶性肿瘤，不经口咽部黏膜）	Ⅰ	金黄色葡萄球菌，凝固酶阴性葡萄球菌	第一、二代头孢菌素[3]
头颈部手术（经口咽部黏膜）	Ⅱ	金黄色葡萄球菌，链球菌属，口咽部厌氧菌（如消化链球菌）	第一、二代头孢菌素[3] ± 甲硝唑[5]，或克林霉素 + 庆大霉素
颌面外科（下颌骨折切开复位或内固定，面部整形术有移植物手术，正颌手术）	Ⅰ	金黄色葡萄球菌，凝固酶阴性葡萄球菌	第一、二代头孢菌素[3]
耳鼻喉科（复杂性鼻中隔鼻成形术，包括移植）	Ⅱ	金黄色葡萄球菌，凝固酶阴性葡萄球菌	第一、二代头孢菌素[3]
乳腺手术（乳腺癌、乳房成形术，有植入物如乳房重建术）	Ⅰ	金黄色葡萄球菌，凝固酶阴性葡萄球菌，链球菌属	第一、二代头孢菌素[3]
胸外科手术（食管、肺）	Ⅱ	金黄色葡萄球菌，凝固酶阴性葡萄球菌，肺炎链球菌，革兰阴性肠杆菌	第一、二代头孢菌素[3]

续表

手术名称	切口类别	可能的污染菌	抗菌药物选择
心血管手术（腹主动脉重建、下肢手术切口涉及腹股沟、任何血管手术植入人工假体或异物，心脏手术、安装永久性心脏起搏器）	Ⅰ	金黄色葡萄球菌，凝固酶阴性葡萄球菌	第一、二代头孢菌素[3]，MRSA 感染高发医疗机构的高危患者可用（去甲）万古霉素
肝、胆系统及胰腺手术	Ⅱ、Ⅲ	革兰阴性肠杆菌，厌氧菌（如脆弱拟杆菌）	第一、二代头孢菌素或头孢曲松[3] ± 甲硝唑[5]，或头霉素类
胃、十二指肠、小肠手术	Ⅱ、Ⅲ	革兰阴性肠杆菌，链球菌属，口咽部厌氧菌（如消化链球菌）	第一、二代头孢菌素[3]，或头霉素类
结肠、直肠、阑尾手术	Ⅱ、Ⅲ	革兰阴性肠杆菌，厌氧菌（如脆弱拟杆菌）	第一、二代头孢菌素[3] ± 甲硝唑[5]，或头霉素类，或头孢曲松 ± 甲硝唑[5]
经直肠前列腺活检	Ⅱ	革兰阴性肠杆菌	氟喹诺酮类[4]
泌尿外科手术：进入泌尿道或经阴道的手术（经尿道膀胱肿瘤或前列腺切除术、异体植入及取出，切开造口、支架的植入及取出）及经皮肾镜手术	Ⅱ	革兰阴性肠杆菌	第一、二代头孢菌素[3]，或氟喹诺酮类[4]
泌尿外科手术：涉及肠道的手术	Ⅱ	革兰阴性肠杆菌，厌氧菌	第一、二代头孢菌素[3]，或氨基糖苷类 + 甲硝唑
有假体植入的泌尿系统手术	Ⅱ	葡萄球菌属，革兰阴性肠杆菌	第一、二代头孢菌素[3] + 氨基糖苷类，或万古霉素
经阴道或经腹腔子宫切除术	Ⅱ	革兰阴性肠杆菌，肠球菌属，B 群链球菌，厌氧菌	第一、二代头孢菌素（经阴道手术加用甲硝唑）[3]，或头霉素类
腹腔镜子宫肌瘤剔除术（使用举宫器）	Ⅱ	革兰阴性肠杆菌，肠球菌属，B 群链球菌，厌氧菌	第一、二代头孢菌素[3] ± 甲硝唑[5]，或头霉素类
羊膜早破或剖宫产术	Ⅱ	革兰阴性肠杆菌，肠球菌属，B 群链球菌，厌氧菌	第一、二代头孢菌素[3] ± 甲硝唑[5]

续表

手术名称	切口类别	可能的污染菌	抗菌药物选择
人工流产－刮宫术 引产术	Ⅱ	革兰阴性肠杆菌，肠球菌属，链球菌，厌氧菌（如脆弱拟杆菌）	第一、二代头孢菌素[3] ± 甲硝唑[5]，或多西环素
会阴撕裂修补术	Ⅱ、Ⅲ	革兰阴性肠杆菌，肠球菌属，链球菌属，厌氧菌（如脆弱拟杆菌）	第一、二代头孢菌素[3] ± 甲硝唑[5]
皮瓣转移术（游离或带蒂）或植皮术	Ⅱ	金黄色葡萄球菌，凝固酶阴性葡萄球菌，链球菌属，革兰阴性肠杆菌	第一、二代头孢菌素[3]
关节置换成形术、截骨、骨内固定术、腔隙植骨术、脊柱术（应用或不用植入物、内固定物）	Ⅰ	金黄色葡萄球菌，凝固酶阴性葡萄球菌，链球菌属	第一、二代头孢菌素[3]，MRSA感染高发医疗机构的高危患者可用（去甲）万古霉素
外固定架植入术	Ⅱ	金黄色葡萄球菌，凝固酶阴性葡萄球菌，链球菌属	第一、二代头孢菌素[3]
截肢术	Ⅰ、Ⅱ	金黄色葡萄球菌，凝固酶阴性葡萄球菌，链球菌属，革兰阴性肠杆菌，厌氧菌	第一、二代头孢菌素[3] ± 甲硝唑[5]
开放骨折内固定术	Ⅱ	金黄色葡萄球菌，凝固酶阴性葡萄球菌，链球菌属，革兰阴性肠杆菌，厌氧菌	第一、二代头孢菌素[3] ± 甲硝唑[5]

注：[1] 所有清洁手术通常不需要预防用药，仅在有前述特定指征时使用。

[2] 胃十二指肠手术、肝胆系统手术、结肠和直肠手术、阑尾手术、Ⅱ或Ⅲ类切口的妇产科手术，如果患者对β-内酰胺类抗菌药物过敏，可用克林素霉＋氨基糖苷类，或氨基糖苷类＋甲硝唑。

[3] 有循证医学证据的第一代头孢菌素主要为头孢唑林，第二代头孢菌素主要为头孢呋辛。

[4] 我国大肠埃希菌对氟喹诺酮类耐药率高，预防应用需严加限制。

[5] 表中"±"是指两种及两种以上药物可联合应用，或可不联合应用。

表 2-12　特殊诊疗操作抗菌药物预防应用的建议

诊疗操作名称	预防用药建议	推荐药物
血管（包括冠状动脉）造影术、成形术、支架植入术及导管内溶栓术	不推荐常规预防用药。对于 7 天内再次行血管介入手术者、需要留置导管或导管鞘超过 24 小时者，则应预防用药	第一代头孢菌素
主动脉内支架植入术高危患者	建议使用 1 次	第一代头孢菌素
下腔静脉滤器植入术	不推荐预防用药	
先天性心脏病封堵术	建议使用 1 次	第一代头孢菌素
心脏射频消融术	建议使用 1 次	第一代头孢菌素
血管畸形、动脉瘤、血管栓塞术	通常不推荐，除非存在皮肤坏死	第一代头孢菌素
脾动脉、肾动脉栓塞术	建议使用，用药时间不超过 24 小时	第一代头孢菌素
肝动脉化疗栓塞（TACE）	建议使用，用药时间不超过 24 小时	第一、二代头孢菌素 ± 甲硝唑
肾、肺或其他（除肝外）肿瘤化疗栓塞	不推荐预防用药	
子宫肌瘤 – 子宫动脉栓塞术	不推荐预防用药	
食管静脉曲张硬化治疗	建议使用，用药时间不超过 24 小时	第一、二代头孢菌素 头孢菌素过敏患者可考虑氟喹诺酮类
经颈静脉肝内门腔静脉分流术（TIPS）	建议使用，用药时间不超过 24 小时	氨苄西林 / 舒巴坦或阿莫西林 / 克拉维酸
肿瘤的物理消融术（包括射频、微波和冷冻等）	不推荐预防用药	
经皮椎间盘摘除术及臭氧、激光消融术	建议使用	第一、二代头孢菌素
经内镜逆行胰胆管造影（ERCP）	建议使用 1 次	第二代头孢菌素或头孢曲松
经皮肝穿刺胆道引流或支架植入术	建议使用	第一、二代头孢菌素，或头霉素类
内镜黏膜下剥离术（ESD）	一般不推荐预防用药；如为感染高危切除（大面积切除，术中穿孔等）建议用药时间不超过 24 小时	第一、二代头孢菌素

续表

诊疗操作名称	预防用药建议	推荐药物
经皮内镜胃造瘘置管	建议使用，用药时间不超过24小时	第一、二代头孢菌素
输尿管镜和膀胱镜检查，尿动力学检查；震波碎石术	术前尿液检查无菌者，通常不需预防用药。但对于高龄、免疫缺陷状态、存在解剖异常等高危因素者，可予预防用药	氟喹诺酮类，或SMZ/TMP，或第一、二代头孢菌素，或氨基糖苷类
腹膜透析管植入术	建议使用1次	第一代头孢菌素
隧道式血管导管或药盒置入术	不推荐预防用药	
淋巴管造影术	建议使用1次	第一代头孢菌素

注：[1] 操作前半小时静脉给药。

[2] 手术部位感染预防用药有循证医学证据的药物，第一代头孢菌素主要为头孢唑林，第二代头孢菌素主要为头孢呋辛。

[3] 我国大肠埃希菌对氟喹诺酮类耐药率高，预防应用应严加限制。

5. 外科手术预防用药常规剂量、追加剂量和间隔时间（表 2-13）

表 2-13 外科手术预防用药常规剂量、追加剂量和间隔时间

抗菌药物	推荐剂量		正常肾功能成人药物半衰期（h）	推荐追加剂量间隔时间（自术前一剂用药起，h）
	成人	儿童		
头孢唑林	2g，体质量≥120kg时3g	30mg/kg	1.2~2.2	4
头孢呋辛	1.5g	50mg/kg	1~2	4
头孢曲松	2g	50–75mg/kg	5.4~10.9	NA
头孢西丁	2g	40mg/kg	0.7~1.1	2
克林霉素	900mg	10mg/kg	2~4	6
万古霉素	15mg/kg	15mg/kg	4~8	NA
庆大霉素	5mg/kg，按体质量给药（单剂给药）	2.5mg/kg，按体质量给药	2~3	NA
环丙沙星	400mg	10mg/kg	3~7	NA

续表

抗菌药物	推荐剂量		正常肾功能成人药物半衰期（h）	推荐追加剂量间隔时间（自术前一剂用药起，h）
	成人	儿童		
左氧氟沙星	500mg	10mg/kg	6~8	NA
氨曲南	2g	30mg/kg	1.3~2.4	4
厄他培南	1g	15mg/kg	3~5	NA
甲硝唑	500mg	15mg/kg，体质量 < 1.2kg 的新生儿应该仅 7.5mg/kg 的剂量	6~8	NA
氨苄西林/舒巴坦	3g（氨苄西林 2g/舒巴坦 1g）	50mg/kg，按氨苄西林计	0.8~1.3	2
结直肠手术预防性使用口服抗菌药物（肠道准备）				
红霉素	1g	20mg/kg	0.8~3	NA
甲硝唑	1g	15mg/kg	6~10	NA
新霉素	1g	15mg/kg	2~3	NA

注：成人剂量来源于各部分研究，当剂量推荐不一致时建议使用最常规用推荐剂量；儿童剂量最大值不应超过成人剂量；“NA”是指在一般情况下，若遇到非常规的长手术过程仍需追加。

6. 预防手术部位感染的其他措施

抗菌药物只是预防手术部位感染的一个重要环节，而不是全部。

（1）术前　戒烟至少 4 周、尽量缩短住院时间、正确的备皮、无菌操作、规范洗手、带菌者（患者、医护人员）（金黄色葡萄球菌）去定植以及积极纠正高血糖、低蛋白血症、低氧血症和心功能等。

（2）术中　保持深部体温在 36℃以上、熟练地手术技巧、正确放置引流管、严格控制手术室人员数量、正确处理术中污染物品、创腔无菌冲洗液冲洗，但不提倡局部抗菌药物冲洗创腔或者切口。

（3）术后　吸氧以提高手术部位的氧合水平、敷料的及时更换、引流管/袋的正确放置和更换、术后的严格无菌换药等。

7. 实战分析参考答案

（1）手术病例1　患者清洁切口手术，既往体健，无感染高危因素，手术时间短、创伤小，因此无手术预防用药指征。

（2）手术病例2　患者为年轻女性，清洁手术涉及重要脏器，有预防用药指征，手术＜3小时，通常术前1剂给药预防即可，首选头孢唑林或头孢呋辛，头孢替安缺乏充分的循证依据，且半衰期仅为1小时，用于手术需2小时追加一次，给药不便，不推荐选用。

（3）手术病例3　该患者行结肠手术，为Ⅱ类切口手术，既往吸烟史多年，有感染高危因素，应建议患者术前戒烟1周以上再行手术。结直肠部位细菌定植量高，且有大量厌氧菌定植，预防用药推荐覆盖厌氧菌。为使术前手术部位细菌负荷量尽可能降低，通常需在术前进行肠道准备，包括口服抗菌药物和机械灌肠。术前肠道准备宜选择肠道高浓度，并对全身菌群影响小的抗菌药物，推荐新霉素1g或红霉素1g＋甲硝唑1g口服，于术前1天下午1点、2点和夜里11点分别给药3次；术前30分钟至1小时给予头孢唑林2g+甲硝唑500mg或单药头孢西丁2g预防给药。该患者术前口服左氧氟沙星抗菌谱过广，且全身吸收多，不能保证肠道的持续高浓度，从安全、有效、经济、对细菌耐药影响小这几个方面考虑，都不适宜；术前静脉选用头孢西丁是合理的。

（4）手术病例4　该患者行经阴道手术，为清洁－污染手术，有预防用药指征，且经阴道手术，有厌氧菌感染风险，因此建议预防用药应覆盖厌氧菌，推荐头孢呋辛＋甲硝唑或单药头孢西丁。

（5）手术病例5　患者为经泌尿道手术，为清洁－污染手术，有预防用药指征，术前尿常规、尿培养阴性，无耐药菌感染风险，预防用药首选第一、二代头孢菌素，β-内酰胺类药物过敏者，可选用喹诺酮类药物预防。但莫西沙星尿药浓度不高、价格昂贵，不适宜用于手术预防（具体原因见本章第一节的（二）应用抗菌药物的PK/PD原则制定给药方案中案例2的讨论部分）。且喹诺酮类药物应滴速通常要求在1小时以上，因此术前30分钟给药不适宜。推荐选用环丙沙星，400mg，术前1~2小时给药。

（6）手术病例6　患者既往体健，本次行择期Ⅰ类切口手术，且涉及重要脏器，有预防用药指征。患者体重较大，给予0.75g头孢呋辛剂量过小（成人通常推荐 1.5g）。头孢呋辛半衰期约 1.5 小时，推荐术中 3~4 小时应追加 0.75g，以保证手术过程中，抗菌药物有足够的血药浓度覆盖手术部位，从而降低术后感染的风险，该手术 4 小时，未在术中进行追加。术后早期低热，血白细胞增高，通常为手术创伤引起的应激反应，患者伤口清洁，辅料干燥，无感染指征，术后抗菌药物长疗程使用无指征。

第三节 肾功能不全患者抗菌药物合理使用

案例 1 患者男，61 岁，174cm，71kg。主诉：发现右侧阴囊肿大 1 月入院，自诉右侧阴囊增大，平卧位可缓解。既往慢性肾功能不全病史 10 年，腹膜透析病史（具体不详），高血压病 5 年。入院诊断：右侧鞘膜积液，肾功能衰竭（尿毒症期），高血压病。入院后完善相关化验检查，血常规：WBC 4.4×10^9/L，中性粒细胞 60.4%；血生化：白蛋白 26g/L，Cr 972μmol/L，BUN 22.95mmol/L，尿酸 516.6μmol/L，肝功能（–）；尿常规：白细胞酯酶（–），亚硝酸盐（–），尿蛋白 3+；阴囊 B 超：右侧睾丸鞘膜积液，左侧附睾头多发囊肿；胸部 CT 无明显异常。

手术：腹股沟疝修补术，手术时间：8：30~10：15。

抗菌药物使用：

手术当天：厄他培南 1g，术前 1 小时给药。

术后：厄他培南 1g，qd × 5 天，术后化验：血常规 WBC 6.5×10^9/L，中性粒细胞 75.3%。

术后病程记录："考虑腹膜透析易发生感染，且有植入物，故继续应用厄他培南抗菌治疗"。

术后病情变化：

术后第 6 天：患者突发谵妄、意识不清，不能回答问题，完善头部 CT、请相关科室会诊。

术后第 7 天：患者头痛、谵妄、意识不清，查体颈项强直，查血常规无明显异常，血肌酐 1059μmol/L，BUN 25.03mmol/L，查头部 CT 未发现新发梗死灶。

肾内科会诊建议维持原透析方案；神经内科会诊建议查脑脊液穿刺检查、头部MRI。今日停用厄他培南。

术后第8天：患者仍有精神亢奋症状，查脑脊液常规、生化、革兰染色回报均为阴性；头部MRI无明显阳性发现。神经内科再次会诊除外化脓性脑膜炎可能。

术后第11天：患者精神症状缓解，意识恢复，病情稳定，医嘱出院。

问题1：患者有应用厄他培南的指征吗？

该患者诊断鞘膜积液，属Ⅰ类切口手术，且手术时间短，通常不需要预防用药。但该患者尿毒症，免疫功能差，且存在低蛋白血症，提示营养状况差，因此存在感染的危险因素，可于术前预防使用一剂头孢唑林或者头孢呋辛。厄他培南属第一类碳青霉烯类药物，预防用药的级别过高，不适宜，且术后长期给药无指征。

问题2：患者出现抽搐、谵妄的原因可能是什么？

患者出现谵妄、抽搐，神经科、肾内科会诊并行相关检查，除外了相关系统疾病，因此不除外药物不良反应所致。厄他培南主要经肾脏排泄，肾功能正常患者半衰期为4.3~4.6小时，在肾功能不全的患者，半衰期可大大延长，因此应根据肾功能水平进行剂量调整。对于肌酐清除率＜30ml/min、腹膜透析患者，推荐剂量为0.5g/d。患者尿毒症，规律腹膜透析，长期应用厄他培南1g，qd，未进行剂量调整，可导致厄他培南血药浓度增高，而出现中枢神经系统的不良反应。

案例2 患者张某，男性，28岁，175cm，78kg。主因“胸闷、气喘3天”入院。患者6月前确诊系统性红斑狼疮，长期给予糖皮质激素和免疫抑制剂治疗，2月前因胸闷、喘憋入院，查胸CT提示右肺下叶团块影，不除外真菌感染；痰培养烟曲霉，G试验回报181pg/ml，血生化提示血肌酐263μmol/L，口服伏立康唑片100mg，q12h（第1天负荷剂量200mg，q12h）治疗至今，期间未复查胸部影像学。3天前患者无明显诱因出现胸闷、气喘加重，伴右侧胸壁、颈部肿胀，无发热、咳嗽、咳痰等症状，门诊复查胸部CT提示右肺下叶脓肿，右侧气胸伴皮下气肿。考虑肺部病变进展，为求进一步诊治收入胸外科，入院诊断：①右侧气胸，皮下气肿；②肺部真菌感染；③系统性红斑狼疮 狼疮肾损害。入院后，急查 WBC 8.4×10^9/L，中性粒细胞 63.5%，G 试验 232pg/ml，GM 试验 0.73pg/ml，血肌酐 284μmol/L，伏立康唑血药浓度 0.36μg/ml。急诊行胸腔闭式引流术，术后患者喘憋症状缓解，继续予伏立康唑片 200mg，q12h 口服，1 周后查伏立康唑血药浓度 3.87μg/ml，胸引管持续 5 天未引出气体，拔除引流管，患者顺利出院，嘱继续口服伏立康唑片治疗。

问题 1：该患者有无伏立康唑的用药指征？

曲霉为条件致病真菌，人体正常状态下对其有强大的免疫力，只有当人体免疫功能降低时，如中性粒细胞缺乏、艾滋病患者、先天性免疫缺陷病、骨髓或造血干细胞移植、实体器官移植、使用糖皮质激素和免疫抑制剂等，曲霉菌可引起感染。感染途径主要为吸入空气中的孢子，所以肺和鼻窦是最常见的初始感染。患者长期服用糖皮质激素和免疫抑制剂，存在曲霉菌感染的高危因素，且 G 试验阳性，痰培养有烟曲霉生长，因此临床诊断考虑侵袭性肺曲霉菌病成立。对于侵袭性肺曲霉菌病，国内外多个临床指南推荐伏立康唑为一线首选的治疗药物。

问题 2：该患者院外口服伏立康唑的剂量是否合理？

不合理。伏立康唑主要在肝脏通过肝药酶 CYP2C19、CYP2C9 和 CYP3A4 代谢，仅有少于 2% 的药物以原型经尿排出，因此肾功能不全的患者口服伏立康唑无需减量。根据患者体重，对于体重≥ 40kg 的患者，伏立康唑片常规剂量为 200mg，q12h（第一天应给予负荷剂量 400mg，q12h）。而该患者给予的剂量刚好减半，可导致伏立康唑剂量不足，入院时急查的伏立康唑血药浓度也证实未达到有效血药浓度，从而抗真菌治疗失败。

问题 3：该患者目前病情控制不佳，入院后可否调整为静脉伏立康唑治疗？

不适合，伏立康唑静脉制剂含有赋形剂二丁醚硫 -β- 环糊精，在轻度至重度肾功能减退者（肌酐清除率＜50ml/min）可能发生蓄积，因此应禁用静脉制剂。伏立康唑口服吸收迅速而完全，给药1~2小时达血药峰浓度，绝对生物利用度约为96%，因此可选择伏立康唑片继续口服，但应调整剂量为标准剂量。同时应注意，当与高脂饮食同时应用时，血药峰浓度和药时曲线下面积分别减少34%和24%，因此应当尽可能空腹状态服用药物，推荐饭前1小时或饭后1小时服用。如果有条件应进行伏立康唑的血药浓度监测。

知识点

1. 许多抗菌药物在人体内主要经肾排出，某些抗菌药物具有肾毒性，肾功能不全的感染患者应用抗菌药物的原则如下

（1）尽量避免使用肾毒性抗菌药物，确有应用指征时，严密监测肾功能情况。

（2）根据感染的严重程度、病原菌种类及药敏试验结果等选用无肾毒性或肾毒性较低的抗菌药物。

（3）使用主要经肾排泄的药物，须根据患者肾功能不全程度以及抗菌药物在人体内清除途径调整给药剂量及方法。

2. 根据抗菌药物体内过程特点及其肾毒性，肾功能不全时抗菌药物的选用有以下几种情况

（1）主要由肝胆系统排泄，或经肾脏和肝胆系统同时排出的抗菌药物用于肾功能不全者，维持原治疗量或剂量略减。

（2）主要经肾排泄，药物本身并无肾毒性，或仅有轻度肾毒性的抗菌药物，肾功能不全者可应用，可按照肾功能不全程度（以内生肌酐清除率为准）调整给药方案。

（3）肾毒性抗菌药物避免用于肾功能不全者，如确有指征使用该类药物时，宜进行血药浓度监测，据以调整给药方案，达到个体化给药，疗程中需严密监测患者肾功能。

（4）接受肾脏替代治疗患者应根据腹膜透析、血液透析和血液滤过对药物的清除情况调整给药方案。

3. 如何评估肾功能损害程度（表 2–14）

表 2–14　肾功能损害程度评估

肾功能试验	正常值	肾功能减退		
		轻度	中度	重度
内生肌酐清除率（ml/min）	90~120	＞ 50~80	10~50	＜ 10
血肌酐（μmol/L）	53~106	133~177	177~442	＞ 442
尿素氮（mmol/L）	2.5~6.4	7.1~12.5	12.5~21.4	＞ 21.4

4. 内生肌酐清除率的计算方法

（1）标准体重计算

男性：50.0（kg）+2.3（kg）×［（身高（cm）–152.4）÷2.54］

女性：45.0（kg）+2.3（kg）×［（身高（cm）–152.4）÷2.54］

肥胖定义：实际体重超过 20% 标准体重，或体重指数＞ 30。

（2）非肥胖患者内生肌酐清除率

$$内生肌酐清除率（男性）（ml/min）=\frac{（140-年龄）\times 标准体重（kg）}{血肌酐值（mg/dl）\times 72}$$

内生肌酐清除率（女性）（ml/min）= 内生肌酐清除率（男性）（ml/min）×0.85

（3）肥胖患者内生肌酐清除率

内生肌酐清除率（肥胖男性）（ml/min）=

$$\frac{（137-年龄）\times [0.285\times 体重（kg）+（12.1\times 身高^2（m））]}{血肌酐值（mg/dl）\times 51}$$

内生肌酐清除率（肥胖女性）（ml/min）=

$$\frac{（146-年龄）\times [0.287\times 体重（kg）+（9.74\times 身高^2（m））]}{血肌酐值（mg/dl）\times 60}$$

5. 肾功能损害时抗菌药物的应用（表 2-15）

表 2-15 肾功能减退患者抗菌药物的应用

肾功能减退时的应用	抗菌药物
按原治疗剂量应用	萘夫西林，头孢哌酮，头孢曲松，莫西沙星，阿奇霉素，克林霉素，利奈唑胺，利福喷汀，利福布汀，替硝唑，多西环素，米诺环素，替加环素，氯霉素，利福昔明，卡泊芬净，米卡芬净，伏立康唑口服制剂，伊曲康唑口服液，酮康唑
轻、中度肾功能减退时按原治疗剂量，重度肾功能减退时减量应用	苯唑西林，氨苄西林，阿莫西林，美洛西林，哌拉西林，阿莫西林/克拉维酸[1]，氨苄西林/舒巴坦[1]，哌拉西林/他唑巴坦[1]，头孢哌酮/舒巴坦[1]，环丙沙星，红霉素，克拉霉素，甲硝唑，达托霉素[1]，利福平，吡嗪酰胺，乙胺丁醇，氟康唑[1]，氟胞嘧啶[1]
轻、中、重度肾功能减退时均需减量应用	青霉素，阿洛西林，羧苄西林，替卡西林，替卡西林/克拉维酸，头孢氨苄，头孢唑林，头孢拉定，头孢噻吩，头孢呋辛，头孢噻肟，头孢唑肟，头孢他啶，头孢吡肟，头孢西丁，头孢孟多，拉氧头孢，亚胺培南，美罗培南，厄他培南，氨曲南，氧氟沙星，左氧氟沙星，加替沙星，磺胺甲噁唑，甲氧苄啶
避免应用，确有指征应用时需在治疗药物浓度监测下或按内生肌酐清除率调整给药剂量	庆大霉素，阿米卡星，卡那霉素，链霉素，奈替米星，妥布霉素，其他氨基糖苷类，万古霉素，去甲万古霉素，替考拉宁，两性霉素 B 去氧胆酸盐[2]，伊曲康唑静脉注射液[2,3]，伏立康唑静脉注射液[4]，多黏菌素 B，多黏菌素 E
不宜应用	四环素，呋喃妥因，萘啶酸

注：[1] 轻度肾功能不全时按原治疗量，只有严重肾功能不全者需减量。

[2] 该药有明显肾毒性，虽肾功能不全者不需调整剂量，但可加重肾损害。

[3] 非肾毒性药，因静脉制剂中赋形剂（环糊精）蓄积，当内生肌酐清除率（Ccr）< 30ml/min 时避免应用或改口服。

[4] 非肾毒性药，因静脉制剂中赋形剂（环糊精）蓄积，当内生肌酐清除率（Ccr）< 50ml/min 时避免应用或改口服。

第四节　肝功能不全患者抗菌药物合理使用

案例 1 患者男，53 岁，180cm，83kg，既往糖尿病 5 余年，否认肝炎、胆结石等肝胆系统疾病。平素口服二甲双胍肠溶片控制血糖，但从未监测过血糖，也没有进行饮食、运动控制，吸烟、饮酒史多年。6 天前不明原因出现发热，体温最高40℃，伴寒战、乏力、食欲减退，于门诊就诊，查体提示右下腹有轻压痛，腹部CT提示肝脏低密度影（图2-2），血常规白细胞16.8×10^9/L，中性粒细胞比例88%；血生化提示：丙氨酸转氨酶262IU/L，天冬氨酸转氨酶287IU/L，碱性磷酸酶196IU/L，空腹血糖9.6mmol/L，糖化血红蛋白8.8%。为求进一步诊治，门诊以“肝脓肿、肝损害”收入院。入院后，抽取血培养，后给予莫西沙星注射液400mg，qd抗感染治疗。3天后血培养回报为肺炎克雷伯菌，超广谱β-内酰胺酶（ESBL）阴性，药敏报告提示除了氨苄西林外，所有抗菌药物均敏感。

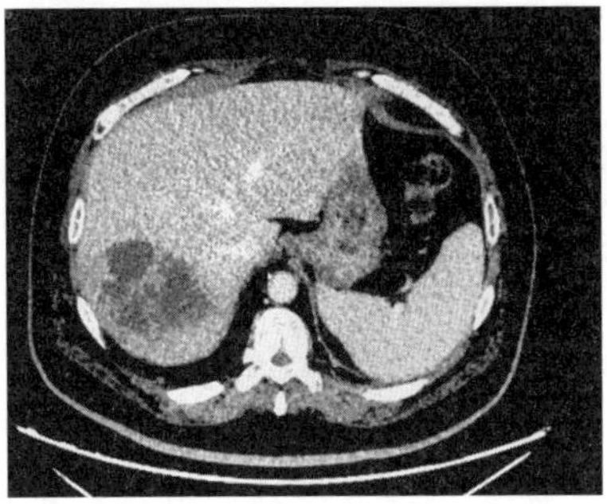

图2-2　患者腹部CT

问题1：患者既往否认肝胆系统疾病，腹部CT也未提示胆道系统病变，本次罹患肝脓肿可能的原因是什么？

患者的临床诊断考虑为社区获得性肝脓肿，但既往无肝胆疾病、结直肠疾病或者腹腔手术或外伤史，属于原发性肝脓肿。患者之所以罹患肝脓肿，罪魁祸首就是他没有认真的控制自己的血糖。据统计，糖尿病合并感染的发生率约为32.7%~90.5%。可能的原因如下。

①高血糖：过高的血糖水平可以抑制免疫系统，使糖尿病患者更容易遭受细菌、真菌、病毒等感染病原体的侵袭。②神经损伤：长期的高血糖刺激会导致周围神经的损伤，从而增加感染的几率。③周围血管病变：长期高血糖导致血管病变闭塞，局部血供和营养不足，组织更容易出现坏死、感染，即使应用抗菌药物由于血供差也不容易到达感染部位，导致感染治愈困难。糖尿病患者可发生全身各个部位的感染，其中肺部感染是最容易发生感染的部位，约占糖尿病合并感染的45%，其病死率可达41%。其他还包括泌尿系感染、肝脓肿、皮肤软组织感染（如丹毒）、足部感染（如糖尿病足伴感染）、口腔念珠菌感染（鹅口疮）等，女性还可有阴道念珠菌感染。对于手术患者，由于高血糖可导致术后伤口愈合延迟或者不愈合，因此术后手术部位感染风险也是大大增加。

问题 2：患者初始抗感染治疗方案是否恰当？

细菌性肝脓肿多源于胆道感染、阑尾炎、憩室炎和腹膜炎，也可为胆肠吻合、肝移植后并发症之一，入侵途径包括胆道、肝动脉、门静脉、临近组织播散和肝脏穿刺伤。通常以大肠埃希菌、肺炎克雷伯菌等肠杆菌科细菌多见，其他可有肠球菌属、草绿色链球菌、金黄色葡萄球菌等革兰阳性菌，以及拟杆菌属、梭菌属等厌氧菌。而目前的研究发现，对于亚洲国家地区或亚裔人群、没有肝胆疾病病史的患者罹患的社区获得性肝脓肿，肺炎克雷伯菌是最常见的致病菌，且多为单一致病菌感染，糖尿病是最常见的高危因素。有些患者还可出现迁徙性感染灶如眼内炎、脑膜炎等。对于肺炎克雷伯菌引起的社区获得性肝脓肿的特点是，细菌毒力强，但敏感性高，多表现为除了氨苄西林外，对临床常见的广谱抗菌药物均敏感。结合该患者的病情特点，肺炎克雷伯菌引起的肝脓肿可能性最大。

初始经验治疗应考虑覆盖此菌，同时还应覆盖肝脓肿常见的以上革兰阳性菌和厌氧菌。莫西沙星的抗菌谱特点决定了该药能够同时覆盖肺炎克雷伯菌、草绿色链球菌、金黄色葡萄球菌和厌氧菌，但该药主要经肝脏代谢，粪便排泄，患者入院时存在急性肝损伤，转氨酶较高，结合药物说明书提示转氨酶大于正常值上限的 5 倍以上时，应该避免使用该药，以免加重肝脏损伤，因此初始选择莫西沙星不恰当，针对病情的严重程度经验可选择头孢曲松 + 甲硝唑或单药哌拉西林 / 他唑巴坦、头孢哌酮 / 舒巴坦等药物治疗。

案例 2 患者男，58 岁，177cm，66kg。既往慢性乙型肝炎病史 8 年，肝硬化病史 2 年。本次主因“发热、咳嗽、咳痰 5 天，加重 2 天”入院。入院查体体温 38.2℃，患者神志清楚，巩膜及全身皮肤无明显黄染，腹软无压痛，肝脏肋下可触及，移动性浊音阴性。胸部 CT 提示右肺中叶斑片影，入院诊断考虑社区获得性肺炎。入院后完善相关检查的同时，初始给予左氧氟沙星注射液 500mg，qd 抗感染治疗。3 天后，患者发热及咳嗽、咳痰症状仍不缓解，合格痰标本培养回报肺炎克雷伯菌，超广谱 β- 内酰胺酶（ESBL）阳性，药敏结果提示哌拉西林 / 他唑巴坦、头孢哌酮 / 舒巴坦、亚胺培南、阿米卡星、替加环素敏感，左氧氟沙星、环丙沙星耐药。血常规：WBC 12.83×10^9/L，中性粒细胞 83%；血生化提示：白蛋白 28g/L，天冬氨酸转氨酶 126IU/L，丙氨酸转氨酶 132IU/L，碱性磷酸酶 162IU/L，天冬氨酸转肽酶 181IU/L，总胆红素 28μmol/L；凝血功能：凝血酶原时间 16 秒。腹部 MRI 显示，肝脏表面欠光整，肝内见数枚小圆形长 T2 信号，增强后未见强化，门脉显示可，增强后未见充盈缺损，周边见条状低信号：胆囊未见明显异常，脾脏、胰腺形态信号无殊。

问题 1：患者肝硬化，如何进行肝功能评价？

Child–Pugh 分级是目前肝功能评估最常用的方法之一，是综合评价肝脏合成、储备等功能常用的工具，采用胆红素、腹水、白蛋白、肝性脑病、凝血酶原时间（PT）5 个参数，对肝功能评价及预后判断有重要意义。Child–Pugh 改良分级法分三级，A 级为 5~6 分，手术危险度小；B 级为 7~9 分，手术危险度中等；C 级为 10~15 分，手术危险度大。按照该分级标准对患者进行评估，评分为 5 分，属于 A 级。

问题 2：该患者抗感染治疗方案调整时，需考虑哪些因素？

患者肝硬化合并社区获得性肺炎，结合药敏结果，抗感染治疗时应注意：①抗菌药物选择对 ESBL 稳定的抗菌药物；②应尽量避免选择有肝毒性的药物，以免加重肝毒性或者肝脏的负担，导致肝功能的恶化；③应尽量避免使用主要经肝脏或有相当量经肝脏清除或代谢的药物，以避免药物蓄积而导致不良反应的增加；④肝硬化患者经常合并凝血功能异常，应注意对凝血功能有影响的药物使用时，可能会增加出血的风险。

问题 3：患者下一步抗感染治疗方案可选择哪些药物？

结合感染灶（肺部）、病原与药敏结果（ESBL 阳性的肺炎克雷伯菌）和患者的基础疾病（肝硬化、肝功能不全），抗菌药物用药分析如下。

（1）喹诺酮类　耐药，避免选择。

（2）哌拉西林钠 / 他唑巴坦钠　可用于 ESBL（+）的肺炎克雷伯菌引起的肺感染，哌拉西林约 30% 经胆道排泄，肝硬化患者哌拉西林的半衰期可轻度延长，但并不需要调整剂量。应用哌拉西林可有出血表现，特别是凝血功能异常的患者，因此用药应警惕患者有无出血表现，并监测凝血功能。

（3）头孢哌酮/舒巴坦　可用于ESBL（+）的肺炎克雷伯菌引起的肺感染，头孢哌酮主要经胆汁排泄，对于有肝脏疾病和（或）胆道梗阻的患者，半衰期通常延长并且由尿路排泄的药量会增加。当遇到严重胆道梗阻、严重肝脏疾病或同时合并肾功能障碍时，可能需要调整药物剂量。该患者肝功能评级为A级，不需调整剂量。但需要注意的是，头孢哌酮治疗后可能出现维生素K缺乏而继发出血，患者本身存在胆红素增高、凝血功能异常，因此本药仍应慎重选择，如必需应用，应密切监测肝功能指标和凝血功能，并注意患者有无出血表现。

（4）碳青霉烯类　可用于ESBL（+）的肺炎克雷伯菌引起的重症肺炎。碳青霉烯类药物主要经肾脏原型排泄，因此对于肝功能不全的患者，应用此类药物不需调整剂量。作为第一类碳青霉烯类药物，厄他培南对肠杆菌科细菌（包括产ESBL的肠杆菌科细菌）有强大的抗菌活性，且对铜绿假单胞菌、鲍曼不动杆菌等无抗菌活性，因此不会诱导该类细菌的耐药，可用于社区获得性的产ESBL的革兰阴性菌引起的肺炎、泌尿系统感染，因此可作为该患者治疗方案的一种选择。

（5）替加环素　替加环素体外对ESBL阳性的肠杆菌科细菌抗菌活性明显，主要经肝脏代谢为无活性的产物，对于轻中度肝功能损害（Child-Pugh分级A和B级）的患者无需调整剂量，对于重度肝功能损害（Child-Pugh分级C级）应谨慎用药并监测治疗反应，如需使用应进行剂量调整，首剂100mg，维持剂量25mg，q12h。该患者的肝功能分级提示不需调整剂量，但本药价格较昂贵，应酌情考虑。

（6）氨基糖苷类药物　对于ESBL阳性的肠杆菌科细菌感染，经验治疗时不作为首选，但是如果药敏提示敏感时，可作为目标治疗的方案选择之一，但此类药物具有肾脏和耳毒性，多用于重症感染的联合治疗。该患者在有其他药物可选择的情况下，不建议首选，如治疗效果不好，可作为联合治疗的方案选择。

知识点

1. 肝功能减退时抗菌药物的应用

（1）药物主要经肝脏或有相当量经肝脏清除或代谢，肝功能减退时清除减少，并可导致毒性反应的发生，肝功能减退患者应避免使用此类药物，如氯霉素、利福平、红霉素酯化物等。

（2）药物主要由肝脏清除，肝功能减退时清除明显减少，但并无明显毒性反应发生，肝病时仍可正常应用，但需谨慎，必要时减量给药，治疗过程中需严密监测肝功能。红霉素等大环内酯类（不包括酯化物）、克林霉素、林可霉素等属于此类。

（3）药物经肝、肾两途径清除，肝功能减退者药物清除减少，血药浓度升高，同时伴有肾功能减退的患者血药浓度升高尤为明显，但药物本身的毒性不大。严重肝病患者，尤其肝、肾功能同时减退的患者在使用此类药物时需减量应用。经肾、肝两途径排出的青霉素类、头孢菌素类等均属此种情况。

（4）药物主要由肾排泄，肝功能减退者不需调整剂量。氨基糖苷类、糖肽类抗菌药物等属此类。

2. 肝功能 Child-Pugh 分级标准（表 2-16）

表 2-16 Child-Pugh 肝脏疾病严重程度记分与分级

指标	异常程度记分		
	1 分	2 分	3 分
肝性脑病（分期）	无	1~2	3~4
腹水	无	轻	中度以上
血清胆红素（μmol/L）	＜ 34.2	34.2~51.3	＞ 51.3
血清白蛋白（g/L）	≥ 35	38~34	＜ 28
凝血酶原时间（秒）	≤ 14	15~17	≥ 18

Child-Pugh 改良分级法分三级，A 级为 5~6 分，手术危险度小；B 级为 7~9 分，手术危险度中等；C 级为 10~15 分，手术危险度大。

3. 肝功能不全患者抗菌药物的应用（表 2-17）

表 2-17　肝功能不全患者抗菌药物的应用

肝功能不全时的应用	抗菌药物
按原治疗量应用	青霉素 G，头孢唑林，头孢他啶，庆大霉素，妥布霉素，阿米卡星，其他氨基糖苷类，万古霉素，去甲万古霉素，多黏菌素类，达托霉素[1]，氧氟沙星，左氧氟沙星，诺氟沙星，利奈唑胺[1]，米卡芬净
严重肝病时减量慎用	哌拉西林，美洛西林，羧苄西林，阿洛西林，头孢噻吩，头孢曲松，头孢哌酮，头孢噻肟，替加环素，甲硝唑，环丙沙星，氟罗沙星，伊曲康唑，伏立康唑[1]，卡泊芬净[1]
肝病时减量慎用	红霉素，培氟沙星，克林霉素，林可霉素，异烟肼[2]
肝病时避免应用	红霉素酯化物，磺胺药，四环素，氯霉素，利福平，两性霉素 B，酮康唑，咪康唑

注：[1] 在严重肝功能不全者中的应用目前尚无资料。

[2] 活动性肝病时避免应用。

第五节　老年患者抗菌药物合理使用

案例 1　患者女性，83 岁，160cm，55kg，主因咳嗽、咳痰 5 天，加重伴发热 1 天入院。入院前 5 天，患者进食后出现呛咳，后出现频繁咳嗽、咳痰症状，予口服头孢地尼 100mg，bid 治疗 3 天，症状无明显好转，1 天前，患者出现发热，体温最高 39℃，伴畏寒，无寒战，咳嗽、痰多，为脓性痰，就诊于门诊。既往冠心病、高血压病史多年，1 年前因急性脑梗死入院治疗，后病情好转，遗留间断饮水呛咳病史，否认糖尿病病史。查血常规 WBC 14.25×10^9/L，中性粒细胞 88%，胸 CT 提示右肺中下叶斑片状影，为求进一步治疗收入院。入院诊断：肺部感染。入院后初始经验抗感染治疗方案予哌拉西林 / 他唑巴坦 4.5g，q8h+ 左氧氟沙星 500mg，qd 静脉输液治疗。

问题 1：该患者肺部感染的诱因是什么？

患者的诊断应考虑为吸入性肺炎，既往因脑梗病史遗留的饮食呛咳是患者此次肺部感染最直接的诱因。

问题 2：该患者常见的致病菌是什么？初始经验治疗方案是否合理？

肺炎链球菌和肺炎支原体是我国成人社区获得性肺炎（CAP）最常见的病原体，对于高龄或有基础疾病（如充血性心力衰竭、心脑血管疾病、慢性呼吸系统疾病、肾功能衰竭、糖尿病）的患者，肺炎克雷伯菌、大肠埃希菌等革兰阴性菌则更加常见，对于有误吸风险经验治疗还需覆盖厌氧菌。患者发病前无结构性肺病等慢性呼吸系统疾病，无近期住院史，无反复使用广谱抗菌药的用药史，因此耐药阴性菌引起感染的风险小，考虑到该患者的年龄和危险因素，经验治疗应覆盖 ESBL 阴性的肠杆菌科细菌和厌氧菌，因此优选哌拉西林 / 他唑巴坦单药治疗，或者头孢曲松 + 甲硝唑联合治疗。高龄患者肝肾功能减退，应用喹诺酮类药物时，可能增加神经精神系统和心脏 Q-T 间期延长的不良反应问题，因此应当慎用。且左氧氟沙星用于高龄患者应根据肌酐清除率调整给药剂量，综上分析，患者单药哌拉西林 / 他唑巴坦治疗即可，无联合左氧氟沙星必要。

问题 3：对于该患者需采取哪些措施预防其感染的反复发作？

该患者脑梗后遗症，吞咽功能受损，间断饮食呛咳，是吸入性肺炎最常见的危险因素。对于这类患者的防治应该注意：①饮食或喂食及饮水要少量多次，以避免呛咳误吸；②每次饭后半小时内避免平卧，减少胃食管反流的风险；③注意口腔卫生，每次饭后漱口，减少口腔定植菌的误吸风险；④如反复呛咳不能够改善，应考虑留置鼻胃管，以减少反复误吸带来的感染风险增加；⑤避免质子泵抑制剂（PPI）的无指征使用：PPI 长期用药可因胃酸分泌减少而导致胃内 pH 值增高，胃酸对细菌的抑制作用减弱，继发感染的风险增高。

案例 2　患者男性，92 岁，176cm，56kg，主因“间断腹泻 1 月”于 2018

年1月21日入院，既往体健。入院完善相关化验检查，诊断考虑结肠癌，于1月26日行结肠癌根治术。术后第5天，患者出现发热，体温最高39℃，腹痛进行性加重，腹腔引流增多，浑浊，考虑吻合口漏，再次行探查手术治疗，术中见腹腔内大量脓性积液，原吻合口可见约2cm长漏口，有粪水流出，清洗腹腔后行结肠吻合口造口术。术后查血常规提示白细胞及中性粒细胞比例明显增高，血生化提示：血肌酐46μmol/L，C反应蛋白128mg/L。提示腹腔感染，予亚胺培南/西司他丁0.5g（以亚胺培南计），q8h抗感染治疗5天，患者仍有发热，每日腹腔引流仍有300ml左右，腹水培养回报：屎肠球菌，仅万古霉素、利奈唑胺、替加环素敏感。近2日，患者出现双手指不自主抽动症状。医生咨询临床药师如何调整治疗方案。

问题1：该患者在行抗感染治疗时，应注意的问题有哪些？

该患者为高龄老年，行抗感染治疗时，应特别注意以下几个问题：①应考虑感染的部位、感染严重程度和细菌耐药风险；②患者高龄，脏器功能减退，应从用药安全角度出发，避免选择肝肾毒性较大的药物，同时应注意进行药物剂量调整，并关注可能出现的不良反应；③通畅引流是治愈感染的另一关键要素，患者为外科术后感染，应特别注意腹腔引流是否通畅，引流的量和性状；④患者结肠术后感染，有禁食，应特别注意静脉营养的补充，保障营养与感染的控制密不可分；⑤应加强患者术后相关置管的护理，如深静脉置管、导尿管以及恢复进食早期可能留置的鼻胃管，及时评估导管能否拔除或更换，及时关注可能存在的导管相关感染的风险。

问题2：患者术后出现腹腔感染，经验治疗病原学如何分析？

患者1周内行2次手术治疗，术后发生腹腔感染临床诊断明确，应诊断为医院获得性感染。对于医院获得性复杂腹腔感染，常见致病菌应考虑肠杆菌科细菌（常见大肠埃希菌、克雷伯菌属、变形杆菌属和肠杆菌属）、链球菌、肠球菌和厌氧菌。初始经验治疗应首先考虑覆盖肠杆菌科细菌和厌氧菌，对于术后相关的感染或既往接受过广谱抗菌药物治疗过的患者，还应考虑覆盖肠球菌。腹腔感染根据病情的严重程度和细菌耐药风险，可选择碳青霉烯类（如美罗培南、亚胺培南 / 西司他丁、厄他培南）和哌拉西林 / 他唑巴坦。联合方案包括头孢他啶或头孢吡肟联合甲硝唑。患者医院获得性腹腔感染，不除外产 ESBL 的肠杆菌科细菌引起的感染，不除外同时合并血流感染的风险，感染较重，经验性治疗可选择单药碳青霉烯类药物或哌拉西林 / 他唑巴坦。

问题 3：选择亚胺培南 / 西司他丁抗感染是否恰当?

对于老年患者，肾功能减退，应用碳青霉烯类药物应尤其注意该类药物的神经毒性，表现为：头痛、惊厥、癫痫、肌痉挛和意识障碍等。危险因素包括：肾功能减退、中枢神经系统病变、合并用药、老年及儿童等。碳青霉烯类药物中，亚胺培南 / 西司他丁的发生率约为 1.5%，美罗培南的发生率低于亚胺培南，在非脑膜炎患者神经毒性的发生率仅为 0.08%，厄他培南、帕尼培南分别为 0.18% 和 0.03%。因此，对于该患者，初始经验型选择碳青霉烯类药物时，优选美罗培南治疗。且该患者应用亚胺培南的剂量相对过大，根据肌酐清除率计算，推荐 0.25g，q8h 给药，并密切监测不良反应。

问题 4：患者出现手指不自主抽动症状可能的原因是什么? 如何调整药物?

患者出现上述症状可能的原因为亚胺培南引起的神经系统不良反应，建议根据肾功能水平调整为哌拉西林 / 他唑巴坦 4.5g，q12h 抗感染治疗，为增加抗感染治疗效果，可考虑延长输注时间给药。

问题 5：患者腹水培养回报屎肠球菌，如何进行治疗方案调整?

患者仍有发热，腹水培养回报屎肠球菌，应考虑联合覆盖该菌的治疗方案。万古霉素、去甲万古霉素、替考拉宁、利奈唑胺均敏感，但是对于高龄患者，抗菌药物选择应尽量避免肾毒性药物的使用，利奈唑胺对于腹腔感染有良好的组织渗透性，应作为优先选择。但应注意的是，利奈唑胺在长疗程使用时，可能会出现骨髓抑制，特别是血小板减少，因此用药期间，应特别注意关注患者的血常规，特别是血小板的变化趋势。

知识点

1. 老年人的药动学特点

老年人体内各组成成分，血容量和生理功能均有较大的变化。除脂肪组织增多外，其他各方面，如无脂肪体重、重要脏器（肝、肾、脑等）的血流量、全身含水量、心输出量、血浆白蛋白、肾功能等均可减低或减退，因此抗菌药物的体内过程，包括吸收、分布、代谢和排泄均可在老年期发生某些变化，其中尤其对清除过程影响较大。

2. 老年人感染的特点

（1）由于老年人的组织器官呈退行性变，免疫防御功能降低，易患各种感染。

（2）老年人感染临床表现常不典型，常出现一些非特异性症状，如乏力、软弱、精神状态改变，可无发热。因此对老年无发热者也需警惕感染的可能，以早期诊断。

（3）老年人常见的感染包括肺炎、支气管感染、尿路感染和皮肤软组织感染，男性患者的尿路感染常伴前列腺肥大或前列腺炎，在上述感染的基础上，易导致严重感染，如血流感染、感染性心内膜炎等。老年人感染的常见病原菌为革兰阴性杆菌，如流感嗜血杆菌、大肠埃希菌、克雷伯菌属、肠杆菌属、变形杆菌属、沙雷菌属和铜绿假单胞菌等，其次也可为金黄色葡萄球菌、肠球菌属、肺炎链球菌、草绿色链球菌、溶血性葡萄球菌等，其他尚有真菌和厌氧菌等。

3. 由于老年人组织器官呈生理性退行性变，免疫功能下降，一旦罹患感染，在应用抗菌药物时需注意以下事项

（1）老年人肾功能呈生理性减退，按一般常用量接受主要经肾排出的抗菌药物时，由于药物自肾排出减少，可导致药物在体内积蓄，血药浓度增高，易发生药物不良反应。因此老年患者，尤其是高龄患者接受主要自肾排出的抗菌药物时，可按轻度肾功能减退减量给药。青霉素类、头孢菌素类和其他β- 内酰胺类的大多数品种即属此类情况。

（2）老年患者宜选用毒性低并具杀菌作用的抗菌药物，无用药禁忌者可首选青霉素类、头孢菌素类等β-内酰胺类抗菌药物。氨基糖苷类具有肾、耳毒性，应尽可能避免应用。万古霉素、去甲万古霉素、替考拉宁等药物应在有明确应用指征时慎用，必要时进行血药浓度监测，并据此调整剂量，使给药方案个体化，以达到用药安全、有效的目的。

第六节　新生儿及小儿患者抗菌药物合理使用

案例1　患儿男性，2天，足月顺产儿，体重3.3kg，其母产后第1天出现发热，第3天血培养示：无乳链球菌。患儿出生后进食少，无发热，CRP 52.1mg/L，PCT 11.92ng/ml，拟“宫内感染、新生儿败血症？”收入院，青霉素G 16万IU，ivgtt，q12h治疗，10天后好转出院。

问题1：在患儿相关检查未回报前，可选用什么药物经验性治疗?

可选用青霉素G进行经验性治疗。患儿母亲已确诊为无乳链球菌（GBS）败血症，患儿2日龄，PCT、CRP升高，属于早发型GBS感染（出生后0~6天）。早发型新生儿GBS感染常表现为败血症、肺炎和脑膜炎。相关指南推荐，确定GBS为唯一致病微生物后，选用青霉素G进行治疗，青霉素G是体外试验中对GBS抗菌活性最好的药物。

问题2：患儿的给药剂量如何进行计算?

新生儿早发GBS感染推荐青霉素G，根据感染的部位和日龄，青霉素的给药剂量有所不同。对于早发的GBS感染，血流感染和肺炎的给药剂量为2.5万~5万IU/kg，q12h；脑膜炎的给药剂量推荐为2.5万~4.5万IU/kg，q8h。小宝目前无中枢感染证据，根据体重计算青霉素的给药剂量约为16万IU，每12小时给药1次。

问题 3：GBS 定植的妊娠期妇女，胎膜早破超过 18 小时，自然分娩，在培养结果为阳性时而非产时给予预防性抗菌药物治疗是否适宜？

不适宜，应在产时给予抗菌药物。因为分娩前很久就应用抗菌药物并不能根除分娩时的 GBS 定植，而分娩时婴儿具有发生垂直传播的风险，需要静脉给予抗菌药物，以使母体血清和羊水中的药物浓度迅速升高，母体血清中的药物经胎盘进入胎儿的体循环，而羊水中的药物被胎儿吸入和吞咽，从而降低婴儿感染风险。

问题 4：GBS 定植的妊娠期妇女，既往有新生儿 GBS 感染史，顺产时预防性治疗的时机？

一般在分娩前至少 4 小时应用，应用青霉素、氨苄西林或头孢唑林进行产时抗生素预防性治疗的疗效最佳。因为在母亲静脉输注这些药物 30 分钟内胎儿的血清抗生素水平就达到最高值，且母亲的阴道 GBS 菌落计数在开始静脉输注抗生素后迅速下降，但羊水和阴道分泌中的 GBS 菌落计数在应用收集抗生素后大约 3 小时才达到最低点。若不能预测分娩时间，在患者因临产或胎膜破裂入院时即开始预防性治疗，每 4 小时 1 次，直到分娩。

案例 2　患儿男，5 岁，体重 22kg，幼儿园中班。1 周前，无明显诱因出现咳嗽，为单声咳、不频繁，不影响睡眠，无痰，无声嘶及犬吠样咳嗽。1 天前开始出现咳嗽加重，伴发热，体温最高 38.8℃，无寒战、抽搐、皮疹。就诊于当地医院，听诊双肺呼吸音粗。查血常规示：WBC 25.88×10^9/L，中性粒细胞 88.3%。胸片提示：双肺纹理增重模糊，右肺可见大片密度增高影。呼吸道病原体抗体系列检测：肺炎支原体抗体：弱阳性。诊断社区获得性肺炎，入院治疗。入院后经验性给予阿奇霉素 0.22g，静脉滴注，每日 1 次；头孢曲松 1.5g，静脉滴注，每日 1 次。

问题 1：患儿被诊断为社区获得性肺炎，常见病原菌都有哪些？

儿童CAP常见病原包括细菌、病毒、肺炎支原体、肺炎衣原体等，此外还有真菌和原虫。肺炎支原体、肺炎衣原体和嗜肺军团菌等又称为非典型肺炎病原体，区别于肺炎链球菌等典型肺炎病原。根据年龄能很好地预示儿童CAP可能病原。在年幼儿，约50%CAP由病毒引起；在年长儿常由细菌、肺炎支原体感染所致。其中肺炎支原体是儿童CAP重要病原之一，肺炎支原体肺炎特征包括：①多见于学龄期儿童；②主要表现为发热、咳嗽，部分患儿有喘鸣，肺部可出现啰音；③胸片呈肺间质浸润性、小叶性、大叶性肺实变和肺门淋巴结肿大。结合该患儿的病情特点，及化验检查回报，不能除外肺炎支原体（MP）所致的CAP可能。

问题 2：肺炎支原体抗体的检测意义？

急性期和恢复期双份血清特异性IgG抗体比较有4倍以上的升高，或下降到原来的1/4是肺炎支原体肺炎感染的确诊依据，但双份血清检查可行性差，且没有早期诊断价值，因而单份血清特异性IgM抗体的明显升高是目前临床诊断MP感染的主要实验室依据。目前常用的血清学方法包括颗粒凝集试验、酶联免疫吸附试验、快速酶免疫分析法等。近年来临床上较多采用颗粒凝集法测定IgM抗体，一般认为肺炎支原体IgM ≥ 1∶160，有较高的诊断价值。MP感染早期、6个月以下的婴儿、重复感染、抗菌药物早期应用及体液免疫缺陷或受抑制可影响IgM的检测阳性率。该患儿肺炎支原体-IgM检测弱阳性，对肺炎支原体肺炎的诊断有一定的价值。

问题 3：患儿入院后，用咽拭子进行培养，这样的方法可靠么？

有痰的住院患儿应采集痰标本作细菌学检查，但直接通过鼻咽部吸痰或咽拭子对肺炎病原学判断价值很小。由于咽部寄居正常菌群，从咽拭子或鼻咽部标本培养出肺炎链球菌、流感嗜血杆菌等并不能代表下呼吸道感染的病菌。儿童咯痰困难，不可避免地受到咽部正常菌群的影响。因而呼吸道标本的采集方法、培养前标本处理及培养结果的正确解读对正确判断肺炎病原学很重要。

问题 4：儿童社区获得性肺炎的药物治疗原则？如何选择抗菌药物？

儿童 CAP 抗菌药物选择依据要考虑 CAP 的可能病原、严重程度、病程、患儿年龄、之前抗菌药物使用情况、当地细菌耐药的流行病学资料和患儿肝、肾功能状况等。根据抗菌药物 – 机体 – 致病菌三者关系，择优选取最适宜的、有效而安全的抗菌药物，要兼顾个体特点。经验选择抗菌药物要考虑能覆盖 CAP 最常见病原菌。对于需住院治疗的患儿，初始经验性选择胃肠道外抗菌药物治疗，多选择静脉途径给药。要考虑选择的抗菌药物能够覆盖肺炎链球菌、流感嗜血杆菌、卡他莫拉菌和金黄色葡萄球菌，还要考虑 MP 和肺炎衣原体的可能和病原菌耐药状况。可以首选下列方案之一：①阿莫西林 / 克拉维酸（5∶1）或氨苄西林 / 舒巴坦（2∶1）；②头孢呋辛或头孢曲松或头孢噻肟；③怀疑金黄色葡萄球菌肺炎，选择苯唑西林或氯唑西林，万古霉素不作首选；④考虑合并有肺炎支原体或肺炎衣原体肺炎，可以联合使用大环内酯类 + 头孢曲松 / 头孢噻肟。该患儿 5 岁，是肺炎支原体、肺炎衣原体感染的高发人群，且肺炎支原体抗体检测弱阳性，因此初始经验治疗应该覆盖 CAP 常见的肺炎链球菌和肺炎支原体、肺炎衣原体。

问题 5：该患儿选用头孢曲松联合阿奇霉素静脉治疗 CAP，方案是否合理？

如问题 4 讨论，该患儿初始经验治疗应覆盖肺炎链球菌和肺炎支原体、肺炎衣原体。针对肺炎链球菌感染，可选择阿莫西林或阿莫西林 / 克拉维酸钾，第 1、2 代头孢菌素，或第 3 代头孢菌素（头孢曲松或头孢噻肟）治疗。头孢曲松对肺炎链球菌有优秀的抗菌活性，是一线的治疗药物，对于 2 周至 12 岁儿童，推荐按照体重每日 20~80mg/kg 给药，该患儿 1.5g 的剂量恰当；大环内酯类药物是儿童支原体肺炎的首选药物，阿奇霉素为首选药物，8 岁以上儿童还可选择多西环素或米诺环素治疗。该患儿 5 岁，四环素类药物为禁忌，选择阿奇霉素治疗是合理的，推荐阿奇霉素每日 10mg/kg，qd，轻症 3 天为 1 个疗程，重症可连用 5~7 天，2~3 天后可重复第 2 个疗程。但是，阿奇霉素静脉制剂在 16 岁以下儿童和青少年中应用的疗效与安全性尚未证实，因此该患儿静脉使用阿奇霉素仍需慎重，推荐选择口服混悬剂的剂型给药。

知识点

1. 新生儿感染使用抗菌药物时需注意以下事项

（1）新生儿期肝、肾均未发育成熟，肝代谢酶的产生不足或缺乏，肾清除功能较差，因此新生儿感染时应避免应用毒性大的抗菌药物，包括主要经肾排泄的氨基糖苷类、万古霉素、去甲万古霉素等，以及主要经肝代谢的氯霉素等。确有应用指征时，需进行血药浓度监测，据此调整给药方案，个体化给药，以使治疗安全有效。

（2）新生儿期避免应用可能发生严重不良反应的抗菌药物。可影响新生儿生长发育的四环素类、喹诺酮类应避免应用，可导致脑性核黄疸及溶血性贫血的磺胺类药和呋喃类药应避免应用。

（3）新生儿期由于肾功能尚不完善，主要经肾排出的青霉素类、头孢菌素类等β-内酰胺类药物需减量应用，以防止药物在体内蓄积导致严重中枢神经系统毒性反应的发生。

（4）新生儿的组织器官日益成熟，抗菌药物在新生儿的药动学亦随日龄增长而变化，因此使用抗菌药物时应按日龄调整给药方案。

2. 新生儿应用抗菌药物后可能发生的不良反应（表 2-18）

表 2-18　新生儿应用抗菌药物后可能发生的不良反应

抗菌药物	不良反应	发生机制
氯霉素	灰婴综合征	肝酶不足，氯霉素与其结合减少，肾排泄功能差，使血游离氯霉素浓度升高
磺胺药	脑性核黄疸	磺胺药与胆红素竞争蛋白结合位置
喹诺酮类	软骨损害（动物）	不明
四环素类	齿及骨骼发育不良，牙齿黄染	药物与钙络合沉积在牙齿和骨骼中
氨基糖苷类	肾、耳毒性	肾清除能力差，有遗传因素、药物浓度等个体差异大

续表

抗菌药物	不良反应	发生机制
万古霉素	肾、耳毒性	
磺胺药及呋喃类	溶血性贫血	新生儿红细胞中缺乏葡萄糖-6-磷酸脱氢酶

3. 小儿患者在应用抗菌药物时应注意以下几点

（1）氨基糖苷类　该类药物有明显耳、肾毒性，小儿患者应避免应用。临床有明确应用指征且又无其他毒性低的抗菌药物可供选用时，方可选用该类药物，并在治疗过程中严密观察不良反应。有条件者应进行血药浓度监测，根据结果个体化给药。

（2）糖肽类　该类药有一定肾、耳毒性，小儿患者仅在有明确指征时方可选用。在治疗过程中应严密观察不良反应，有条件者应进行血药浓度监测，个体化给药。

（3）四环素类　可导致牙齿黄染及牙釉质发育不良，不可用于8岁以下小儿。

（4）喹诺酮类　由于对骨骼发育可能产生不良影响，该类药物避免用于18岁以下未成年人。

4. 儿童用药剂量计算

（1）按儿童年龄计算

①婴儿剂量 = 成人剂量 × 婴儿月龄（月）/150

②儿童药物剂量 =（年龄 × 成人剂量）/（年龄 +12）

③其他公式

1岁以上儿童用量 =0.05×（月龄 +2）× 成人剂量

1岁以内儿童用量 =0.01×（月龄 +3）× 成人剂量

初生 -1个月儿童用量 = 成人剂量的1/18-1/14

根据年龄计算用药剂量的方法不太准确，很少被儿科医师采用，但对某些剂量不需要十分精确的药物，如镇咳药、助消化药，仍可以按年龄计算。

（2）按儿童体重计算用量

①儿童的每千克体重剂量和儿童体重已知：

儿童剂量（每日或每次）= 药量 /［kg·次（或日）］× 估计体重（kg）

②儿童的每千克体重剂量和儿童体重未知：

儿童剂量 = 成人剂量 × 儿童体重（kg）/70

③儿童没有实测体重，则可按下列共识估计其体重：

6 个月前体重（kg）=3+ 月龄 ×0.6

7~12 月体重（kg）=3+ 月龄 ×0.5

1~10 岁体重（kg）=8+ 年龄 ×2

用体重计算年长儿童的剂量时，为避免剂量过大，应选剂量的下限；反之，对婴幼儿可选剂量的上限以防药量偏低。

（3）按儿童体表面积计算　按体表面积计算剂量最为合理，适用于各个年龄阶段，包括新生儿及成人，即不论任何年龄，其每平方米体表面积的剂量是相同的。

①体表面积计算：

体表面积（m^2）=0.035（m^2/kg）× 体重（kg）+0.1（m^2）

上式一般限于体重在 30kg 以下儿童，对于 30kg 以上者，则按体重每增加 5kg，体表面积增加 0.1m^2；或可参照系列数字进行药量计算：35kg 为 1.2m^2，40kg 为 1.3m^2，45kg 为 1.4m^2，50kg 为 1.5m^2。

②按体表面积计算儿童剂量：若已知每平方米剂量，儿童剂量 = 剂量 /m^2× 体表面积（m^2）；若不知每平方米剂量，儿童剂量 = 成人剂量 × 儿童体表面积（m^2）/1.73（m^2）。

5. B 组链球菌感染

（1）B 组链球菌（GBS；又称无乳链球菌）是一种革兰阳性球菌，常常定植于人类生殖道和胃肠道。它是引起新生儿早发感染、妊娠期妇女感染的重要原因。

（2）新生儿　通过上行感染或在分娩期间获得 GBS 感染。新生儿疾病根据发病年龄分为早发和晚发感染。早发最常出现在出生后 12 小时内，但根据定义，可在出生后第 6 天出现。最常见的表现是没有感染灶的菌血症、败血症、肺炎和（或）脑膜炎。迟发性感染发生在第 6 天以后，最长甚至 90 天。通常表现为没有感染灶的菌血症（65% 的病例），但也会发生脑膜炎（32%）

和局灶性感染。迟发性感染最常由血清型Ⅲ型 GBS 引起。

（3）孕妇　GBS 是引起尿路感染（通常无症状性菌尿）、绒毛膜羊膜炎、产后子宫内膜炎和围产期菌血症的常见原因。

（4）非妊娠成人　GBS 越来越多地被认为是非妊娠成人脓毒症、软组织感染和其他局灶性感染的原因。这些感染主要发生在患有慢性潜在疾病的患者中，例如糖尿病、恶性肿瘤，尤其是乳腺癌和肝病。然而，GBS 也可能导致 65 岁以上的健康患者感染。

第七节　妊娠期和哺乳期患者抗菌药物合理使用

案例 1　患者陈某，女，27 岁，163cm，65kg。妊娠 24^{+2} 周。既往体健。1 周前，产检尿常规：白细胞酯酶 +，白细胞计数 100/μl，无尿频、尿痛不适，尿培养：大肠埃希菌，药敏示：ESBL（–），头孢曲松、头孢呋辛、哌拉西林 / 他唑巴坦均敏感，菌落计数＞ 10^5/HP。血常规：WBC 5.60×10^9/L，CRP 6.97mg/L。诊断为妊娠期无症状菌尿，医嘱阿莫西林片 250mg，po，q8h，治疗 5 天。停药 2 天后，患者出现发热，两侧腰痛，尿常规：白细胞酯酶 +++，白细胞计数 800/μl，血常规：WBC 8.56×10^9/L，CRP 56.3mg/L，PCT ＜ 0.05ng/ml，尿培养还未回报，查体：肾区叩痛（+）

问题 1：该患者产检无症状菌尿有无抗感染指征？

该患者为妊娠期女性，无症状菌尿是有抗感染指征的。无症状菌尿是首个确定与围产期不良结局相关的临床感染之一，妊娠期间治疗无症状菌尿可使孕妇继发肾盂肾炎的风险明显降低，也能改善胎儿的状况，减少产出低体重儿和早产儿的概率。可选用的抗菌药物包括阿莫西林、头孢氨苄、磷霉素氨丁三醇等。

问题 2：该患者院外阿莫西林口服剂量是否合理？

不合理。根据患者体重，对于体重≥ 50kg 的患者，阿莫西林常规的给药剂量为 500mg 口服 q6~8h，且该患者为孕妇，血容量增加，对于水溶性药物血药浓度会降低。该患者给药剂量为常规给药剂量的一半，剂量不足，易致抗感染治疗失败。

问题 3：该患者出现发热，腰痛，脓尿及菌尿，诊断为急性肾盂肾炎，如何抗感染治疗?

急性肾盂肾炎，最常见的致病菌为大肠埃希菌，其次为其他革兰阴性肠杆菌，该患者发病前曾有 ESBL（–）大肠埃希菌引起的无症状菌尿，故此次尿路感染的致病菌首先考虑该菌。参照药敏可选用血、尿液浓度均高的药品，起始静脉给药，病情平稳后可改为口服抗菌药序贯完成整个疗程。该患者为妊娠期女性，药物选择在参照药敏的基础上还需避免对胎儿有影响的抗菌药。β– 内酰胺类抗生素，如头孢曲松、头孢他啶，FDA 妊娠分级为 B，可经验选用。待体温正常，尿培养转阴后，参照药敏改为口服二、三代头孢菌素完成 14 天的治疗疗程。

案例 2　患者女，30 岁，G1P0 孕 26 周，160cm，68kg。既往有青霉素过敏性休克病史。主因“全身酸痛伴发热 1 天”入院。患者于入院前 1 天进食冰箱的剩牛肉后出现发热、寒战、全身肌肉酸痛，体温最高 38.3℃，于急诊就诊，急查血培养，查 WBC 13.84×10^9/L，中性粒细胞 88.5%。CRP 29mg/L。经验性予厄他培南 1g，qd，联合复方磺胺甲噁唑 960mg，po，q12h 抗感染治疗 3 天，患者体温降至正常，后血培养回报：单核细胞增多李斯特菌，药敏提示青霉素 G、美罗培南、红霉素、复方磺胺甲噁唑敏感。确诊为单核细胞增多李斯特菌血流感染，停用厄他培南，继续予复方磺胺甲噁唑治疗，14 天后患者好转出院。

问题 1：根据药敏结果，该患者是否可以首选红霉素进行治疗?

不适宜。对于单核细胞增多李斯特菌引起的败血症，国外临床指南推荐氨苄西林或青霉素 G 为首选治疗药物。虽然血培养的药敏结果示红霉素敏感，但李斯特菌在宿主细胞中存活和生长，抑菌剂对其效果不佳，红霉素是抑菌剂，临床疗效不确定。

问题 2：该孕妇既往有青霉素过敏性休克史，是否可以选用美罗培南进行治疗？

不适宜。美罗培南在体外对李斯特菌显示了极好的活性。但是本患者有青霉素过敏性休克史，属于速发型过敏反应，主要是由 IgE 介导的 I 型变态反应，对于这种情况可能存在美罗培南和青霉素之间的交叉过敏反应。

问题 3：该孕妇使用复方磺胺甲噁唑治疗是否适宜？

适宜。根据美国妇产科医师学会 2015 年发布的《假定接触李斯特菌孕妇的管理》这一指南，对于青霉素过敏的妊娠患者，推荐使用复方磺胺甲噁唑治疗。该药妊娠分级为 C 级，其可能影响叶酸代谢，早期妊娠期应避免使用，为避免胎儿发生黄疸，妊娠的最后 1 个月也应避免使用，此患者孕 26 周为孕中期，可以选用。

案例 3 患者女，28 岁，1 月前足月顺产一健康男婴，产后母乳喂养，于 1 天前出现右侧乳房右上方位置有一包块，伴明显的疼痛红肿，自测体温 37.8℃，就诊于医院门诊。门诊查血常规：WBC 10.87×10^9/L，中性粒细胞 80.1%，CRP 47.4mg/L。诊断为急性乳腺炎。

问题 1：患者出现急性乳腺炎，可能的诱因是什么？

患者出现的急性乳腺炎，与哺乳相关，属于哺乳期乳腺炎。哺乳期乳腺炎在母乳喂养的前三个月最为常见。由于婴儿吸吮造成乳头创伤、充血，从而乳汁排泌受阻，导致一个或多个乳管的肿胀。如果症状持续超过 12~24 小时，就会出现细菌性乳腺炎的情况；其特点是疼痛、红肿、发热和不适。通常有以下母乳喂养问题时，可导致乳汁分泌不畅从而继发乳腺炎。

（1）乳管部分堵塞，导致乳汁分泌不畅。

（2）乳房压力过大（例如紧身胸罩或汽车安全带）。

（3）乳汁分泌过多。

（4）不经常哺乳。

（5）乳头脱落或开裂。

（6）快速断奶。

（7）母亲或婴儿的疾病。

（8）产妇压力或过度疲劳。

（9）产妇营养不良。

正是由于细菌在分泌不畅的乳汁中生长，才导致了乳腺炎的发生。如果不及时治疗，感染可进一步加重导致局部脓肿形成，则需切开引流。哺乳期乳腺炎的危险因素包括既往乳腺炎的病史、乳腺导管堵塞、乳头破裂、乳头上使用乳膏（特别是抗真菌乳膏）以及使用吸乳器。

问题 2：急性乳腺炎都必须要抗菌药物治疗吗？

并不是所有的哺乳期乳腺炎都必须要抗菌药物治疗。对于轻度的哺乳期乳腺炎治疗包括减轻疼痛和肿胀的对症治疗（如非甾体抗炎药、冷敷）和完全排空乳房［通过持续的母乳喂养、抽吸和（或）用手排空］，不需要停止哺乳。而对于感染性哺乳期乳腺炎（乳腺炎持续症状超过 12~24 小时，伴有发热）的治疗除了上述措施以外，则需选用抗金黄色葡萄球菌感染的抗菌药物治疗。如果在上述治疗 48~72 小时内症状仍没有改善，则应采用超声成像评估以确定是否存在潜在的脓肿。

问题 3：急性哺乳期乳腺炎，选用什么抗菌药物治疗？

对于无甲氧西林耐药金黄色葡萄球菌（MRSA）危险因素的轻中度感染，门诊治疗可以选择头孢氨苄（口服 500mg，每天 4 次），对于 β- 内酰胺类药物过敏者，可选择克林霉素 300~450mg，每日 3 次。对于存在 MRSA 感染风险的轻中度感染，可选择甲氧苄氨嘧啶 / 磺胺甲噁唑（TMP/SMX，960mg，每天 2 次）或克林霉素 300mg，口服，每日 3 次。TMP/SMX 可用于母乳喂养至少一个月大的健康足月婴儿的女性。但是在中国，金黄色葡萄球菌对 TMP/SMX 和克林霉素的耐药率高，不推荐用于经验治疗。对于母乳喂养新生儿（＜ 1 个月大）或患有葡萄糖 -6- 磷酸脱氢酶缺乏症的婴儿，应避免使用 TMP/SMX，对于出现黄疸，早产或生病的母乳喂养婴儿的妇女也应谨慎使用 TMP/SMX。在严重感染（例如血流动力学不稳定）的情况下，建议使用万古霉素进行经验性治疗（15~20mg/kg，每剂不超过 2g，q8~12h）；并根据细菌培养和药敏结果及时调整方案。如微生物证据提示 G^- 菌感染，可选用第三代头孢菌素或 β- 内酰胺类 /β- 内酰胺酶抑制剂复合制剂治疗。

问题 4：患者需要停止哺乳吗？

不需要。对于哺乳期乳腺炎，目前建议即使在接受抗菌药物治疗时也要继续母乳喂养，并注意哺乳方式，让乳汁及时排空，避免加重乳腺炎的症状。

知识点

1. 妊娠期抗菌药物的应用需考虑药物对母体和胎儿两方面的影响

（1）对胎儿有致畸或明显毒性作用者，如喹诺酮类药物，妊娠期禁用。

（2）对母体和胎儿均有毒性作用者，如氨基糖苷类、四环素类等，妊娠期避免应用；但在有明确应用指征，经权衡利弊，用药时患者的受益大于可能的风险时，也可在严密观察下慎用。氨基糖苷类等抗菌药物有条件时应进行血药浓度监测。

（3）药物毒性低，对胎儿及母体均无明显影响，也无致畸作用者，妊娠期感染时可选用。如青霉素类、头孢菌素类等 β- 内酰胺类抗菌药物。

（4）人胚胎发育中药物致畸敏感期随胎龄不同而异，可分为不敏感期、敏感期和低敏感期

①不敏感期：受孕后 2 周内（末次月经第 14~28 天），此期的胚胎受到致畸作用后容易发生损害，但较少发生畸形。因为此时的胚胎细胞的分化程度极低，如果致畸作用强，胚胎即死亡；如果致畸作用弱，少数细胞受损死亡，多数细胞可以代偿调整。

②敏感期：受孕后 3~8 周（末次月经的第 5~10 周），此期胚胎细胞增生、分化活跃，胚体形态发生复杂变化，最易受到致畸因子的干扰而发生器官形态结构畸形。主要器官畸形的最危险时期均在此期，由于胚胎各器官的分化发生

时间不同，其致畸敏感期不同，如脑在受孕后的 15~27 天，眼在 24~29 天，心脏在 20~29 天，四肢在 24~36 天，生殖器在 26~62 天。所以，胚期是最易发生畸形的致畸敏感期。

③低敏感期：受孕后 9~38 周（末次月经第 11~40 周），此期胎儿生长发育快，各器官进行组织分化和功能分化，受致畸作用后也会发生畸形，但多属组织结构和功能缺陷，一般不出现器官形态畸形。

2. 妊娠各期避免应用或可选用的抗菌药物（表 2-19）

表 2-19　妊娠各期应避免应用或可选用的抗菌药物

妊娠早期避免应用	妊娠后期避免应用	妊娠全过程避免应用	权衡利弊后谨慎使用	妊娠全过程可应用
TMP	磺胺类	四环素类	氨基糖苷类 *	青霉素类
甲硝唑	氯霉素	红霉素酯化物	万古霉素 *	头孢菌素类
利福平		喹诺酮类	去甲万古霉素 *	其他 β- 内酰胺类
		SMZ/TMP	氟胞嘧啶	大环内酯类（除外酯化物及克拉霉素）
		呋喃妥因	氟康唑	磷霉素

*：有明确指征使用时，权衡利弊后使用。

3. 抗菌药物在孕妇中的危险性分类（表 2-20）

表 2-20　抗菌药在妊娠期应用时的危险性分类

FDA 分类	抗微生物药
A. 在孕妇中研究证实无危险性	
B. 动物中研究无危险性，但人类研究资料不充分，或对动物有毒性，但人类研究无危险性	青霉素类，头孢菌素类，青霉素类 /β- 内酰胺酶抑制剂，氨曲南，美罗培南，厄他培南，红霉素，阿奇霉素，克林霉素，磷霉素，达托霉素，甲硝唑，呋喃妥因，两性霉素 B，特比萘芬

续表

FDA 分类	抗微生物药
C. 动物研究显示毒性，人体研究资料不充分，但用药时可能患者的受益大于危险性	亚胺培南 / 西司他丁，氟喹诺酮类，万古霉素，克拉霉素，SMZ/TMP，替硝唑，利奈唑胺，利福平，利福昔明，多黏菌素 E，特拉万星，氯霉素，酮康唑，氟康唑，伊曲康唑，泊沙康唑，氟胞嘧啶，卡泊芬净，阿尼芬净，米卡芬净
D. 已证实对人类有危险性，但仍可能受益多	氨基糖苷类，四环素类，替加环素，伏立康唑
X. 对人类致畸，危险性大于受益	

注：[1] 妊娠期感染时用药可参考表中分类，权衡用药后患者的受益程度及可能的风险决定。A 类：妊娠期患者可安全使用；B 类：有明确指征时慎用；C 类：在确有应用指征时，充分权衡利弊决定是否选用；D 类：避免应用，但在确有应用指征且患者受益大于可能的风险时严密观察下慎用；X 类：禁用。

[2] 妊娠期患者接受氨基糖苷类、万古霉素、氯霉素、磺胺药、氟胞嘧啶时必须进行血药浓度监测，据以调整给药方案。

4. 哺乳期患者抗菌药物的应用

哺乳期患者接受抗菌药物后，某些药物可自乳汁分泌，通常母乳中药物含量不高，不超过哺乳期患者每日用药量的 1%；少数药物乳汁中分泌量较高，如氟喹诺酮类、四环素类、大环内酯类、氯霉素、磺胺甲噁唑、甲氧苄啶、甲硝唑等。青霉素类、头孢菌素类等 β- 内酰胺类和氨基糖苷类等在乳汁中含量低。然而无论乳汁中药物浓度如何，均存在对乳儿潜在的影响，并可能出现不良反应。因此治疗哺乳期患者时应避免用氨基糖苷类、喹诺酮类、四环素类、氯霉素、磺胺药等。

5. 常用抗菌药物在乳汁中的浓度（表 2-21）

表 2-21　常用抗菌药物在乳汁中的浓度

乳汁中药物浓度≥母体血药浓度 25%~100% 者
氨苄西林、头孢噻吩、氟喹诺酮类、红霉素、阿奇霉素、克拉霉素、四环素类、克林霉素、林可霉素、磺胺甲噁唑、TMP、甲硝唑、氯霉素、氟康唑
乳汁中药物浓度<母体血药浓度 25% 者
青霉素、苯唑西林、美洛西林、阿洛西林、氨曲南、头孢唑林、头孢拉定、头孢呋辛、头孢丙烯、头孢特仑酯、头孢甲肟、头孢地尼、头孢哌酮、头孢地嗪、头孢曲松、头孢噻肟、头孢西丁、氨基糖苷类、万古霉素、磷霉素、萘啶酸、呋喃妥因

6. 抗菌药物对乳儿的潜在不良反应（表 2–22）

表 2–22　抗菌药物对乳儿的潜在不良反应

潜在不良反应	抗菌药
过敏反应	β– 内酰胺类、磺胺类
肠道菌群改变（腹泻）	全部抗菌药，尤其在乳儿中生物利用度低者
影响牙齿和骨骼发育	四环素类
骨髓抑制	氯霉素
肠蠕动增加，可能引起腹泻	大环内酯类
假膜性肠炎	克林霉素
G–6–PD 缺乏症婴儿发生溶血性贫血，核黄疸	磺胺类

【参考文献】

[1]《抗菌药物临床应用指导原则》修订工作组. 抗菌药物临床应用指导原则[M]. 2015 年版. 北京：人民卫生出版社，2015.

[2] Jay P. Sanford. 热病：桑福德抗微生物治疗指南（新译第 46 版）[M]. 范洪伟，等译. 北京：中国协和医科大学出版社，2017.

[3] 汪复，张婴元. 实用抗感染治疗学[M]. 第 2 版. 北京：人民卫生出版社，2012.

[4] 中华医学会儿科学分会呼吸学组. 儿童社区获得性肺炎管理指南（2013 修订）[J]. 中华儿科杂志，2013，51（10）：745–752.

[5] 中国医药教育协会感染疾病专业委员会. 抗菌药物药代动力学 / 药效学理论临床应用专家共识（2018）[J]. 中华结核和呼吸杂志，2018，41（6）：409–446.

[6] 颜青，夏培元，杨帆，等. 临床药物治疗学：感染性疾病[M]. 北京：人民卫生出版社，2017.

[7] 国家卫生计生委医政医管局、国家卫生计生委合理用药专家委员会. 国家抗微生物治疗指南[M]. 第 2 版. 北京：人民卫生出版社，2017.

第三章

常见感染的诊断治疗与案例分析

第一节　细菌性脑膜炎及脑脓肿

案例 1　患者，女，29 岁，体重 60kg，因“发热 3 天，伴头痛、恶心 1 天”入院。患者 3 天前淋雨受凉后出现发热，体温 38.5℃，自行口服头孢克洛，症状未见缓解，1 天前出现头痛，伴恶心，为求进一步治疗入院。查体：体温 38.3℃。心率 83 次 / 分，呼吸 19 次 / 分，血压 125/70mmHg，神志清，精神差，烦躁不安。两肺呼吸音清，无干、湿啰音，律齐，无杂音；腹平软，右下腹压痛，无反跳痛，未触及包块，移动浊音阴性，肝脾肋下未及，双下肢无水肿。神经系统检查：颅神经未见明显异常，四肢肌力肌张力正常，深浅感觉未见异常，双侧指鼻、轮替、跟膝胫稳准，昂伯氏征不合作，四肢腱反射对称存在。病理征阴性。脑膜刺激征：颈抵抗、颏胸距 4 横指，Kernig 征（+），Brudzinski 征（±）。实验室检查血常规：WBC 11.3×10^9/L，中性粒细胞 75.8%，CRP 148.00mg/L。脑脊液（CSF）常规、生化：乳白色伴混浊，WBC 431×10^6/L，蛋白定性试验阳性，氯离子 113mmol/L，葡萄糖 2.5mol/L。入院诊断：化脓性脑膜炎。随即给予头孢曲松注射剂 2.0g，iv，q12h 抗感染治疗及激素等辅助治疗。入院后第 5 天，患者自述未见明显改善，体温 38.0℃。WBC 10.8×10^9/L，中性粒细胞 75.4%，CRP 112.00mg/L。脑脊液细菌培养：肺炎链球菌。药敏结果示：对青霉素、头孢噻肟、头孢曲松、阿莫西林 / 克拉维酸等耐药；对利奈唑胺、氯霉素、万古霉素等敏感。停用头孢曲松，换用万古霉素 1g，iv，q8h，治疗 3 天后，患者体温降至正常，感染得到有效控制，用药 2 周后患者感染症状完全消失，WBC 9.97×10^9/L，中性粒细胞 40.7%，CRP < 10mg/L。复查脑脊液常规生化恢复正常，脑脊液培养阴性，患者治愈出院。

问题 1：患者抗感染治疗方案是否合理?

患者急性起病，脑脊液生化及培养结果支持细菌性脑膜炎，诊断明确。患者青年，平素体健，免疫系统正常，根据《抗菌药物临床应用指导原则》，1~50 岁患者的常见治病菌包括肺炎链球菌、脑膜炎奈瑟菌、流感嗜血杆菌，宜选用药物为头孢曲松或头孢噻肟，初始治疗方案药物品种选择合理，根据《国家抗微生物指南》推荐，可给予头孢曲松 2.0g，q12h，给药剂量合理。经验治疗 5 天后，脑脊液细菌培养回报：肺炎链球菌，头孢曲松耐药，此后根据药敏结果选用万古霉素，并根据患者体重给予 1g，q8h 的给药方案。治疗 3 天后，患者体温恢复正常范围，感染得到有效控制，用药两周后患者感染症状完全消失，复查脑脊液常规生化恢复正常，脑脊液培养阴性，患者治愈出院。抗感染治疗合理有效。

问题 2：如何确定万古霉素的给药剂量及是否需要鞘内注射？

成年患者推荐万古霉素的剂量为每次 15~20mg/kg，每 12 或 8 小时给药一次，每次最大剂量不超过 2g。该患者体重 60kg，予以 1g，q8h。该方案治疗 2 周后，脑脊液实验室检查结果正常，感染症状消失，用药期间如有条件，推荐监测万古霉素血液浓度，以确定血液浓度在 15~20mg/L 的范围，以确保有效的治疗浓度，同时预防可能的毒副作用，监测肾功能、听力情况，及时根据治疗反应调整药物治疗方案。

鞘内注射应仅限于静脉给药不能达到有效治疗浓度，且已有循证医学证据和权威指南推荐的抗菌药物。

案例 2 患儿，女性，9 岁，体重 40kg，因“发热 6 天，伴头痛 4 天，呕吐 1 天”入院。患儿 6 天前，因受凉后出现发热，最高温度 39.0℃，无抽搐、寒战、咳嗽、呕吐、腹泻等不适，在家自服药物治疗（具体不详）2 天，仍发热，出现头痛，于外院给予头孢噻肟静脉滴注治疗（具体剂量不详）2 天，症状无明显好转。再次出现发热，伴头痛，并呕吐一次，为求进一步治疗入院。起病以来，精神状态一般，睡眠可，纳差，大小便正常，体重无明显减轻。查体：体温 37.3℃，心率 85 次 / 分，呼吸 24 次 / 分，血压 100/60mmHg。急性面容，颈强直，巴氏征双侧可疑阳性。血常规：WBC 10.64×10^9/L，中性粒细胞 79.3%，CRP 98.00mg/L。脑脊液（CSF）常规、生化：脑脊液白色混浊，白细胞 1200×10^6/L，蛋白定性试验阳性，氯离子 114mmo/L，葡萄糖 2.6mmol/L。多次脑脊液培养、血培养均为阴性。初步诊断化脓性脑膜炎。随即给予头孢曲松注射剂 1.0g，iv，qd 静脉滴注，同时联合利巴韦林 0.2g，iv，qd 抗病毒治疗及激素治疗。3 天后症状改善不明显。随后加用万古霉素 0.5g，iv，tid 静脉滴注，并将头孢曲松加量至 2g，q12h，联合治疗 3 日后，患者体温恢复正常范围，WBC 7.80 × 10^9/L，中性粒细胞 63.3%，CRP 31.00mg/L。感染得到有效控制，体征明显好转，维持该治疗方案。经抗感染治疗及其他辅助治疗，患儿住院 23 天后，痊愈出院。

问题 1：对于一名 9 岁的患儿，该治疗方案是否合理？

患儿入院后，立即给予头孢曲松抗菌治疗，同时给予利巴韦林抗病毒治疗，3 天后患儿临床症状改善不明显，脑脊液和血培养阴性。尽管微生物学培养阴性，但患者化脓性脑膜炎诊断成立，加用万古霉素覆盖耐药阳性球菌，根据《国家抗微生物指南》对于年龄在 2~50 岁的患者，给予头孢曲松 2g，iv，q12h+ 万古霉素 15mg/kg，iv，q8h 的联合治疗方案。头孢曲松可透过血脑屏障，对阳性菌、阴性菌均有较强抗菌活性，初始治疗方案只给予 1g，qd 的方案，给药剂量不足，也可能是导致初始治疗失败的原因之一。之后调整方案至 2g，q12h，方案合理。另一方面，患儿 40kg，根据指南推荐，给予万古霉素 0.5g，iv，tid，方案合理。利巴韦林无需使用。

问题 2：针对该患儿，需要进行哪些用药监护？

①根据患者体重设计万古霉素给药方案。同时注意静脉滴注时间不宜过快，至少 1 小时，0.5g 万古霉素至少加入 100ml 溶媒中。

②万古霉素用药期间，应密切监测听力、肾功能及尿液中蛋白、管型、细胞数和尿比重。一旦出现异常，及时停用万古霉素。

知识点

1. 什么是细菌性脑膜炎？发病特点是什么

细菌性脑膜炎是严重的颅内感染之一，是细菌所致的软脑膜、蛛网膜、脑脊液及脑室的急性炎症反应，脑及脊髓表面可轻度受累。此病通常伴有细菌感染身体任何一部分的并发症，比如耳部、窦或上呼吸道感染。细菌性脑膜炎与患者的年龄及发病季节有关，该病好发于秋、冬、春季，主要通过以下途径侵犯脑膜：血源播散、临近感染灶扩散、脑脊液与外界沟通、医源性因素，如腰椎穿刺后或安放分流装置引起。

2. 细菌性脑膜炎的致病微生物

对于免疫力低下的人群，社区获得性细菌性脑膜炎最常见的病原菌是肺炎链球菌、脑膜炎奈瑟球菌，占 80%，其次是单核细胞增多性李斯特菌和金黄色葡萄球菌。新生儿感染途径往往为产道，最常见的致病菌是 B 组溶血性链球菌，其次是大肠埃希菌。医院获得性细菌性脑膜炎与接受神经外科手术，脑室引流、脑部放置医用装置等有关病原菌多以革兰阴性菌为主，大肠埃希菌和克雷伯菌多见，也可见铜绿假单胞菌、鲍曼不动杆菌、金黄色葡萄球菌、凝固酶阴性葡萄球菌、链球菌等。

3. 细菌性脑膜炎的症状

大多为暴发性或急性起病。急性期常表现全身症状，有畏寒、发热、全身不适及上呼吸道感染症状。头痛为突出的症状，并伴呕吐、颈项强直、项背痛及畏光等。精神症状常见，表现为激动、精神混乱、谵妄，以后发展为意识模糊、昏睡以至昏迷。在新生儿及婴儿，癫痫发病率高达 50%，在流感嗜血杆菌脑膜炎的患者中发病率更高，常为局限性发作伴偏瘫，而成人癫痫发作少见。体检可发现脑膜刺激征，但在婴幼儿、年老或病情严重者，则此症常不明显。新生儿的临床表现不典型，其中 1/3 病例有前囟饱满，1/4 出现角弓反张。其他神经体征尚可有颅神经麻痹，以眼球运动障碍多见，如眼下垂、眼外肌麻痹、斜视、复视，另可有面神经瘫痪、耳聋等；可有偏瘫、失语、病理征，视盘水肿罕见，由于颅内压增高，有时可致脑疝形成。约 1/3 患者可发生皮疹，最常见于脑膜炎奈瑟菌感染，其次是葡萄球菌和肺炎链球菌感染。在脑膜炎奈瑟菌脑膜炎中 70% 的患者皮肤黏膜有瘀点或淤斑，大小为 1~2mm 至 1cm。病情严重者，瘀点、淤斑可迅速扩大，这种情况常合并弥散性血管内凝血和皮肤血管炎，可造成皮肤大片坏死。

4. 细菌性脑膜炎的危害

尽管抗生素的广泛应用，但急性细菌性脑膜炎的病死率和病残率仍然较高。细菌性脑膜炎可能出现神经系统和全身性并发症或后遗症，临床表现复杂。患儿可能出现精神差、局灶性神经功能缺损症状、血流动力学不稳定或呼吸功能不全等。新生儿细菌性脑膜炎常见并发症依次是抽搐（15%~34%）、脑积水（5%~6%）和脓毒症（2%）。细菌性脑膜炎中亦会发生脑血管并发症，包括脑梗死、蛛网膜下腔出血、颅内出血和静脉窦血栓形成。

5. 细菌性脑膜炎实验室及辅助检查

（1）实验室检查

①急性期周围血常规白细胞（WBC）计数明显增高，以中性粒细胞为主可出现不成熟细胞。

②脑脊液（CSF）压力增高，外观浑浊、脓样，WBC 计数在 1000~10000/mm^3，少数病例更高，以中性粒细胞为主，可占白细胞总数的 90% 以上。有时脓细胞集积呈块状物，此时涂片及致病菌培养多呈阳性。偶有首次腰穿正常，数小时后复查变为脓性。蛋白升高，可达 1.0g/L 以上，糖含量降低可低于 0.5mmol/L 以下，氯化物含量亦降低。

③细菌抗原测定常用的方法有聚合酶链反应（PCR）、对流免疫电泳法（CIE）、乳胶凝集试验（LPA）、酶联免疫吸附试验（ELISA）、放射免疫法（RIA）等。

④其他选择性的检查项目包括：血常规、血电解质、血糖、尿素氮、尿常规。

（2）影像学检查　疾病早期 CT 检查正常。有神经系统并发症时可见脑室扩大、脑沟增宽、脑肿胀、脑室移位等异常表现。室管膜炎时脑室周围示低密度异常，注射造影剂后出现增强反应。硬膜下积液及脑内脓肿通过 CT 扫描，均易被识别。

6. 细菌性脑膜炎需要鉴别的疾病

需与病毒性、结核性及真菌性脑膜炎、蛛网膜下腔出血等相鉴别。

（1）病毒性中枢神经系统感染　主要是病毒性脑炎、病毒性脑膜脑炎及病毒性脊髓炎，其中散发的病毒性脑炎比流行性者更需加以鉴别。各种病毒性脑膜炎之诊断要点为：①常有特定之流行季节；②各有其特殊的全身表现，如肠道病毒可伴腹泻、皮疹或心肌炎；③脑脊液改变除细胞数及分类与结核性脑膜炎不易鉴别外，生化改变则不相同，病毒性脑膜脑炎脑脊液糖及氯化物正常或稍高，蛋白增高不明显，多低于 1g/L（100mg/dl）；④各种病毒性脑炎或脑膜炎有其特异的实验室诊断方法，如血清学检查及病毒分离等。

（2）新型隐球菌脑膜脑炎　其临床表现、慢性病程及脑脊液改变可酷似结核性脑膜炎，但病程更长，可伴自发缓解。慢性进行性颅压高症状比较突出，与脑膜炎其他表现不平等。确诊靠脑脊液涂片，用墨汁染色黑地映光法可见圆形、具有厚荚膜折光之隐球菌孢子，沙保培养基上有新型隐球菌生长。

（3）结核性脑膜炎　典型的结核性脑膜炎诊断比较容易，但有些不典型的，则诊断较难。不典型结核性脑膜炎约有以下几种情况：①婴幼儿起病急，进展较快，有时可以惊厥为第 1 症状；②早期出现脑实质损害症状，表现为舞蹈症或精神障碍；③早期出现脑血管损害，表现为肢体瘫痪者；④同时合并脑结核瘤时，可似颅内肿瘤表现；⑤其他部位的结核病变极端严重，可将脑膜炎症状及体征掩盖而不易识别；⑥在抗结核治疗过程中发生脑膜炎时，常表现为顿挫型。对于以上各种不典型情况，诊断需特别谨慎，防止误诊。

7. 细菌性脑膜炎治疗方法

（1）治疗原则

①给予抗菌药物前必须进行脑脊液的涂片革兰染色检查、脑脊液培养以及血培养；有皮肤瘀斑者取局部瘀斑作涂片检查细菌。培养获阳性结果后做药敏试验。

②尽早开始抗菌药物的经验治疗，治疗及时与否和预后密切相关。病原菌尚不明确的患者，应根据患者的年龄、免疫状况和感染来源评估可能的病原菌，经验选择药物。

③一般用最大治疗剂量静脉给药，病情改善后血脑屏障的通透性下降，不宜立刻减量。

④选用易透过血脑屏障的抗菌药物。宜选用杀菌剂，根据抗菌药物的药动学 / 药效学（PK/PD）特点制定给药方案。

⑤细菌性脑膜炎的疗程因病原菌不同而异。流行性脑脊髓膜炎的疗程一般为 5~7 天，肺炎链球菌脑膜炎在体温恢复正常后继续用药 10~14 天；革兰阴性杆菌脑膜炎疗程至少 4 周；继发于心内膜炎的链球菌属和肠球菌属脑膜炎疗程

需 4~6 周。

⑥部分脑脓肿患者经积极抗菌治疗后，尚需手术引流。

（2）经验治疗及病原治疗　如表 3–1 及表 3–2 所示。

表 3–1　细菌性脑膜炎及脑脓肿的经验治疗

感染种类临床诊断	相伴情况	可能致病菌	抗菌药物	
			宜选药物	可选药物
化脓性脑膜炎	年龄＜ 1 个月	B 组溶血性链球菌、大肠埃希菌、李斯特菌、肺炎克雷伯菌	氨苄西林 + 头孢曲松或头孢噻肟	氨苄西林 + 庆大霉素
	1 月 ~50 岁	肺炎链球菌、脑膜炎奈瑟菌、流感嗜血杆菌（少见）	头孢曲松或头孢噻肟	万古霉素 + 头孢曲松或头孢噻肟
	＞ 50 岁或酗酒或有严重基础疾病或细胞免疫缺陷者	肺炎链球菌、李斯特菌、需氧革兰阴性杆菌	氨苄西林 + 头孢曲松或头孢噻肟 + 万古霉素	美罗培南 + 万古霉素
	颅底骨折	肺炎链球菌、流感嗜血杆菌、A 组溶血性链球菌	头孢噻肟或头孢曲松 ± 万古霉素	万古霉素 + 美罗培南
	神经外科手术后、脑外伤或耳蜗植入术后	肺炎链球菌、金黄色葡萄球菌、凝固酶阴性葡萄球菌、需氧革兰阴性杆菌（包括铜绿假单胞菌）	万古霉素 + 头孢他啶或头孢吡肟	美罗培南 + 万古霉素
	脑脊液分流	凝固酶阴性葡萄球菌（特别是表皮葡萄球菌），金黄色葡萄球菌，需氧革兰阴性杆菌（包括铜绿假单胞菌）	万古霉素 + 头孢吡肟或头孢他啶或美罗培南	
脑脓肿	继发于鼻窦炎、中耳炎、乳突炎等邻近组织感染	链球菌属、拟杆菌属、肠杆菌科细菌、金黄色葡萄球菌	头孢曲松或头孢噻肟 + 甲硝唑	大剂量青霉素 + 甲硝唑；脓肿＞ 2.5cm 者考虑手术引流
	创伤或颅脑手术后	金黄色葡萄球菌、肠杆菌科细菌	苯唑西林或氯唑西林 + 头孢曲松或头孢噻肟	万古霉素 + 头孢曲松或头孢噻肟；美罗培南；脓肿＞ 2.5cm 者考虑手术引流

表 3-2　细菌性脑膜炎及脑脓肿的病原治疗

病原	宜选药物	可选药物
脑膜炎奈瑟菌		
青霉素敏感（MIC < 0.1mg/L）	青霉素或氨苄西林	氯霉素
青霉素不敏感（MIC 0.1~1.0mg/L）	头孢曲松或头孢噻肟	
肺炎链球菌		
青霉素敏感（MIC ≤ 0.06mg/L）	青霉素或氨苄西林	氯霉素
青霉素中介（MIC 0.12~1.0mg/L）	头孢曲松或头孢噻肟	美罗培南、头孢吡肟、万古霉素 ± 利福平
青霉素耐药（MIC ≥ 2mg/L）	万古霉素 + 头孢曲松或头孢噻肟 ± 利福平	美罗培南、莫西沙星
B 组链球菌	氨苄西林或青霉素 + 氨基糖苷类	头孢曲松或头孢噻肟、万古霉素
葡萄球菌属		
甲氧西林敏感	苯唑西林或氯唑西林	万古霉素（青霉素过敏者）；利奈唑胺、SMZ/TMP
甲氧西林耐药	万古霉素 + 磷霉素	
单核细胞增多性李斯特菌	氨苄西林或青霉素 + 氨基糖苷类	SMZ/TMP（青霉素过敏者） 美罗培南
流感嗜血杆菌		
非产酶株	氨苄西林	头孢曲松或头孢噻肟
产酶株	头孢曲松或头孢噻肟	氯霉素（青霉素过敏者）、头孢吡肟
克雷伯菌属	头孢曲松或头孢噻肟	头孢吡肟、美罗培南
大肠埃希菌	头孢曲松或头孢噻肟	头孢吡肟、美罗培南
铜绿假单胞菌	头孢他啶 + 氨基糖苷类	环丙沙星 + 氨基糖苷类 美罗培南 + 氨基糖苷类

8. 细菌性脑膜炎抗菌治疗评价与处理

应及时、足量和合理的抗生素应用，根据脑脊液培养结果及时调整抗菌药物，应避免选择透过血脑屏障差药物。结合症状及临床化验室检查及时评估抗菌药物疗效，及时调整抗菌药物方案。

9. 细菌性脑膜炎的预后

细菌性脑膜炎的预后依赖于诊断的早期确定和及时、足量和合理的抗生素应用。若能早期合理和足量的应用抗生素，多数患者预后良好；抗生素选择不当，疗程不足等易使病程转化为慢性化脓性脑膜炎，并继发颅神经麻痹，交通性脑积水，偏瘫，共济失调，癫痫等后遗症。急性病期未做积极治疗者亦可继发化脓性脑炎和脓肿等。

10. 细菌性脑膜炎注意事项

细菌性脑膜炎最常见的严重后遗症包括耳聋（34%）、癫痫发作（13%）、运动功能缺失（12%）、认知缺陷（9%）、脑积水（7%）和视力丧失（6%），且1/5患儿可以同时合并多个后遗症。因此，对细菌性脑膜炎患者要及时进行听力筛查。首先入院时就先进行听力评估，儿童可采用耳声发射进行筛查，如果耳声发射测试失败，则需进行脑干听觉诱发电位或语音音频听力检查。由于耳聋可发生在脑膜炎后6~12个月，出院后也应该进行随访。超过30dB的耳聋或耳聋进行性加重患者，需要完善增强MRI、反复听力评估，并建议咨询耳鼻喉专家，看是否需要行耳蜗植入；如果植入延迟，耳蜗纤维化和钙化后可能影响耳蜗植入的效果。神经心理学检查在细菌性脑膜炎患儿中不是常规需要的，患儿应被告知可能会出现认知功能障碍（包括注意力不集中、认知缓慢、记忆缺陷）。如果怀疑有认知缺陷，应该完成神经心理学检查，并转诊至神经心理学专科或康复医生处治疗。

第二节　细菌性结膜炎

案例1　患者男性，31岁，主因“双眼红肿、流泪、畏光伴黄色黏性分泌物三天”门诊就医，患者双眼红肿3天，伴微痒有异物感，畏光流泪，并伴黄色分泌物。查体：双眼球结膜充血水肿、乳头滤泡增生，结膜囊内可见脓性分泌物。诊断为细菌性结膜炎。当日取眼分泌物行细菌培养，同时给予0.5%左氧氟沙星滴眼液1滴q2h点眼治疗，3日后细菌培养结果回报：肺炎链球菌，更改治疗方案为0.5%左氧氟沙星滴眼液1滴q6h点眼治疗一周，患者症状消失。

问题1：细菌性结膜炎的临床表现是什么？

该病潜伏期一般为1~3天，急性起病，通常3~4天病情达到高峰，随即逐渐减轻，约2周便可痊愈或转为慢性。多为双眼同时或先后相隔2~3

天发病。自觉畏光、流泪、烧灼感、患眼刺痒如异物感，由于分泌物多，晨起睁眼困难，当病变侵及角膜时，畏光、疼痛及视力减退等症状明显加重。少数患者可伴有急性上呼吸道感染或其他全身症状。眼部检查可见眼睑轻度肿胀，结膜充血呈鲜红色，以穹窿部和睑结膜最为显著，角膜、结膜表面、睑缘等处有黏液性或脓性分泌物覆盖。严重者结膜表面可覆盖一层伪膜，所以又称伪膜性结膜炎，同时结膜下出现散在出血斑点以及并发卡他性角膜边缘浸润或溃疡，病变开始呈浅层点状角膜浸润，位于角膜缘内侧，以后浸润互相融合，形成弓状浅层溃疡。痊愈后可遗留云翳。

问题 2：针对该患者病情，该治疗方案是否合理？

该患者双眼结膜点状充血、结膜囊内见脓性分泌物，考虑为细菌性结膜炎。应尽早局部应用抗菌药物进行治疗。根据《国家抗微生物治疗指南》：化脓性结膜炎（排除淋球菌性和衣原体性）常见致病菌为金黄色葡萄球菌、肺炎链球菌、流感嗜血杆菌等。针对以上致病菌可选用氟喹诺酮类滴眼剂进行治疗。该患者初始使用 0.5% 左氧氟沙星滴眼液抗感染治疗，符合指南推荐。用法用量根据《桑福德抗微生物指南》推荐：氟喹诺酮类滴眼液最初两天可给予非睡眠时 1~2 滴 q2h，之后 q4~8h 治疗至 7 天。该患者符合该治疗推荐，治疗转归良好，治疗方案合理有效。

案例 2　患者男性，21 岁，主因“尿道口刺痛 5 天，双眼结膜充血、有脓性分泌物伴疼痛 3 天”入院治疗。患者半月前有冶游史，5 天前尿道口出现刺痛，伴少量脓性分泌物。3 天前患者排尿后未清洗双手，随即摘取隐形眼镜片，当天双眼结膜出现充血、红肿，并有脓性分泌物，伴疼痛、发热。查体：双眼睑红肿，结膜充血，伴大量脓性分泌物，畏光。实验室检查：双眼结膜囊分泌物涂片，镜下见到革兰阴性双球菌。入院诊断为：①淋菌性结膜炎②淋菌性尿道炎。随即给予头孢曲松钠 1g 单剂静脉滴注。氧氟沙星滴眼液 1 滴 q6h，生理盐水每小时冲洗双眼 1 次，症状好转后改为 2 小时冲洗 1 次。上述治疗 10 天后，患者眼部症状完全消失，痊愈出院。

问题1：淋菌性结膜炎的临床表现是什么？

临床上可将该病分为成人和新生儿淋菌性结膜炎。

成人淋菌性结膜炎潜伏期为10小时至3天不等，双眼或单眼发病。病情发展急剧，眼睑高度红肿疼痛；睑结膜明显充血，伴小出血点或假膜形成；球结膜水肿；常有耳前淋巴结肿痛。发病初期，分泌物为浆液性或血性，约3~5天后，眼睑肿胀有所减轻，变软，继而大量脓性分泌物流出，此时分泌物中有大量淋球菌，约经2~3周，脓性分泌物逐渐减少，但仍有淋球菌，有感染性，随后结膜水肿消退，睑结膜高度肥厚、乳头肥大、表面粗糙，可持续数月之久。最后炎症消失，睑结膜上可遗留深的瘢痕。角膜并发症几乎不可避免，重者可并发角膜溃疡和穿孔。淋菌性结膜炎常有淋病史。

新生儿淋菌性结膜炎潜伏期2~5天内者多为母亲产道感染，出生7天后发病者为产后感染。发病初期睑结膜和球结膜水肿、充血，分泌物为水样、血清样、血性，进展快，发病数小时后出现大量脓性分泌物。角膜溃疡穿孔，虹膜脱出，继发眼内炎，失明。

问题2：该患者治疗方案是否合理？

该患者淋菌尿道炎期间出现双眼结膜出现充血、红肿，并有脓性分泌物。眼结膜囊分泌物涂片，镜下见到革兰阴性双球菌，淋菌性结膜炎诊断明确。根据《国家抗微生物治疗指南》：淋菌性结膜炎的病原菌为淋病奈瑟菌，首选治疗方案为头孢曲松1g（儿童25~50mg/kg）肌内注射或静脉给药，单剂。《实用抗感染治疗学》中提出：局部用药可减轻症状，但全身给药更为重要。该患者给予头孢曲松钠1g静脉滴注，单剂，配合局部冲洗、给药，治疗方案符合指南推荐，患者治疗后转归良好。

问题3：针对该患者，治疗期间还应进行哪些方面的健康指导？

①该患者淋病病史，治疗眼部同时应治疗原发疾病，还应同时治疗性伴侣或改正不良性生活习惯。

②嘱患者治疗期间应停止使用隐形眼镜，需待治疗后红眼、分泌物消

失。最好丢弃原镜片而使用未感染过的镜片或重新配镜。

案例 3　患者女 20 岁，主因“双眼红、瘙痒、分泌物多 2 天”门诊就诊。眼部检查：双眼有分泌物粘着上下眼睑及睫毛，睑、球结膜充血，睑结膜有灰白色伪膜，易与结膜分离，伪膜撕起有小出血点，余未见异常，双眼底未查。门诊急查双眼结膜囊细菌培养，初步诊断为：假膜性结膜炎。治疗：撕去伪膜后用 1% 硝酸银涂洗，qd；加替沙星眼药水频点双眼。治疗 3 日后双眼结膜囊细菌培养回报：肺炎链球菌，治疗一周后患者复诊，眼部症状消失，结膜充血不明显，结膜囊伪膜消失，患者痊愈。

问题 1：伪膜性结膜炎的常见症状及诊断标准是什么？

伪膜性结膜炎是指各种剧烈的急性结膜炎产生可凝结的纤维性分泌物，并在结膜表面形成一层易剥离的膜样组织。本病开始时有明显的眼睑和结膜充血肿胀，大约 3 天后，随着脓性分泌物增多，出现薄的容易剥离的灰白色伪膜，覆盖于部分或全部结膜，其下方结膜可有少许出血，随即形成新的伪膜。大约 10~21 天，伪膜逐渐消失。结膜表面有膜样渗出物，除外白喉杆菌感染可诊断。

问题 2：伪膜性结膜炎的常见病原体及治疗方案是什么？

伪膜性结膜炎主要见于肺炎链球菌、kochweeks 杆菌、化脓性链球菌或嗜血流感杆菌，还有某些病毒，或混合感染。也可见于化学性烧伤或药物刺激。治疗同急性卡他性结膜炎，必要时可全身应用抗生素。

知识点

1. 什么是细菌性结膜炎？发病特点是什么

细菌性结膜炎是细菌在结膜组织中繁殖而引起的炎症反应。急性细菌性结膜炎常见于春秋季，多数为散发性病例。

2. 细菌性结膜炎的致病微生物

（1）急性卡他性结膜炎　常见致病菌为肺炎链球菌、kochweeks 杆菌、流感嗜血杆菌、金黄色葡萄球菌、表皮葡萄球菌和化脓性链球菌。金黄色葡萄球菌及化脓性链球菌平常可寄生于结膜囊内，不引起结膜炎，但在结膜存在病变及局部或全身抵抗力降低时可引起急性结膜炎发作。过去我国急性细菌性结膜炎致病菌主要为金黄色葡萄球菌和化脓性链球菌，近年来表皮葡萄球菌为主的条件致病菌占据了致病菌谱的首要位置。该病主要通过分泌物的直接接触或污染洗脸用具等传染，常在春秋两季流行。

（2）膜性结膜炎　白喉杆菌为革兰染色阳性菌，侵袭力弱，但能产生强烈的外毒素，为其主要致病因素。

（3）伪膜性结膜炎　主要见于肺炎链球菌、kochweeks 杆菌、化脓性链球菌或嗜血流感杆菌，还有某些病毒，或混合感染。

3. 细菌性结膜炎的分类

常见分类为：急性卡他性结膜炎、慢性卡他性结膜炎、淋菌性结膜炎、膜性（白喉性）及伪膜性结膜炎。

4. 细菌性结膜炎的症状

（1）急性卡他性结膜炎　该病潜伏期一般为 1~3 天，急性起病，通常 3~4 天病情达到高峰，随即逐渐减轻，约 2 周便可痊愈或转为慢性。多为双眼同时或先后相隔 2~3 天发病。自觉畏光、流泪、烧灼感、患眼刺痒如异物感，由于分泌物多，晨起睁眼困难，当病变侵及角膜时，畏光、疼痛及视力减退等症状明显加重。少数患者可伴有急性上呼吸道感染或其他全身症状。眼部检查可见眼睑轻度肿胀，结膜充血呈鲜红色，以穹窿部和睑结膜最为显著，角膜、结膜表面、睑缘等处有黏液性或脓性分泌物覆盖。严重者结膜表面可覆盖一层伪膜，所以又称伪膜性结膜炎，同时结膜下出现散在出血斑点以及并发卡他性角膜边缘浸润或溃疡，病变开始呈浅层点状角膜浸润，位于角膜缘内侧，以后浸润互相融合，形成弓状浅层溃疡。痊愈后可遗留云翳。

（2）慢性卡他性结膜炎　往往自觉症状较轻，主要为眼痒、干涩感、刺痛、异物感、眼睑沉重及视力疲劳，常在下午、晚间或阅读时症状加重，轻者眼部检查仅表现为结膜轻度充血，少许黏液性、黄色或白色泡沫样分泌物。长期慢性炎症刺激，可出现睑结膜充血、肥厚、粗糙、可有少量乳头增生和滤泡。

（3）淋菌性结膜炎　成人淋菌性结膜炎潜伏期为10小时至3天不等，双眼或单眼发病。病情发展急剧，眼睑高度红肿疼痛；睑结膜明显充血，伴小出血点或假膜形成；球结膜水肿；常有耳前淋巴结肿痛。发病初期，分泌物为浆液性或血性，3~5天后，眼睑肿胀有所减轻，变软，继而大量脓性分泌物流出，此时分泌物中有大量淋球菌，约经2~3周，脓性分泌物逐渐减少，但仍有淋球菌，有感染性，随后结膜水肿消退，睑结膜高度肥厚、乳头肥大、表面粗糙，可持续数月之久。最后炎症消失，睑结膜上可遗留深的瘢痕。角膜并发症几乎不可避免，重者可并发角膜溃疡和穿孔。淋菌性结膜炎常有淋病史。新生儿淋菌性结膜炎是新生儿眼炎中最严重者，曾是盲童的重要致盲原因。潜伏期2~5天内者多为母亲产道感染，出生7天后发病者为产后感染。发病初期睑结膜和球结膜水肿、充血，分泌物为水样、血清样、血性，进展快，发病数小时后出现大量脓性分泌物。角膜溃疡穿孔，虹膜脱出，继发眼内炎，失明。

（4）膜性结膜炎　因病变侵入结膜组织深浅不同而临床表现轻重不一。病变仅侵入浅层结膜组织时，在结膜组织上形成单纯性灰白色膜，其下方的结膜充血水肿，炎症可逐渐消失，不留痕迹，一般无严重角膜并发症。当病变侵入结膜深层，产生厚的坏死性膜样渗出物，睑板和穹窿结膜高度肿胀、侵润，眼睑不易翻转，睑裂粘连，累及角膜。伴随乏力、发热等全身症状，合并鼻咽部白喉，可出现昏迷，有时还可引起肾炎及眼外肌麻痹。

5. 细菌性结膜炎的危害

一般不影响视力，如果大量黏液脓性分泌物黏附在角膜表面时，可有暂时性视物模糊或虹视（眼前有彩虹样光圈），一旦将分泌物擦去，视物即可清晰。如果细菌或病毒感染影响到角膜时，则畏光、流泪、疼痛加重，视力也会有一定程度的下降。

6. 细菌性结膜炎查体、实验室及辅助检查

在发病早期和高峰期行结膜刮片检查、结膜囊分泌物涂片或细菌培养检查。一般病程晚期细菌学检查阳性率较低。同一组急性细菌性结膜炎患者，结膜囊分泌物涂片与细菌培养阳性率分别为7.0%与73.0%。

7. 细菌性结膜炎需要鉴别的疾病

可根据急性起病，有典型眼部临床表现，做出初步诊断，病原学检查可确诊。应与流行性角膜结膜炎鉴别，该病有特征性角膜上皮点状损害，角膜知觉减退，分泌物呈水样，可有耳前淋巴结肿大或压痛。

8. 细菌性结膜炎治疗方法

细菌性结膜炎的主要治疗原则如下。

（1）应尽早局部应用能覆盖常见病原菌的抗菌药物进行经验治疗。

（2）患眼分泌物较多时，可先应用灭菌生理盐水、3% 硼酸清洗结膜囊。切忌包扎。

（3）白天用抗菌药滴眼液，睡前用抗菌药眼膏。

（4）伴有咽炎或急性化脓性中耳炎者，或流感嗜血杆菌感染者，应同时口服抗菌药。

（5）淋病奈瑟菌感染者应及时全身使用足量的抗菌药物，并同时对密切接触者中淋病奈瑟菌感染患者或病原菌携带者进行治疗。

（6）对经验治疗效果不佳的患者，应进行结膜囊分泌物涂片及培养，查明病原菌后进行药敏试验，据以调整用药。

9. 细菌性结膜炎抗菌治疗评价与处理

虽然大多数细菌性结膜炎有自限性，但是应用抗菌滴眼液或眼膏是恰当的治疗，可缩短疗程，减轻症状。如果用药后反应差，表明可能是病毒性或过敏性结膜炎。而对于淋菌性结膜炎应同时采用全身及眼局部抗菌药物治疗。

10. 细菌性结膜炎的预后

一般急性细菌性结膜炎及时予以治疗的预后较好，但如果炎症累及角膜就会出现视力下降。治疗不当、毒力不强的病原菌感染便会演变为慢性结膜炎，而出现不可逆的永久性损害，如出现结膜瘢痕引起粘连、眼睑变形或继发干眼。

11. 细菌性结膜炎注意事项

（1）抗细菌性滴眼液和眼用凝胶均不宜长期使用，以免诱发耐药菌或真菌感染，使用中如出现过敏症状，应立即停止使用。

（2）喹诺酮类药物对婴幼儿的安全性尚未确定，可能会对软骨发育产生影响，因此对18岁以下儿童不推荐使用，妊娠及哺乳期妇女慎用。

（3）滴用氯霉素滴眼液后存在不易发现的再生障碍性贫血的风险，故在临床中应当慎用。

（4）氨基糖苷类药物对肾功能不全、前庭功能或听力减退者、失水、重症肌无力或帕金森病及老年患者慎用，孕妇慎用，哺乳期妇女使用本品期间宜暂停哺乳。

第三节　细菌性角膜炎

案例1　患者男性，76岁，因“右眼角膜划伤致右眼疼痛10天，加重3天”入院。患者自诉10天前因自行剔除右眼角膜异物导致右眼疼痛，自行点眼治疗（药物不详），3天前右眼突发疼痛加重、视物模糊明显，未予处理，现感疼痛剧烈伴视物不见前来就诊。查体：视力VD 30/cm、VS 0.5，双眼视力矫正无增强。右眼眼睑红肿明显，眼球结膜混合充血（++），角膜溃疡、水肿，溃疡呈乳白色，前房大量积脓，虹膜未见后粘连。余结构窥不见。分泌物培养结果：表皮葡萄球菌。临床诊断：右眼匐行性角膜溃疡。随即冲洗结膜囊，2次/天，0.5%左氧氟沙星滴眼液1滴30分钟1次频繁滴眼治疗，口服醋甲唑胺降眼压药物，迅速控制感染，防止角膜穿孔。2天后炎症控制，视力：VD 0.1、VS 0.5，前房积脓减少约2/3，疼痛症状明显缓解，滴眼液改为1次/小时，两周时视力：VD 0.1、VS 0.5，矫正无增强。右眼眼睑红肿消失，眼球运动自如，角膜上皮轻度水肿，下方角膜混浊，前房积脓吸收，患者好转出院。

问题1：匐行性角膜溃疡常见病因及治病微生物

匐行性角膜溃疡主要为毒力强的细菌引起，如金黄色葡萄球菌、溶血性链球菌、肺炎链球菌、淋球菌等均可致病。起病常伴有角膜表面外伤史，或者异物入眼，慢性泪囊炎也是造成感染的重要因素。多发生于老年人，也见于暴露性角膜炎的继发感染，偶见于佩戴接触镜者。

问题 2：匐行性角膜溃疡的治疗原则

要迅速控制溃疡的发展。在病原菌不明确前宜选用广谱抗生素，高浓度频繁滴眼，也可加上结膜下注射，以快速控制炎症的发展，并每日散瞳。若溃疡已经穿孔，可用抗生素眼膏及阿托品眼膏放入结膜囊内，绷带加压包扎以控制感染，如果有前房积脓、深基质脓疡或有穿孔倾向时应结合全身应用抗生素治疗。对于深层角膜脓疡或穿孔的患者，在药物控制的条件下可行角膜移植。

案例 2 患者男性，67 岁。患者主因左眼眼红、眼痛伴视力下降 2 天入院，患者 2 天前无明显诱因的情况下出现左眼眼红、眼痛伴视力下降，自行在家中点滴眼液治疗（具体品种不详），症状加重明显后入院治疗。患者既往 4 年前曾因外伤行左眼深板层角膜移植，术后视力欠佳，无排斥现象，病情稳定。入院检查：VD 0.4，VS 手动 / 眼前，左眼眼睑中度水肿，球结膜混合性充血（++）伴水肿，角膜中央可见 4mm × 3.5mm 白色溃疡灶，隐见前房无积脓，余眼部结构窥不清。Angio-OCT 检查示角膜病变侵及 1/2 角膜植片厚度。给予角膜刮片、细菌培养、真菌培养、药敏实验等，角膜刮片未找到真菌菌丝。初步考虑为急性角膜炎，随即给予 0.3% 妥布霉素滴眼液 1 滴 qh，入院后第 3 天，实验室检查结果示：铜绿假单胞菌。药敏实验结果示对头孢他啶、庆大霉素、左氧氟沙星、阿米卡星等敏感，加用 0.3% 左氧氟沙星滴眼液 1 滴 qh 频点，治疗 3 日后角膜溃疡病灶逐渐减小，左氧氟沙星及妥布霉素滴眼液改为 qid，3 周后 VS：指数 /50cm，角膜溃疡病灶消退，残留角膜云翳，瞳孔对光反射（+），晶状体混浊，眼底窥不清。

问题 1：铜绿假单胞菌性角膜溃疡治疗原则

当临床诊断确诊或疑为本病时，应即刻进行抢救。一般将具有抗假单胞菌活性氟喹诺酮类抗生素作为首选治疗药物，如环丙沙星和氧氟沙星滴眼液频繁点眼，每小时一次，连续 3 日（昼夜不间断），后缓慢减量。如果为重度角膜溃疡，或伴有明显的前房积脓时，可联合结膜下注射妥布霉素或头孢他啶并全身使用抗生素。

问题 2：手术时机是什么?

药物治疗 48 小时仍不能有效控制炎症的患者应及早手术治疗。

知识点

1. 什么是细菌性角膜炎？发病特点是什么

细菌性角膜炎（bacterial keratitis）是由细菌感染引起的，角膜上皮缺损及缺损区下角膜基质坏死的化脓性角膜炎，又称为细菌性角膜溃疡（bacterial corneal ulcer），细菌性角膜炎是主要的致盲眼病之一。细菌性角膜炎的诱发因素包括眼局部因素以及全身因素。眼局部因素多为角膜外伤或角膜异物伤，其他包括慢性泪囊炎以及一些眼部临床诊疗无菌操作不严格等；全身致病因素包括糖尿病、免疫缺陷疾病和酗酒等。

2. 细菌性角膜炎的致病微生物

造成角膜炎的细菌种类很多，其中以葡萄球菌属、链球菌属、假单胞菌属及肠杆菌科细菌为主，约 87% 的细菌性角膜炎是由上述四类细菌所致。角膜外伤常引发革兰阳性球菌感染，而革兰阴性菌感染常发生于角膜异物剔除术后或角膜接触镜佩戴后。

3. 细菌性角膜炎的分类

可分为匐行性角膜溃疡、铜绿假单胞菌性角膜溃疡、其他化脓性角膜溃疡。

4. 细菌性角膜炎的症状

（1）匐行性角膜溃疡　主要症状是刺痛感染、异物感染，甚至烧灼感。球结膜充血，严重时伴有水肿。角膜溃疡首先出现于角膜外伤后受损的部位，开始为灰白色或黄白色浓密浸润点，不久坏死脱落形成溃疡，溃疡周围常围绕着灰暗色的水肿区，如溃疡未得到控制，可继续向四周扩大，常在溃疡的一侧缘向周围及深层进展形成混浊的新月形浸润边缘，称进行缘，而在相对的一侧炎症较轻，溃疡呈蛇行进展，故称为匍行性角膜溃疡。坏死组织不断脱落，角膜实质逐渐变薄，最后可导致溃疡穿孔。并发严重的虹膜睫状体炎，也是本病的特征之一，由于细菌毒素渗入前房，刺激虹膜睫状体，故早期即有前房混浊和瞳孔缩小现象，角膜后出现灰白色或棕灰色粉末状沉着物，前房下方出现积脓，随着溃疡的扩大变深，积脓逐渐增多。

（2）铜绿假单胞菌性角膜溃疡　潜伏期很短，12~48 小时，起病急骤，患者剧烈眼痛、视力急剧下降，眼睑红肿痉挛，结膜充血水肿。偶可出现全身症状如发热、头痛等。其所造成的角膜溃疡的特点是形成迅速，早期角膜浸润，直径约 1~2mm，微隆起的灰白色点状浑浊，出现黏性坏死组织或分泌物，周围角膜有水肿，角膜后有沉着物，浸润很快形成黄白色溃疡，微隆起，表面坏死组织不易脱落，可在 24~48 小时内溃疡迅速扩大，形成深基质的溃疡或脓疡，如未能及时诊治，很快导致角膜穿孔，属眼科急症。溃疡区的角膜基质表面可发生凝固性坏死，并附有多量绿色的黏脓性分泌物。前房反应很重，炎症早期即有前房积脓。如溃疡继续发展，角膜可在 2~3 天内穿孔，虹膜脱出，发展为眼内炎或全眼球炎而丧失眼球。虹膜睫状体炎也为本病特点，大部分有前房积脓，无积脓者一般有不同程度的前房混浊或角膜后沉淀物。

5. 细菌性角膜炎的危害

细菌性角膜炎是主要的致盲眼病之一，其特点为起病急骤、进展迅速，若不进行有效的针对性治疗很快将导致角膜溃疡、穿孔，甚至造成眼内感染并最终导致眼球萎缩。

6. 细菌性角膜炎查体、实验室及辅助检查

（1）实验室检查　角膜病灶刮片，严重角膜炎（深基质层受累或累及直径＞2mm 伴周围广泛浸润）者，需采集标本涂片行革兰染色检查，并做细菌培养和药物敏感性试验。由于细菌培养阳性率低，故细菌培养阴性者应重复培养，并采用排除法进行鉴别诊断。

（2）临床共聚焦显微镜检查　可用于排除真菌性角膜炎或棘阿米巴角膜炎；根据反复发作病史和典型的临床表现以及单纯疱疹病毒印迹细胞学检查，可与单纯疱疹病毒性角膜炎鉴别。

7. 细菌性角膜炎治疗方法

（1）应尽早进行病原学检查，争取在给予抗菌药物前，应进行角膜病变区刮片镜检、培养和药敏试验。

（2）对于拟诊患者，选择广谱抗菌滴眼液进行经验性治疗。首选氟喹诺酮类滴眼液或氨基糖苷类滴眼液。

（3）主要给药途径为局部滴眼及结膜下注射。伴有大量前房积脓者，应同时静脉给药。

（4）对用药 48 小时后病情无好转者，应调整治疗方案或手术干预治疗，手术治疗包括病灶清创联合结膜瓣遮盖术、板层角膜移植术和穿透角膜移植术。

（5）常见的病原治疗方案详见表 3–3。

表 3–3 细菌性角膜炎的病原治疗（眼局部用）

病原	宜选药物	可选药物	备注
金黄色葡萄球菌	左氧氟沙星	氧氟沙星、环丙沙星、糖肽类	有青霉素类过敏性休克史者，不宜选用头孢菌素类
肺炎链球菌	左氧氟沙星	氧氟沙星、环丙沙星	
铜绿假单胞菌	妥布霉素、左氧氟沙星	环丙沙星、氧氟沙星	同上
肠杆菌科细菌	氧氟沙星、妥布霉素	环丙沙星	

8. 细菌性角膜炎抗菌治疗评价与处理

对于细菌性角膜溃疡或角膜炎患者，需要由眼科专科医师进行治疗。如果病情严重，需将这类患者收住入院，进行加强治疗。细菌性角膜炎是主要的致盲眼病之一，往往需要局部、全身及手术干预治疗，除尽早眼部局部经验用药外，如果为重度角膜溃疡或伴有明显的前房积脓时，往往需要全身静脉抗菌药物治疗，药物治疗 48 小时仍不能有效控制炎症的患者应及早手术治疗，对于深层角膜脓疡或穿孔的患者，在药物控制的条件下可行角膜移植。

9. 细菌性角膜炎的预后

角膜溃疡若能在早期得到控制，只留有较小的云翳，不在瞳孔部位不影响视力，但较大的溃疡可留有致密的白斑，常伴有新生血管长入，出现高度视力障碍。溃疡穿孔患者则形成粘连性白斑，严重影响视功能，甚至导致失明。

10. 细菌性角膜炎注意事项

细菌性角膜炎可以导致角膜混浊，影响视力，严重时可致盲，故一旦诊断细菌性角膜炎应尽早进行病原学检查以指导治疗，并尽早开始抗菌药物的经验治疗，若药物治疗效果差，需及早进行手术治疗；选择抗菌药物时注意药物过敏史及特殊人群用药。

第四节　细菌性眼内炎

案例 1　患者男性，70 岁。主因“左眼视力下降 1 年、加重 3 个月”来诊。经检查诊断“老年性白内障”左眼成熟期，入院行手术治疗，术程顺利。术后第 2 天，患者诉左侧头疼明显，左眼剧痛。查体：左眼视力 0.2，眼压正常，左眼混合充血，全角膜混浊，轻度水肿，前房积脓约占 1/3，瞳孔正圆，光反射略迟钝，人工晶体位置正常，余视不清。B 超：左眼玻璃体大量混浊，呈蜂窝状，诊断为“白内障摘除手术后感染性眼内炎”。随即给予万古霉素 1.5mg 左眼结膜下注射，左氧氟沙星滴眼液 1 滴 qh 点眼，妥布霉素滴眼液 1 滴 qh 点眼，注射用头孢曲松钠 2.0g，qd 静滴，治疗第 2 天检查左眼视力进行性下降，为手动 /30cm，B 超：玻璃体混浊较前加重，加用万古霉素 1mg/0.1ml 左眼玻璃体腔注射，注药前抽取玻璃体液 0.2ml 做涂片及细菌培养，注药后第 2 天患者自觉左眼视物略好转，查左眼视力为指数 20/cm，注药第 4 天左眼视力指数 50/cm，于首次注药 5 天后再次给予万古霉素 1mg/0.1ml 左眼玻璃体腔注射。该日玻璃体腔液细菌培养结果回报：表皮葡萄球菌，停止结膜下注射万古霉素，其余继续之前治疗方案不变。次日查左眼视力 0.15，眼压正常，结膜充血明显减轻，角膜混浊部分吸收，前房积脓全部吸收，房水混浊轻微，瞳孔药物性散大，无粘连，人工晶体位置正常，眼底模糊。B 超：玻璃体混浊明显减轻。此后患者左眼情况逐渐好转直至 3 周后临床治愈出院，出院时左眼视力 0.3，除角膜仍有轻度混浊、B 超检查玻璃体中度混浊之外，余检查均正常。

问题 1：该患者诊断为眼内炎的标准是什么？

眼部术后如发生原因不明的视力下降、眼球剧痛、眼睑水肿，前房反应较以往明显加重，玻璃体混浊，眼底呈黄色反光，可拟诊为眼内炎。确诊眼内炎需要进行病原学检查，但即使培养结果阴性，亦不能排除眼内炎的诊断。因为玻璃体腔标本培养阳性率占 56%~70%，而前房液培养阳性率仅为 36%~40%。

该患者术后 2 天出现左侧头疼明显、左眼剧痛、轻度水肿。患眼视力明显下降，全角膜混浊，前房积脓，B 超示左眼玻璃体大量混浊，呈蜂窝状，临床诊断为“感染性眼内炎”。治疗期间患者玻璃体腔液细菌培养结果回报为表皮葡萄球菌，病原学证据明确，可确诊为“白内障摘除手术后感染性眼内炎”。

问题 2：该患者药物治疗方案是否正确？

根据《抗菌药物临床应用指导原则》，一经临床诊断为细菌性眼内炎，应立即给予经验性抗菌治疗。在给予抗菌药物前，还应尽早自前房或玻璃体腔采集标本，进行涂片镜检、微生物培养和药物敏感试验，指导临床用药选择。经验治疗宜采用广谱抗生素多途径联合用药如结膜下注射、眼内注射。玻璃体腔内注射抗菌药物是治疗细菌性眼内炎的有效方式，严重感染需采用合并静脉给药。如感染不能控制，应立即施行玻璃体切除联合玻璃体腔内给药。

患者临床诊断为感染性眼内炎后，立即给予经验治疗。患者白内障手术后 2 天出现相关症状，考虑白内障术后眼内炎常见病原体为凝固酶阴性葡萄球菌，根据《抗菌药物临床应用指导原则》，宜选糖肽类药物进行经验治疗，最初选用万古霉素 1.5mg 结膜下注射联合玻璃体腔内注射，符合多途径联合用药。治疗期间患者玻璃体腔液细菌培养结果回报为表皮葡萄球菌，现治疗方案可有效覆盖该菌，继续原治疗方案不变。患者治疗第六天患眼视力逐渐恢复，结膜充血明显减轻，角膜混浊部分吸收，前房积脓全部吸收，3 周后临床治愈出院，出院时左眼视力 0.3。整体治疗过程安全有效。

案例2 患者，女，48岁，因“右眼视力下降2个月”入院。临床诊断：孔源性视网膜脱离（右）黄斑裂孔（右）虹膜后粘连（右）。行右眼“玻璃体切割术联合硅油内填充术”，术后患者状态良好，3日后患者出院。出院4个月后，患者为取出硅油入院治疗，入院查体：右眼视力：指数/20cm，眼压：13mmHg，患者双眼结膜无充血，角膜透明，右眼晶体混浊，眼底网膜平复在位。血常规、尿常规等实验室检查未见异常。行右眼白内障超声乳化摘除、人工晶体植入联合硅油取出术，手术顺利，术后给予妥布霉素地塞米松滴眼液（典必殊）及普拉洛芬滴眼液（普南扑灵）点眼。术后第一天早7时48分，患者角膜后可见KP（++），房水轻度混浊，瞳孔区见少量渗出。隐约见视盘、网膜橘红色反光，给予结膜下注射地塞米松。术后25小时，患者房水混浊加重，瞳孔区渗出略增多。考虑炎症反应，于术后28小时行人工晶体取出，前房冲洗、玻璃体腔灌洗联合硅油内填充术，术中取出前房液及结膜囊细菌真菌培养、药敏试验。术后给予万古霉素1.0g静脉输液，头孢唑肟3.0g静脉输液，同时给予局部抗炎对症治疗。术后第1天，患者眼压正常，结膜充血，角膜无水肿，瞳孔区少许渗出，眼底可见网膜橘红色反光。术后第2天，患者眼压较高41mmHg，给予布林佐胺滴眼液（派立明）点眼，其余无异常。于术后第5天停用万古霉素，于术后第7天停用头孢唑肟。期间患者眼压较高，继续给予降眼压治疗。术后第9天患者眼压42mmHg，行前房穿刺，并继续给予降眼压治疗。术后第13天，患者右眼眼压：25mmHg，视力：指数/5cm，其余未见异常，患者出院。

问题1：出现眼内炎后的治疗策略是什么？

一旦确诊眼内炎，立即取玻璃体液送检培养，及时行前房冲洗，万古霉素玻璃体腔注药联合万古霉素灌注下的前房冲洗及玻璃体切割，同时联合全身抗生素的使用。必要时行晶体摘除及眼内硅油填充，能有效的控制眼内炎的发展，保存患者视力。对于此病例，积极全面的术前查体，及时发现患者全身相关疾病，积极治疗全身感染疾病，做好术前评估，将能有效的避免眼内炎的发生，规避风险。其次，为了预防玻璃体切割术后眼内炎的发生，严格的术前抗生素点眼，规范的术前消毒、手术操作及术后护理，都将有效的预防玻璃体切割术后眼内炎的发生。

问题 2：患者出院应注意哪些问题？

①遵医嘱足量足疗程用药。

②注意卫生习惯，避免揉眼，防止污水入眼等。

③调整心态、动静适宜，每天保持乐观的情绪，积极对待疾病及生活。发病期间注意休息、避免劳累、适度锻炼、增强体质，注重饮食健康。

知识点

1. 什么是细菌性眼内炎？发病特点是什么

细菌性眼内炎（bacterial endophthalmitis）是指葡萄膜、视网膜及其相邻眼内腔的化脓性炎症，是一种医学急症，严重的眼内感染。研究显示，眼内炎病因中眼外伤约占60%，内眼手术约占15%。成人外伤性眼内炎的主要原因是眼球穿通伤，而儿童多为一次性注射器刺伤。手术后眼内炎可发生于手术过程，大多数细菌性眼内炎发生在手术后。

2. 细菌性眼内炎的致病微生物

细菌性眼内炎常继发于眼部手术或眼部穿通伤，少部分由内源性感染引起，免疫抑制、免疫缺陷或糖尿病患者易感，经培养证实，内眼术后感染表皮葡萄球菌等凝固酶阴性的葡萄球菌是首位致病菌，其次为金黄色葡萄球菌、链球菌、铜绿假单胞菌、变形杆菌；青光眼术后感染常见链球菌感染引起，其次为流感嗜血杆菌、金黄色葡萄球菌；穿通性眼外伤后的眼内炎常由芽孢杆菌、枯草杆菌引起；内因性感染则多由链球菌、脑膜炎奈瑟菌及金黄色葡萄球菌感染引起。真菌感染则包括念珠菌、曲霉菌等，发病前多有应用广谱抗生素或免疫抑制剂及糖皮质激素行眼部及全身治疗史。

3. 细菌性眼内炎的分类

根据病因又分为外源性和内源性眼内炎。其中外因性眼内炎多发生于穿通性眼外伤、眼部手术和角膜溃疡穿孔后，病原体由外界进入眼内而发病。而内因性眼内炎一般来源于体内其他部位的化脓性病灶，毒力强的细菌进入眼内血管引起眼内化脓性感染，内源性眼内炎较罕见，免疫抑制、免疫缺陷或糖尿病患者及吸毒者是内源性眼内炎的高危人群。

4. 细菌性眼内炎的症状

视力下降和眼红、眼痛是细菌性眼内炎的两个主要临床表现。其中眼红、眼痛是具有重要诊断意义的体征，但仍有 25% 的病例无明显疼痛。其他眼部体征还包括前房积脓、角膜、玻璃体等屈光间质混浊，眼底窥不清等。典型的外因性细菌性眼内炎多发生在术后或伤后 2~5 天以内，起病急，发展快。患眼剧痛、畏光、流泪，视力常急剧下降甚至失明，眼睑水肿，结膜充血，角膜水肿混浊，角膜后有沉着物，可出现前房积脓及玻璃体混浊，眼内可呈黄色反光。内因性眼内炎中，25% 为双眼，右眼多见，患者常无明显症状，可为慢性虹膜炎的表现，并可有虹膜囊肿，眼压升高或降低。

5. 细菌性眼内炎的危害

眼球对感染的自然抵抗力差，眼内炎可以破坏眼球，如不及时控制，会导致失明。

6. 细菌性眼内炎查体内容

（1）必须检查视力。

（2）进行眼前节拍照、裂除灯显微镜检查，前房混浊程度根据 + 至 ++++，分为轻、中、重、极重 4 级。

7. 细菌性眼内炎实验室及辅助检查

B 超检查可显示玻璃体混浊的密度、范围、玻璃体后脱离、玻璃体与视网膜粘连及视网膜脱离等。应尽早在无菌条件下行前房穿刺或玻璃体抽吸，取房水、玻璃体作涂片及培养。滤泡相关性眼内炎要对角膜接触镜、房水、滤泡内容物、玻璃体进行致病菌培养，玻璃体培养的阳性率最高。

8. 细菌性眼内炎需要鉴别的疾病

细菌性眼内炎早期需要与人工晶状体植入后的毒性综合征相鉴别，后者眼红、眼痛症状较轻，且以角膜混浊表现为主，而细菌性眼内炎以眼部红肿热痛、视力下降表现较为突出。迟发性眼内炎往往与色素膜炎症反应的鉴别较困难，最终鉴别需要微生物学检查，但是临床一些特征性表现还是能够区分细菌性和非细菌性眼内炎的。

9. 细菌性眼内炎如何治疗

病因不同，其常见病原体也有所不同，具体情况参见表 3–4。

表 3–4 细菌性眼内炎的抗菌治疗 *

眼内炎分类	常见病原菌	宜选药物	可选药物
白内障术后	凝固酶阴性葡萄球菌	糖肽类	阿米卡星、头孢唑林、利奈唑胺
青光眼滤过术后	草绿色链球菌、肺炎链球菌、流感嗜血杆菌	头孢曲松、苯唑西林	头孢唑林、左氧氟沙星、阿米卡星（联合）
外伤后	蜡样芽孢杆菌	糖肽类 + 阿米卡星	左氧氟沙星
内源性	金黄色葡萄球菌、链球菌、革兰阴性杆菌	糖肽类 + 头孢他啶或头孢吡肟	环丙沙星 ± 阿米卡星

* 此表摘自《抗菌药物临床应用指导原则》。

发现细菌性眼内炎后，应尽早在无菌条件下行前房穿刺或玻璃体抽吸，取房水、玻璃体作涂片及培养。待培养和药敏结果回报后再进一步调整用药。但为挽救患者的眼球及视功能，一经临床诊断细菌性眼内炎，应立即给予经验性抗菌治疗。应采用广谱抗生素多途径联合用药。

主要给药途径为结膜下注射及玻璃体腔注射给药。玻璃体腔内注射抗菌药物是治疗细菌性眼内炎的有效方式，严重感染可合并全身给药。

细菌性眼内炎的手术治疗指征：当药物治疗 1~2 天效果不明显、炎症无改善、视力低于手动时，可行玻璃体切除手术。选择手术治疗的指征如下。

（1）急性细菌性眼内炎，病情发展迅速，其他治疗无明显效果。

（2）局部或全身性用药，病情继续恶化。

（3）玻璃体混浊加重，B 超显示玻璃体腔内有较大的脓腔或多个脓腔。适时地选用手术联合玻璃体腔内注射抗生素是治疗细菌性眼内炎的有效措施。

10. 细菌性眼内炎抗菌治疗评价与处理

如患者临床症状控制，前房积浓消失，房水细胞明显减少至可疑阳性，玻璃体炎症反应控制，玻璃体积脓消失或伴有视力提高为治愈。若临床症状及体征未被控制或进行性加重，或因此行眼球摘除术或眼内容物剜除术则为治疗无效。

11. 细菌性眼内炎的预后

白内障术后多为表皮葡萄球菌（Staphylococcus epidermidis），一般预后较好。而外伤性感染性眼内炎常见的致病微生物是革兰染色阳性杆菌，预后很差。术后和外伤性眼内炎可引起多种并发症，如低眼压、黄斑水肿、视网膜脱离、虹膜后粘连、虹膜周边前粘连、角膜水肿、晶状体后囊混浊等，如不及时治疗可导致眼球萎缩。

12. 细菌性眼内炎注意事项

（1）对拟诊感染性眼内炎的患者，应入院进行严密观察，以进一步明确诊断并给予治疗。

（2）原则上静脉滴注、口服抗菌药物均为辅助疗法。

（3）临床实践中，应根据病情的变化，及时调整治疗方案。

（4）在治疗的各个阶段，除裂隙灯显微镜观察外，需结合 B 超检查结果综合判断病情。根据细菌培养和药物敏感性试验结果，适时调整用药方案。

（5）若患者头孢菌素类抗生素过敏，可选用庆大霉素、阿米卡星、亚胺培南等药物。

确诊为眼内炎后，基层医院眼科医师可在进行必要的处理后，将患者及时转入上级医院进行进一步治疗。

第五节　急性细菌性鼻窦炎

案例 1　患者女性，17 岁，因流脓性鼻涕伴发热 5 天就诊。患者于一周前着凉后感冒，5 天前出现发热，体温最高 39℃，伴鼻塞、流脓性鼻涕、面部胀痛，无眶周水肿等眼部不适，无恶心、呕吐，既往体健。鼻腔检查：可见鼻黏膜充血和脓性分泌物。血常规：WBC 10.45×10^9/L，中性粒细胞 81.2%；CRP 40.7mg/L。诊断为“急性细菌性鼻窦炎”，给予：阿莫西林胶囊，0.5g，口服，q8h × 5 天。

问题 1：急性感染性鼻窦炎的定义是什么？

是指由病毒、细菌等病原微生物所引起的鼻腔和鼻窦黏膜部位的急性感染，症状持续但不超过 12 周或脓涕伴有高热（体温≥ 39℃）持续至少 3 天，但需排除其他因素（特别是下呼吸道感染）所导致的发热。

问题 2：急性细菌性鼻窦炎初始治疗应覆盖的病原菌？治疗方案是否合理？

急性细菌性鼻窦炎的致病菌主要是肺炎链球菌、流感嗜血杆菌和卡他莫拉菌，尚有少数为厌氧菌、金黄色葡萄球菌、A 组溶血性链球菌及革兰阴性杆菌。选用阿莫西林作为初始治疗是合理的。但疗程不足，为减少复发，疗程应为 10~14 天。

案例 2　患者男性，65 岁，因鼻塞、流清鼻涕 3 天就诊。患者 3 天前出现伴鼻塞、流脓性鼻涕、面部疼痛，体温正常。鼻腔检查：可见鼻黏膜充血。血常规：WBC 6.35×10^9/L，中性粒细胞 68.2%；CRP 0.7mg/L。诊断为“急性鼻窦炎”，给予：阿奇霉素干混悬剂，0.5g，口服，qd × 3 天。

问题 1：患者的治疗方案是否合理？

不合理。患者的实验室检查不支持细菌感染，且大多数急性鼻窦炎患者，尤其在病早期（5~7 天）是以病毒感染引起的黏膜炎症反应为主要病理改变，细菌性鼻窦炎在急性鼻窦炎中所占比例很低。

问题 2：病毒性及细菌性鼻窦炎的主要症状特点？

鼻塞、黏（脓）性鼻涕、颜面部疼痛或头痛，严重者多伴发热。且在疾病初期多出现严重症状包括脓涕、高热（体温≥ 39℃）和头痛等。

知识点

1. 什么是急性细菌性鼻窦炎？发病特点是什么？

急性细菌性鼻窦炎，即急性化脓性鼻窦炎（acute suppurative sinusitis），即鼻窦黏膜的一种急性化脓性感染。它常继发于病毒性上呼吸道感染，以累及上颌窦者为多见。鼻窦由于解剖上具有特殊性，所以易感染。鼻窦的窦口均较细小，一旦发生狭窄或阻塞，窦腔的通气引流既受影响，也易蓄脓，或演变成慢性炎症。

2. 急性细菌性鼻窦炎的致病微生物

细菌与病毒感染可同时并发。常见细菌菌群是肺炎链球菌、流感嗜血杆菌，其次为卡他莫拉菌属，尚有少数溶血性链球菌、葡萄球菌、厌氧菌及革兰阴性杆菌等。真菌及过敏也有可能是致病因素。但混合性感染远远多于单一性感染。近年来真菌感染鼻窦者增多。

3. 急性细菌性鼻窦炎的分类

急性鼻窦炎的感染常来自于：窦源性感染、鼻腔源性感染、邻近组织源性感染、血源性感染、创伤源性感染，还有全身因素和中毒因素导致。

4. 急性细菌性鼻窦炎的症状

（1）主要症状　鼻塞，脓涕。

（2）次要症状　头面部胀满和压迫感，嗅觉改变。

5. 急性细菌性鼻窦炎的危害

该病影响病患的生活质量，可能会导致下呼吸道感染，严重者有可能引起眼眶、颅内并发症。

6. 急性细菌性鼻窦炎查体内容

（1）一般检查　儿童患者应检查鼻窦表面皮肤及软组织有无红肿。检查有无局部压痛及叩击痛。观察患者的鼻塞程度。

（2）鼻腔检查　以前、后鼻孔镜或加用头位引流等检查法，观察鼻腔黏膜和鼻甲的变化，判断鼻腔内脓液的来源。

7. 急性细菌性鼻窦炎实验室及辅助检查

鼻窦 X 线或 CT 检查，可评估鼻窦病变情况。

8. 需要鉴别的疾病

通常急性鼻窦炎需与急性鼻炎鉴别诊断。急性鼻炎常在受凉后发生，病程一般不超过 2 周，症状主要包括打喷嚏、大量鼻涕、鼻塞，头部沉重感。分泌物量由多变少，一般 2 周内消失。分泌物性质由浆液性转黏液脓性。病侧多为双侧。前鼻孔镜检查提示以下鼻甲红肿为主。局部无压痛及叩击痛。鼻窦 X 线或 CT 检查阴性。由于无脓液，一般不作导管冲洗或穿刺。急性鼻窦炎在原发病的急性期或恢复期中发生。病程常数周，易转化为慢性鼻窦炎。症状除流涕、鼻塞外，以头痛为主，有时牙痛。分泌物量一般较多，常为脓性。病变多为单侧。前鼻孔镜检查提示下鼻甲、中鼻甲、中鼻道均有病变。局部常有压痛及叩击痛。鼻窦 CT 检查可见鼻窦黏膜增厚，黏膜肿胀明显可呈分叶状或息肉状。导管冲洗或穿刺提示有脓液。其次，还要与引起头痛的其他疾病相鉴别，如偏头痛、颅内肿瘤；因有鼻塞，要与鼻腔鼻窦肿瘤相鉴别，如鼻腔内翻新乳头状瘤、鼻腔鳞癌等，病理诊断可以明确之。

9. 急性细菌性鼻窦炎治疗方法

（1）抗菌药物　采用足量抗菌药物控制感染，以青霉素类、头孢菌素类为首选药物，药物治疗强调选择敏感抗菌药物，足量、足疗程使用。其次也可选用其他广谱类抗菌药物或磺胺类药物。有条件应做细菌培养和药敏试验。疗程 10~14 天，以减少复发。

（2）血管收缩剂　能收缩鼻腔肿胀的黏膜，以利鼻窦引流。但血管收缩剂不宜长期使用，会有引起继发药物性鼻炎之虞。为促进鼻窦的通气引流，可用 1% 的麻黄碱生理盐水滴鼻或 0.05% 羟甲唑啉喷鼻剂喷鼻。

（3）黏液促排剂　在标准的治疗方法上加入黏液促排剂可以获得更好的治疗效果，主要是可以减少治疗时间。

（4）抗组胺药　抗组胺药可以明显减轻喷嚏、流涕和鼻塞症状。

（5）高渗盐水　高渗盐水可以改善鼻黏膜纤毛清除率，有临床试验结果显示高渗盐水在咳嗽、流涕、鼻后滴漏症状各个评价指标中均有明显效果。

10. 急性细菌性鼻窦炎抗菌治疗评价与处理

对于抗菌药物治疗的患者，应在 72 小时内随诊，明确有无临床症状如流脓涕、鼻塞、嗅觉障碍、面部局部疼痛、头痛、发热、咳嗽、疲劳、上列牙疼痛和耳部发胀等的改善。在此期间病情无好转的患者需进一步检查，重新评价，积极寻找病原学，并定期复查。避免发展为慢性鼻窦炎，进而并发如脑膜炎和脑脓肿等疾病。

11. 急性细菌性鼻窦炎的预后

促进鼻窦的通气引流，控制感染，可防止发生并发症或转成慢性鼻窦炎。保守治疗无效时可考虑功能性鼻内窥镜手术。

12. 急性细菌性鼻窦炎注意事项

（1）在秋冬季或感冒流行期间，外出应该戴口罩，应该避免公众集会，尽量少去公共场所，对污染的室内可用白醋熏蒸进行空气消毒。

（2）鼻炎大多是着凉感冒引起的，所以要加强体育锻炼，增强抵抗力，如晨跑、游泳、冷水浴、冷水洗脸等都可增强体质，提高人体对寒冷的耐受力。

（3）鼻窦炎日常生活注意事项　应避免过度疲劳、睡眠不足、受凉、吸烟、饮酒等，因为这些因素能使人体抵抗力下降，造成鼻黏膜调节功能变差，病毒乘虚而入而导致发病。

（4）保持室内空气的湿度，或使用空气过滤器，不要让鼻腔太干燥，及时更换、清洗寝具，防止螨虫及其分泌物诱发变应性鼻炎。

（5）鼻窦炎患者平时可常做鼻部按摩，注意擤涕方法，鼻塞多涕者，宜按塞一侧鼻孔，稍稍用力外擤，之后交替而擤，鼻涕过浓时以盐水洗鼻，避免伤及鼻黏膜。

（6）鼻窦炎患者需遵医嘱及时用药，慢性鼻窦炎者治疗要有信心与恒心，保持性情开朗，精神上避免刺激，同时注意不要过劳，注意加强锻炼以增强体质。

（7）鼻窦炎急性发作时，多加休息。卧室应明亮，保持室内空气流通，但要避免直接吹风及阳光直射。

（8）鼻窦炎久治不愈时应向医生咨询手术治疗的必要性，若接受手术务必遵医嘱按时复查，避免手术复查不及时引起的手术失败和疾病复发。

（9）上颌窦穿刺应在全身症状消退和局部炎症基本控制，鼻腔病变趋向局限化时进行。而急性期时也不宜手术，仅在鼻窦炎症向外扩散而导致邻近器官发生严重并发症时，才不得已而为之，需严格掌握适应证。

第六节　急性细菌性中耳炎

案例 1　患儿女，15 岁，因双耳疼痛伴发热 3 天就诊。患者 3 天前出现双侧耳痛，无耳溢液、眩晕、耳鸣，自觉听力轻度下降，伴头痛，无恶心、呕吐，既往反复上呼吸道感染。查体可见鼓膜出现弥漫性充血伴黄色渗液。血常规：WBC 13.25×10^9/L，中性粒细胞 76.2%；CRP 27.7mg/L。诊断为“急性中耳炎”，给予：注射用头孢呋辛 1g，静脉输注，q8h × 3 天。

问题 1：急性中耳炎使用抗菌药物的指征及应覆盖的病原菌？治疗药物选择是否合理？

病毒性上呼吸道感染可合并轻度中耳炎表现，不需用抗菌药物，但如表现为急性起病的耳部疼痛、听力下降、发热、鼓膜进行性充血和膨隆，或已有鼓膜穿孔伴黄色渗液时，则需考虑急性细菌性中耳炎的临床诊断，可予以抗菌治疗。

急性细菌性中耳炎的病原菌以肺炎链球菌、流感嗜血杆菌和卡他莫拉菌最为常见，三者约占病原菌的近 80%；少数为 A 组溶血性链球菌、金黄色葡萄球菌等。

患者有发热、听力下降等临床症状，且血常规提示细菌感染，选择头孢呋辛属于第二代头孢菌素，可以很好覆盖常见的病原菌，药物选择合理，但应首选口服给药。

问题 2：治疗急性细菌性中耳炎的疗程？

疗程 7~10 天，以减少复发。

案例 2　患者男性，28 岁，因发热 3 天伴有右耳流脓 1 天来诊。患者 3 天前出现发热，体温最高 38℃，有咳嗽、咳痰症状，曾经自行口服对乙酰氨基酚片和红霉素肠溶片进行治疗，2 天前出现耳部疼痛，1 天前出现耳部流脓，来我门诊就诊。血常规：WBC 14.5×10^9/L，中性粒细胞 80.2%。查体：体温

39℃，心肺听诊正常，右耳外耳道肿胀明显，可以看到黄色脓性分泌物，无法看到光锥，诊断为急性化脓性中耳炎。给予阿莫西林胶囊 1.0g，口服，q8h×7 天联合甲硝唑片 0.4g，口服，q8h×7 天治疗。

问题 1：患者治疗药物选择是否合理？

不合理。抗菌治疗以覆盖肺炎链球菌、流感嗜血杆菌和卡他莫拉菌等常见致病菌为主，无需联合抗厌氧菌治疗。

问题 2：患者用药 3 天后，体温波动于 38~39℃，耳部症状未见减轻，应如何调整治疗方案？

（1）存在耐青霉素肺炎链球菌感染可能，可选用大剂量阿莫西林/克拉维酸口服或头孢曲松静脉滴注。中耳有渗液时可采取标本做细菌培养及药敏试验。

（2）评估是否需要实行鼓膜切开术，适时的鼓膜切开术可通畅引流，有利于炎症的迅速消散，使全身和局部症状迅速减轻。

（3）评估是否存在鼻腔、鼻窦、咽部与鼻咽部慢性疾病，进行综合治疗。

知识点

1. 什么是急性细菌性中耳炎？发病特点是什么

急性细菌性中耳炎（acute suppurative otitis media）为中耳黏膜的急性化脓性炎症。各种原因引起的身体抵抗力下降，全身慢性疾病及邻近部位的病灶疾病等是本病的诱因。病变主要位于鼓室，但中耳其他各部亦常受累。

2. 急性细菌性中耳炎的致病微生物

主要致病菌为肺炎链球菌、流感嗜血杆菌和卡他莫拉菌，三者约占病原菌的近 80%；少数为 A 组溶血性链球菌、金黄色葡萄球菌等。

3. 急性细菌性中耳炎的症状

（1）全身症状　鼓膜穿孔前，全身症状较明显，可有畏寒、发热、怠倦及食欲减退。小儿全身症状常较成人严重，可有高热、惊厥，常伴呕吐、腹泻等消化道症状。鼓膜穿孔后体温下降，体温逐渐下降，全身症状亦明显减轻。

（2）耳痛　早期可出现。患者感耳深部钝痛或搏动性跳痛。一旦出现自发性穿孔或行鼓膜切开术后，脓液向外宣泄，疼痛顿减。

（3）耳鸣及听力减退　患者可有搏动性耳鸣，听力逐渐下降。鼓膜穿孔后听力反而提高，如病变侵入内耳，可出现眩晕和感音性耳聋。

（4）耳漏　鼓膜穿孔后耳内有液体流出，初为浆液血性，以后变为黏液乃至脓性。

4. 急性细菌性中耳炎的危害

急性传染病并发的急性化脓性中耳炎，病变可深达骨质，称急性坏死性中耳炎，表现为脓臭、鼓膜大穿孔。

5. 急性细菌性中耳炎查体内容

（1）耳镜检查　早期鼓膜松弛部充血，以后鼓膜迅速出现弥漫性充血，鼓膜可全部向外突出，或部分外突。穿孔一般位于紧张部。有时须以 Siegle 耳镜加压后，才能窥见鼓膜上的小穿孔。

（2）触诊　因乳突部骨膜的炎性反应，乳突尖及鼓窦区可能有压痛。鼓膜穿孔后渐消失。

6. 急性细菌性中耳炎实验室及辅助检查

（1）听力检查　呈传导性听力损失，听阈可达 40~50dB。

（2）血液分析　白细胞总数增多，多形核白细胞增加，穿孔后血常规渐恢复正常。

7. 急性细菌性中耳炎需要鉴别的疾病

（1）急性分泌性中耳炎　儿童急性化脓性中耳炎与急性分泌性中耳炎由于病因及症状相似，又可以相互转化，故现代医学又称急性中耳炎。成人急性分泌性中耳炎一般自觉耳内胀痛、堵塞感、耳鸣、听力减退、自声增强。①耳科常规检查：鼓膜完整，早期充血内陷，光锥消失；如鼓室积液较多，鼓膜可外凸，常可在鼓膜外见液平面，其中杂以圆形和椭圆形气泡。鼓膜活动性差。②听力检查：呈传导性而聋。③声阻抗检查：B 型或 C 型鼓室压力曲线，镫骨肌反射消失。

（2）急性外耳道炎　耳痛剧烈，多有挖耳史，外耳道红肿，牵拉耳廓痛，鼓膜完整，听力一般正常。本病常见并发症有急性乳突炎、耳内及颅内并发症。

8. 急性细菌性中耳炎治疗方法

（1）全身治疗

①尽早应用足量的抗菌药物控制感染，务求彻底治愈，以防发生并发症或转为慢性。初治可口服阿莫西林，如当地流感嗜血杆菌、卡他莫拉菌产β-内酰胺酶菌株多见时，也可口服阿莫西林/克拉维酸。其他可选药物有第一代或第二代口服头孢菌素。用药3天无效的患者应考虑为耐青霉素肺炎链球菌感染可能，可选用大剂量阿莫西林/克拉维酸口服或头孢曲松静脉滴注。鼓膜穿孔后应取脓液作细菌培养及药敏试验，参照其结果选用适宜的抗菌药，直至症状完全消失，并在症状消失后仍继续治疗数日，方可停药。

②鼻腔减充血剂滴鼻或喷雾于鼻咽部，可减轻鼻黏膜肿胀，有利于恢复咽鼓管功能。

③注意休息，调节饮食，疏通大便。重症者应注意支持疗法，如静脉输液、输血或血浆，应用少量糖皮质激素等。

（2）局部治疗　鼓膜穿孔前：①2%石炭酸甘油滴耳，可消炎、止痛。因该药遇脓液即释放石炭酸，可腐蚀鼓膜及鼓室黏膜，当鼓膜穿孔后应立即停药。慢性化脓性中耳炎忌用此药。②鼓膜切开术：适时的鼓膜切开术可通畅引流，有利于炎症的迅速消散，使全身和局部症状迅速减轻。炎症消退后，穿孔可迅速封闭，减少瘢痕形成和粘连。鼓膜切开术的适应证为：全身及局部症状较重，鼓膜明显膨出。虽经治疗亦无明显好转者；鼓膜虽已穿孔，但穿孔太小，引流不畅者；有可疑并发症，但无需立即行乳突手术者。

鼓膜穿孔后：可选用0.3%的氧氟沙星滴耳液、复方利福平液等滴耳。炎症完全消退后，穿孔多可自行愈合。穿孔长期不愈者，可作鼓膜成形术。

（3）病因治疗　积极治疗鼻部及咽部慢性疾病。

9. 急性细菌性中耳炎抗菌治疗评价与处理

对于抗菌药物治疗的患者，应在72小时内随诊，明确有无临床症状体征如畏寒、发热、怠倦及食欲减退、耳痛、耳鸣及听力减退等的改善。在此期间病情无好转的患者需进一步检查，重新评价，积极寻找病原学，并定期复查。

10. 急性细菌性中耳炎的预后

预后良好。

11. 急性细菌性中耳炎注意事项

（1）锻炼身体，提高身体素质，积极预防和治疗上呼吸道感染。

（2）广泛开展各种传染病的预防接种工作。

（3）宣传正确的哺乳姿势　哺乳时应将婴儿抱起，使头部竖直，乳汁过多时应适当控制其流出速度。

（4）鼓膜穿孔及鼓室置管者禁止游泳，洗浴时防止污水流入耳内。

第七节　口腔感染

案例 1　患者，女性，36 岁，因“牙齿松动，逐渐加重伴无力咀嚼食物 4 个月”就诊。患者既往刷牙时出血较多，偶有自发性出血。每天刷牙 2 次，每次持续约 1 分钟。患者 3 年前被诊断为糖尿病，未采取有效措施控制血糖，也未复查血糖，就诊当日查空腹血糖为 8.28mmol/L。口腔检查：口腔卫生状况差，牙石Ⅲ度，软垢大量；牙龈鲜红色，龈乳头球状增生，覆盖部分牙面，可见白色脓点，余牙牙龈色红，龈缘轻中度水肿，质地松软。全口普遍牙周袋深约 5~8mm，出血指数 3~5，牙周袋内溢脓。下切牙松动Ⅲ度，牙齿浮出，余牙普遍松动Ⅰ～Ⅱ度。牙片显示下切牙根周区牙槽骨广泛吸收。初步诊断为：牙周炎。在积极控制血糖的同时，清除牙石，并予以阿莫西林片 0.5g，tid，甲硝唑片 0.4g，tid 口服治疗，患者 7 日后服诊，患者牙周炎症得到良好控制，牙龈呈淡粉色、龈缘菲薄，质地坚韧。牙周袋变浅至 2~5mm，出血指数为 1~2。多数牙齿松动度减轻。

问题 1：该患者的治疗方案是否合理？

该患者临床诊断为牙周炎，牙周病是最常见的糖尿病口腔并发症。根据《抗菌药物临床应用指导原则》，口腔感染的治疗原则以局部治疗为主，抗菌治疗为辅助治疗。必要时辅以全身治疗。首先给予局部治疗，如清除牙石、菌斑，冲洗局部，切开引流清除感染的牙髓等，并注意口腔卫生。当伴有发热等全身症状者或患有糖尿病等基础疾病的患者在进行牙周病、牙体病治疗前后可短期口服抗菌药物，必要时可局部使用抗菌药物。该患者患有糖尿病，考虑给予抗感染治疗。口腔感染中的细菌最常见者为链球菌、厌氧菌，因此牙周炎、冠周炎首选阿莫西林、甲硝唑等进行治疗。患者选用阿莫西林片0.5g，tid，甲硝唑0.4g，tid口服治疗，选药合理，剂量适宜。

问题2：该患者的治疗疗程应为多长?

该患者3年前被诊断为糖尿病，未采取有效措施控制血糖，根据《抗菌药物临床应用指导原则》，伴有发热等全身症状者或患有糖尿病等基础疾病的患者在进行牙周病、牙体病治疗前后可短期口服抗菌药物3~7天。该患者抗感染治疗7日后复诊，牙周炎症状已得到良好控制，考虑到已进行足疗程抗感染治疗，建议停药。

案例2 患者，女性，56岁。主因“口腔黏膜疼痛1个月，进食无味一周”就诊。患者3个月前因牙列缺失行全口义齿修复，2个月前义齿压痛行软衬处理后缓解。近1个月来无明显诱因下出现口干不适、进刺激性食物疼痛，并出现口腔内黏膜发红，自行抗感染治疗无效。既往史：COPD病史5年，平素规律使用布地奈德福莫特罗粉吸入剂，吸药后未漱口，否认过敏史。查体：上颌义齿基托下口腔黏膜组织充血发红，下颌稍轻，散在白色假膜；舌背乳头呈团块萎缩。无明显全身症状。实验室检查：取口腔黏膜假膜样本涂片直接镜检，可见折光性强的芽生孢子和假菌丝。诊断：念珠菌性口炎。处方：氟康唑胶囊200mg，po，qd（首次剂量加倍），4%碳酸氢钠液5ml含漱或清洗口腔，tid，2%氯己定含漱液5ml含漱或清洗口腔，tid。

问题1：结合该患者，抗感染治疗是否合理?

该患者口腔黏膜疼痛1个月，查体可见白色假膜，假膜样本涂片直接镜检，可见折光性强的芽生孢子和假菌丝。根据《2016 IDSA 念珠菌病临床实践指南》，考虑为口腔念珠菌病，结合指南推荐口服氟康唑100~200mg/d。该治疗方案合理。

问题 2：针对该患者应做哪些方面的患者教育？

①抗感染治疗应持续 7~14 天，嘱 7 天后复诊。

②清淡饮食。

③告知患者应注意义齿清洁及口腔卫生。

④再次强调使用布地奈德福莫特罗粉吸入剂等含激素的吸入剂后应立即漱口 2~3 次。

知识点

1. 什么是口腔感染？发病特点是什么

口腔感染主要为口腔正常菌群和某些致病菌（如厌氧菌、草绿色链球菌和白念珠菌等）的混合感染。口腔感染疾病是最常见的危害人们口腔健康的疾病，在人群中非常普遍，卫生状况不良和经济欠发达地区的人群患病率明显较高。

2. 口腔感染的致病微生物

在人体中，口腔是微生物的种类最多、密度最高的部位之一，唾液中微生物多达 300 多个菌种，包括各种细菌、真菌、病毒和原虫。口腔感染中的细菌最常见者为链球菌、厌氧菌属。口腔黏膜白念珠菌感染病原菌是白色念珠菌。

3. 口腔感染的分类

口腔感染包括牙齿周围组织感染，如牙周炎、冠周炎、急性根尖周围炎（牙槽脓肿）、干槽症（拔牙后感染）、急性牙周脓肿等，以及口腔黏膜白念珠菌感染。

4. 口腔感染的症状

牙周炎、冠周炎常出现牙齿松动、牙龈红肿、牙周袋形成、牙槽骨吸收；急性期全身可出现不同程度的畏寒、发热、头痛、大便秘结等症状，慢性在临床上多无明显症状，仅有患处轻微压痛不适。当抵抗力下降时，常致急性发作。急性冠周炎进一步加重，可引起邻近组织器官或筋膜间隙的感染。

急性根尖周围炎一般无明显自觉症状，有的患牙在咀嚼时有不适感，牙龈可见脓包。病变部位感觉伏起松动，即使不经意的轻触也会产生剧痛。常因疼痛加剧影响进食睡眠，还可伴有发热、全身无力等症状。严重的可在相应的颌面部出现感染，表现为软组织肿胀、压痛、面部变形。脓液会由根尖向周围组织如唇、颊、舌侧黏膜等处排出，脓液排出后疼痛减轻。多可追问出患牙有牙髓病史、反复肿胀史，或牙髓治疗史。

急性牙周脓肿感染来自牙周袋，长期牙周病史，一般无牙体疾患，牙髓有活力，脓肿部位较近牙龈缘、局限于牙周袋壁，牙松动明显，X线片下牙槽骨嵴破坏，可有骨下袋。

口腔念珠菌病按其主要病变部位可分为：念珠菌口炎、念珠菌唇炎、念珠菌口角炎、慢性黏膜皮肤念珠菌病。和白念珠菌感染有关的口腔疾病还有：扁平苔藓、毛舌和正中菱形舌炎。口腔多有散在的色白如雪的柔软小斑点、白膜，皮肤与黏膜可以发生皲裂等。

5. 口腔感染的危害

牙周炎除了会引发各种口腔问题外，还会引发各种身体问题，牙周致病菌不仅会侵蚀牙周，同时也会通过人体呼吸，进入人体消化道以及呼吸道，部分呼吸道免疫力较弱的人，易引发呼吸道感染，诱发肺炎、胃炎等疾病。

6. 口腔感染查体内容

查体发现：①患牙可查及深龋洞或充填体，以及其他牙体硬组织疾患；②牙冠变色，失去光泽，牙髓活力检测无反应；③患牙对叩诊有反应；④脓肿部位靠近根尖部，中心位于龈颊沟附近，脓肿范围较弥散；⑤影响区边界不清楚，形状也不规则，周围骨质较疏松而呈云雾状。

7. 口腔感染实验室及辅助检查

（1）血常规　多正常。严重感染时白细胞总数明显升高，中性白细胞比例上升。口腔科的牙齿探查。可以了解病变的范围及严重程度。

（2）患牙X线片上根尖区骨质破坏的影响为确诊急性根尖周围炎的关键依据。

（3）白色念珠菌病的实验室诊断方法，目前认为最可靠的是在玉米培养基上形成厚壁孢子，而最简单的方法是标本直接镜检。

（4）局部分泌物的涂片及培养，可以明确病原菌。

8. 口腔感染需要鉴别的疾病

牙周炎应与增生性牙龈炎、牙槽脓肿、急性牙周膜炎进行鉴别。

增生性龈炎（hyperplasticgingivitis）是牙龈组织在慢性炎症的基础上受到某些局部因素刺激而发生的炎症性增生，主要表现为牙龈组织明显的炎性肿胀，同时伴有细胞和胶原纤维的增生。早期以上、下前牙唇侧牙龈炎性肿胀为主，牙龈呈深红或暗红色，松软光亮，探之易出血。龈缘肥大，龈乳头呈球状增生，甚至盖过部分牙面，使龈沟深度超过 3mm，形成龈袋或假性牙周袋。按压龈袋表面可见溢脓。自觉症状较轻，有牙龈出血、口臭或局部胀痒的感觉。病程较长者，牙龈炎症程度减轻，龈乳头和龈缘呈坚韧的实质性肥大，质地较硬而有弹性。

急性假膜型念珠菌口炎，应与急性球菌性口炎（膜性口炎）鉴别。膜性口炎是由金黄色葡萄球菌、溶血性链球菌、肺炎链球菌等球菌感染引起，儿童和老年人易罹患，可发生于口腔黏膜任何部位，患区充血水肿明显，大量纤维蛋白原从血管内渗出，凝结成灰白色或灰黄色假膜，表面光滑致密，略高出于黏膜面。假膜易被拭去，遗留糜烂面而有渗血。区域淋巴结肿大，可伴有全身反应。涂片检查或细菌培养可确定主要的病原菌。

9. 口腔感染治疗方法

（1）治疗原则　以局部治疗为主，抗菌治疗为辅助治疗。局部红肿热痛，伴有发热等全身症状的患者或者患有糖尿病等基础疾病的患者可短期口服抗菌药物 3~7 天。必要时可局部使用抗菌药物。对于牙根尖周脓肿患者，需要切开引流 + 髓内治疗（牙根管治疗），或拔除患牙。抗菌药物只作为辅助治疗。对于已发生的与口腔病灶有关的疾病（如虹膜炎、睫状体炎、类风湿关节炎等），都应积极寻找和处理口腔病灶。对于风湿性心脏病、先天性心脏病以及经过瓣膜置换手术的病员，在治疗牙病时，均应慎重行事，采取妥善的预防措施，以免促使口腔病灶感染的扩散，诱发感染性心内膜炎。

（2）一般治疗

①局部治疗，如清除牙石、菌斑，冲洗局部，切开引流清除感染的牙髓

等，并注意口腔卫生。

②口腔黏膜白念珠菌感染常见于身体衰弱、有免疫缺陷病或与之有关的全身疾病及慢性念珠菌感染的患者。

（3）药物治疗

①伴有发热等全身症状者或患有糖尿病等基础疾病的患者在进行牙周病、牙体病治疗前后可短期口服抗菌药物 3~7 天。必要时可局部使用抗菌药物。

②牙周炎、冠周炎首选阿莫西林或阿莫西林 / 克拉维酸、甲硝唑，亦可以用青霉素、大环内酯类；急性根尖周围炎首选阿莫西林或阿莫西林 / 克拉维酸、甲硝唑，亦可以选择大环内酯类、克林霉素；急性牙周脓肿可以选用阿莫西林或阿莫西林 / 克拉维酸、甲硝唑，也可选用头霉素类、克林霉素。口腔黏膜白念珠菌感染可应用制霉菌素混悬液局部涂布或漱口，必要时也可使用氟康唑口服治疗（表 3–5）。

表 3–5　口腔感染的经验治疗

口腔感染	宜选药物	可选药物	备注
牙周炎、冠周炎	阿莫西林或阿莫西林 / 克拉维酸，甲硝唑	青霉素，大环内酯类	有青霉素过敏史者慎用 β– 内酰胺类
急性根尖周围炎	同上	大环内酯类，克林霉素	
干槽症			局部处理
急性牙周脓肿	阿莫西林或阿莫西林 / 克拉维酸，甲硝唑	头霉素类，克林霉素	局部处理，脓肿引流
口腔黏膜白念珠菌感染	制霉菌素局部应用	氟康唑	去除有关易感因素（如用广谱抗生素），治疗被念珠菌污染的残根、牙石、菌斑等

10. 口腔感染抗菌治疗评价与处理

抗菌药治疗 48~72 小时后应疗效评价，根据治疗反应决定是否修改抗菌药治疗方案。

11. 口腔感染的预后

龋齿不及时治疗，可使牙髓受累而引起牙髓炎；牙髓炎可扩散到根尖孔外成为根尖周炎；根尖周炎可扩散到牙槽骨中而引起牙槽脓肿。

12. 口腔感染注意事项

（1）干槽症局部处理即可，一般不全身使用抗生素。

（2）预防牙槽脓肿最直接的是要及时治疗根尖周炎，不让它发展成牙槽脓肿。因为临床上急性根尖周炎和牙槽脓肿常同时出现，因此预防牙槽脓肿还应从预防根尖周炎着手，最有效的办法是每年做一次口腔检查，因为龋齿从开始到出现牙髓炎一般要经过几年时间，每年检查一次口腔，能做到及早发现龋齿，一次就能补好，就不会再引起牙髓炎、根尖周炎、牙槽脓肿等病变。

（3）牙周炎可能是全身性疾病的首发表现，如糖尿病，HIV，白血病或其他免疫方面的疾病。

（4）牙周炎患者还需考虑是否使用了引起牙龈增生的药物，如环孢素、苯妥英钠、硝苯地平等。

（5）对于 HIV 阳性的患者，如果病情出现了急性加重，其病原体可能包括：革兰阴性厌氧菌、肠杆菌属及真菌。抗菌治疗时应考虑覆盖念珠菌属。

（6）口腔白色念珠菌病的治疗时间应适当延长，一般以 14 日为期，过早停药易致病损复发。而肥厚型（增殖型）的疗程应更长，疗效不显著的白色念珠菌性白斑，应及早考虑手术切除。

第八节　颌面部感染

案例 1　患者男性，48 岁。主因“牙痛 10 余日，左面部肿痛伴开口受限 5 日”入院。患者 10 余日前，无明显诱因下出现左下后牙自发性疼痛不适，无明显冷热刺激痛，自行口服甲硝唑片（具体剂量不详）治疗，疼痛缓解。5 日前，患者再次出现左下后牙疼痛不适，并伴左侧颌下区肿痛，肿痛范围逐渐扩散至右侧颌下区。于当地医院行头孢类药物抗炎治疗（具体药物不详）2 天，症状未有缓解，为求进一步诊治收入院。入院查体：T 38.2℃；P 93 次 / 分；R 17 次 / 分；BP 100/60mmHg；患者面部左右不对称，左侧颌下区及颏下区红肿明显，表面皮肤纹理消失，皮温高，质地偏硬，触痛明显，开口度 2.0cm。实验室检查：血常规 WBC 14.62×10^9/L，中性粒细胞 90.31%，CRP 46.9mg/L。

CT 结果示：左侧下颌角至颞肌区弥漫性肿胀，可见大量液体低密度影像，考虑感染可能。其余检查未见明显异常。初步诊断为：口底多间隙感染。初始给予哌拉西林 / 他唑巴坦 3.375g，iv，q6h 经验性治疗。并于入院当天行颌面部多间隙感染探查切开引流术，引流出大量灰白色伴有血性液体，取标本行细菌培养。术后第一天复查血常规示：WBC 11.33 × 10^9/L，中性粒细胞 83.66%，患者面部感染症状明显减轻，继续给予患者抗炎治疗，术后第五天，患者 WBC 降至 5.96 × 10^9/L，中性粒细胞 70.43%，CRP 5.58mg/L，且伤口恢复良好，感染得到有效治疗，无其他不良反应，安排出院，脓液培养结果（-）。

问题 1：颌面部感染常见的致病微生物有哪些?

颌面部感染以化脓性细菌感染为主，大多为需氧厌氧的混合感染，常见的需氧菌主要有金黄色葡萄球菌、链球菌属、肠杆菌科细菌，部分厌氧菌如消化链球菌、普雷沃菌、梭杆菌等，偶有铜绿假单胞菌，偶见特异性感染如结核分枝菌、螺旋体及放线菌等。

问题 2：针对颌面部感染患者的治疗策略有哪些?

①尽早进行血液和脓液的病原微生物检查和药敏试验。

②根据感染的来源和临床表现等推断可能的病原菌，尽早开始抗菌药物的经验治疗。

③获知病原菌检查结果后，结合治疗反应调整用药。

④及时进行脓液引流，感染控制后给予局部处理。

案例 2　患者，男，42 岁。主因“开口受限 3 天，伴有疼痛及肿胀”就诊。患者三月前右下颌第三磨牙由于不能正常萌出而拔除，几周前病人在右侧下颌有轻度的不适，3 日前发现开口受限，吞咽痛。现不能开口进食。查体：体温 36.8℃，右侧第三磨牙舌侧远中及咽侧壁黏膜红肿，波动感（+），触痛（+），悬雍垂偏向左侧，开口度一横指。辅助检查：X 线片显示，右下颌第三磨牙位置牙槽窝空虚，伴有反应性近中骨硬化和远中骨溶解。实验室检查：WBC 10.96 × 10^9/L，中性粒细胞 78.43%，CRP 15.58mg/L，初步诊断：颌面部间隙感染。

问题 1：该患者是否可以开始抗感染治疗?

该患者颌面部间隙感染诊断明确，WBC 10.96×10^9/L，中性粒细胞78.43%，CRP 15.58mg/L，具有抗感染治疗指征。可选择青霉素类及一、二代头孢菌素类口服治疗，可联合使用甲硝唑。

问题 2：手术治疗的时机?

经抗生素治疗后，白细胞总数及中性粒细胞百分比及 CRP 仍明显增高，或如局部脓肿形成时，应考虑及时进行切开引流术，使脓液、坏死感染物迅速排出，减少毒素吸收。

知识点

1. 什么是颌面部感染? 发病特点是什么

颌面部感染（maxillo-facial inflammation）是一种常见的口腔科疾病。既有红、肿、热、痛和功能障碍等感染的共同性，又因口腔颌面部的解剖生理特点，使感染的发生、发展和预后有其特殊性。具有以下特点：①疼痛剧烈；②局部炎症渗出明显；③炎症扩散迅速。因此，感染途径有：牙源性感染、腺源性感染、损伤性感染、血源性感染、医源性感染。

2. 颌面部感染的致病微生物

颌面部感染以化脓性细菌感染为主，常见的致病菌主要有金黄色葡萄球菌、链球菌属、肠杆菌科细菌；少见厌氧性腐败坏死性细菌如消化链球菌、普雷沃菌、梭杆菌等所引起的腐败坏死性感染；偶有铜绿假单胞菌，偶见特异性感染如结核分枝菌、螺旋体及放线菌等感染也可见到。感染可以由一种致病菌引起，也可由多种细菌所引起，与颌面部腔窦相通的感染常是由需氧菌和厌氧菌引起的混合感染。

3. 颌面部感染的分类

口腔颌面部感染根据感染的主要途径可分为下面 5 种。

（1）牙源性感染　细菌通过病灶牙或牙周组织进入机体引起的感染。是目前临床上最常见的口腔颌面部感染途径。

（2）腺源性感染　细菌经过淋巴管侵犯区域淋巴结，引起淋巴结炎，继而穿破淋巴结包膜扩散到周围间隙形成蜂窝织炎。多见于婴幼儿，常由上呼吸道感染引起。

（3）损伤性感染　由于外伤、黏膜破溃或拔牙造成皮肤黏膜屏障的完整性破坏，细菌进入机体而引起感染。

（4）血源性感染　机体其他部位的化脓性病灶的细菌栓子通过血液循环播散到口腔颌面部而引起的化脓性感染。多继发于全身败血症或脓毒血症，病情常表现得较严重。

（5）医源性感染　在进行口腔内局部麻醉、外科手术、局部穿刺等创伤性操作时，由于消毒不严，将细菌带入机体内，而引起的感染。

4. 颌面部感染的症状

（1）局部症状

①化脓性炎症的急性期局部可表现为红、肿、热、痛和功能障碍、引流区淋巴结肿痛等典型症状，程度因发生的部位、深浅、范围大小和病程早晚而有差异。

②炎症累及咀嚼肌部位导致不同程度的张口受限。

③病变位于口底、舌根、咽旁可有进食、舌咽、言语，甚至呼吸困难。

④腐败坏死性蜂窝织炎的局部皮肤弥漫性水肿，呈紫红色或灰白色，无弹性，有明显凹陷性水肿，可触及捻发音。

（2）急性炎症局限成脓肿后，可有脓液。感染慢性期，局部形成较硬的炎性浸润块，出现不同程度的功能障碍。有的脓肿形成未及时治疗而自行破溃，形成长期排脓的窦口。机体抵抗力减弱或治疗不彻底时，慢性感染可再次急性发作。

（3）急性化脓性颌骨骨髓炎，常见于青壮年，16~30 岁发生率最高，男性比女性多见，约 2：1，下颌骨多见。

①中央性颌骨骨髓炎

急性期：中央性颌骨骨髓炎先累及髓腔，再向外扩展，累及密质骨骨膜，多在急性化脓性根尖周炎的基础上发生，多发生于下颌。可出现高热、寒战、食欲减退、嗜睡等全身症状，白细胞计数明显升高。患者自觉病变区疼痛剧烈，并发散到头面部。病源牙及邻近牙出现松动，伸长感，不敢咬合。随炎症发展，患处牙龈红肿、压痛、龈袋溢脓，脓液可从口腔黏膜及皮肤破溃溢出，在颌骨骨髓腔内感染扩散，形成弥散型骨髓炎。发生于下颌骨者，可有不同程度的张口受限、下唇麻木。上颌骨中央性骨髓炎罕见，很少形成广泛的骨质破坏。当炎症波及整个上颌骨体时，常伴有化脓性上颌窦炎，鼻腔与口腔龈袋可有脓液溢出。可波及相邻的组织间隙，如眶下、眶周、颊部、颧部、翼腭窝、颞下、咬肌间隙、翼下颌间隙，甚至波及颅底、中耳等，出现相应的眼部、耳部以及间隙感染症状。

慢性期：急性期颌骨骨髓炎未能及时正确彻底治疗，可转为慢性。常在发病 2 周后转入慢性期，体温正常或低热，局部疼痛肿胀减轻，全身不适症状减轻。口腔内及颌面部皮肤形成瘘孔，有大量炎性肉芽组织增生，触之易出血，长期排脓，有时可排出死骨片。当有大块死骨或多数死骨形成时，下颌骨可发生病理性骨折，出现咬合错乱与面部畸形。从口腔黏膜瘘孔排出的脓液，不断进入消化道，可引起明显的胃肠道症状。

②边缘性颌骨骨髓炎

急性期：常继发于骨膜炎或骨膜下脓肿的骨密质外板的炎性病变，多发生在下颌骨，以下颌支及下颌角处居多，多由于下颌智齿冠周炎波及咬肌间隙感染而继发。急性期的临床特点与咬肌间隙、翼下颌间隙感染的表现相似，面部下颌角周围区域红肿热痛，张口困难，可伴全身发热。

慢性期：当炎症转入慢性期，腮腺咬肌区皮肤可呈弥漫性肿胀，微压痛，局部组织坚硬，无波动感，多伴有不同程度的张口受限。全身症状一般不严重，病程可延续较长而不缓解，或缓解后再反复急性发作。慢性边缘性颌骨骨髓炎可分为骨质增生型、溶解破坏型。前者多发生于青年人，抵抗力较强、病原菌毒力相对较弱，患侧腮腺咬肌区肿硬，皮肤无急性炎症及排脓；后者骨膜、骨密质已发生溶解破坏，遗留瘘孔，长期溢脓。

（4）全身症状

①全身症状因细菌的毒力及机体的抵抗力不同而有差异，表现也有轻重之分。

②局部反应轻微的炎症可无全身症状。

③局部炎症反应较重者，可出现畏寒、发热、头疼、全身不适、乏力、食欲减退、尿量减少等症状，舌质红、苔黄及脉数等。

④病情较重而时间长者，由于代谢紊乱，可导致水与电解质平衡失调、酸中毒，甚至伴肝、肾功能障碍。

⑤严重感染伴有败血症或脓毒血症时，可以发生中毒性休克。病人全身反应低下，多器官功能衰竭。

⑥慢性炎症的病人，可伴有长期持续低热的全身症状，因长期处于慢性消耗状态，病人可表现为全身衰弱和营养不良以及出现不同程度的贫血。

5. 颌面部感染的危害

如不能及时有效地控制感染的发展，特别是伴有全身症状者，极易并发休克、颅内感染、肺部感染、急性喉头水肿、昏迷等严重的并发症。颌面部感染包括面部疖、痈、口腔颌面部蜂窝织炎、急性化脓性颌骨骨髓炎、婴幼儿上颌骨骨髓炎等。

6. 颌面部感染查体内容

（1）口腔检查　①口腔前庭检查；②咬颌关系检查；③固有口腔及口咽检查。

（2）颌面部检查　①表情与意识神态检查；②颌面部外形与色泽检查；③面部器官检查；④病变的部位和性质；⑤语音及听诊检查。

（3）颈部检查　①一般检查；②淋巴结检查；③颞下颌关节检查；④唾液腺检查。

7. 颌面部感染实验室及辅助检查

（1）血常规　外周血白细胞数增高，可高达 $30.0\times10^9/L$ 以上；中性粒细胞计数增多；核左移。

（2）CRP 升高，血沉增快。

（3）血细菌培养常为阳性

（4）穿刺液　涂片进行革兰染色判断病原菌。

（5）CT 和 MRI 确定颌面部感染的标准是　①感染肌肉的肿大和（或）脂肪间隙为密度增强的软组织影占据；②静脉注射对比递质后，显现出低密度衰减影并为不同程度增强边缘包绕；③侧面形状和筋膜间隙及组织密度不对称；④骨膜的炎症情况评估基于骨膜新骨形成和（或）骨密质的破坏。

8. 颌面部感染需要鉴别的疾病

（1）流行性腮腺炎　系病毒感染所致的传染病，有季节流行的特点，多发生于儿童，有传染接触史，多为两侧发病，但也可见于一侧。虽然有腮腺扪及较软。且红肿及压痛不明显，腮腺导管口无红肿，挤压腮腺时流出液清亮而不浑浊，量少，无脓液。血化验白细胞总数可略高，分类计数中淋巴细胞增多，血液及小便中淀粉酶可能升高。继发化脓感染时，可出现与化脓性腮腺炎相类似的症状。

（2）骨肉瘤，骨髓炎常能看到病原牙，以急性疼痛、创口不愈、死骨形成为主要临床特征，X 线表现与骨肉瘤需鉴别，早期骨破坏以病原牙为中心，晚期骨破坏边界清楚，周围骨质硬化，可有死骨形成，多为线状或层状骨膜反应。骨肉瘤早期患区麻木或疼痛，发展迅速，呈进行性膨胀性生长，无明显单个病原牙，但可有多牙松动、移位、脱落。X 线表现斑片状骨质破坏，边缘模糊，骨破坏区内可见密度高的瘤骨，且无死骨形成，常见日光放射状瘤骨并有密质骨广泛破坏。

9. 颌面部感染治疗方法

（1）局部治疗　注意局部清洁，加强口腔护理，保持口腔卫生。减少活动和不良刺激。炎症早期可外敷药物、针灸、封闭和理疗，有消炎、消肿、解毒、止痛的作用。

（2）抗菌治疗　颌面部感染并发全身症状时，应在局部处理的同时，及时有针对性地给予抗菌药物。抗菌药物的选择，原则上应根据微生物检查结果及药敏结果针对性的选择药物。在无微生物检查结果之前一般先根据诊断、感染来源、临床表现、脓液性状和脓液涂片革兰染色等，初步估计致病菌后选择抗菌药物，再根据培养结果选择有效抗菌药物。一般金黄色葡萄球菌为黄色黏稠脓液；链球菌为淡黄色或淡红色稀薄脓液，有时由于溶血而呈褐色；铜绿假单胞菌感染的典型脓液为翠绿色，稍黏稠，有酸臭味；混合型细菌感染则为灰白色或灰褐色脓液，有明显腐败坏死的臭味。

若 CT 见有积气症，常规脓培养阴性，脓液涂片若见有细菌，提示有厌氧菌感染，针对厌氧菌和金黄色葡萄球菌、链球菌的抗生素联合用药，并作血培养和药物敏感试验，选择足量、有效的抗生素控制感染。

（3）经验治疗　针对需氧菌感染，建议初始经验治疗药物使用二代或三代头孢菌素，如头孢呋辛、头孢曲松、头孢哌酮/舒巴坦等；针对厌氧菌感染，常规治疗方案为联合使用硝基咪唑类抗菌药物如甲硝唑、奥硝唑等。待微生物检验的病原菌和药物敏感性试验结果出来后，可结合治疗效果调整用药。病原治疗见表3-6。

表3-6　颌面部感染的病原治疗

病原菌	宜选药物	可选药物
金黄色葡萄球菌		
甲氧西林敏感	苯唑西林，氯唑西林	第一代头孢菌素，克林霉素，红霉素
甲氧西林耐药	万古（去甲万古）霉素 ± 磷霉素	万古霉素或去甲万古霉素 ± 利福平
溶血性链球菌	青霉素，氨苄西林，阿莫西林	第一代头孢菌素，红霉素，克林霉素
肠杆菌科细菌	第二代或第三代头孢菌素	氟喹诺酮类，氨基糖苷类（联合应用）
厌氧菌	克林霉素，甲硝唑	氨苄西林/舒巴坦，阿莫西林/克拉维酸
铜绿假单胞菌	具有抗铜绿假单胞菌作用的头孢菌素	氟喹诺酮类，氨基糖苷类（联合应用）

（4）手术治疗　局部脓肿形成时，应及时进行切开引流术，使脓液、坏死感染物迅速排出，减少毒素吸收；减轻局部肿胀、疼痛及张力，缓解对呼吸道和咽腔的压迫，避免发生窒息；防止感染向邻近间隙蔓延，防止向颅内、纵隔和血液扩散。避免严重并发症；防止发生边缘性骨髓炎。

10. 颌面部感染抗菌治疗评价与处理

牙源性感染3~4天，腺源性感染5~7天，经抗生素治疗后，仍高热不退、白细胞总数及中性粒细胞计数明显增高者要切开引流。

11. 颌面部感染注意事项

①对严重感染者，应在治疗前进行细菌培养和药敏测定，作为治疗中药物调整的依据。

②口腔颌面部感染合并糖尿病患者常起病迅速，感染程度重，治愈时间长，应引起重视。

③唇痈禁忌切开，而应使用高渗药物局部湿敷拔脓与抗菌药物治疗为主。

④口底多间隙感染是一种以厌氧菌或腐败坏死性细菌为主的混合感染性疾病，病情危重，发展迅速。尤其是合并有糖尿病或其他基础病者，病情常难以控制。若不及时治疗，可造成纵隔及肺部感染、败血症、感染性休克等危及患者生命的严重后果。须及早诊断及治疗。

第九节　急性细菌性咽炎

案例 1　患者女性，50 岁，1 天前淋雨后受凉，感觉咽干、轻微疼痛，伴发热、畏寒，无寒战，体温最高 38.5℃，且咽痛逐渐加重。患者自行服用对乙酰氨基酚片，体温有所下降，无流涕、咳嗽、咳痰，无腹痛、腹泻等。为进一步诊治，来我院就诊。查体：口咽部黏膜弥漫性充血、肿胀，咽后壁淋巴滤泡隆起、充血。血常规：WBC 11.5×10^9/L，中性粒细胞 75.8%，门诊诊断为：急性咽炎。处方：头孢呋辛酯片 250mg，口服，q12h × 5 天。

问题 1：该患者的经验抗感染治疗如何选择抗菌药物？处方是否合理？

急性细菌性咽炎的病原菌主要为 A 组溶血性链球菌，青霉素为首选，其他可选药有口服第一代或第二代头孢菌素，β- 内酰胺类药物过敏患者可口服四环素或对溶血性链球菌敏感的氟喹诺酮类。大环内酯的应用应参照当地药敏情况。该患者使用的头孢呋辛酯片属于第二代头孢菌素，药物选择合理。

问题 2：该患者首诊之后是否需要复诊？

由于溶血性链球菌感染后可发生非化脓性并发症（急性风湿热和肾小球肾炎），因此抗菌治疗以清除病灶中细菌为目的，疗程需 10 天，应嘱患者 5 天后复诊。

案例 2　患者男性，30 岁，近 3 天出现咽部灼热感、干燥感，吞咽困难，伴发热，无畏寒、寒战，体温最高 37.8℃，晨起出现刺激性干咳。患者就诊前服用复方草珊瑚含片，未服用其他药物。患者自发病以来无头痛、腹痛、腹泻等症状。为进一步诊治，来我院就诊。查体：口咽部黏膜弥漫性充血、肿胀，咽后壁淋巴滤泡隆起、充血。血常规：WBC 9.8×10^9/L，中性粒细胞 65.9%，门诊诊断为：急性咽炎。处方：头孢克肟胶囊 0.1g，口服，q12h × 7 天。

问题 1：该患者的抗感染方案是否合理？

不合理。本例患者 WBC 升高，考虑为细菌性咽炎，可以使用抗菌药物，但头孢克肟属于第三代头孢菌素，对清除咽部 A 组溶血性链球菌较青霉素和第一、二代头孢菌素无优势。

问题 2：该患者属于上呼吸道感染，是否有留取相关标本的必要？

有。给药前可以留取咽拭子培养，有条件者可做快速抗原检测试验（RADT）作为辅助病原诊断，有助于更好地选择抗菌药物。

知识点

1. 什么是急性细菌性咽炎？发病特点是什么

急性细菌性咽炎为咽部黏膜及黏膜下组织的急性炎症，咽淋巴组织常被累及。可单独发生，也可继发于急性鼻炎、急性扁桃体炎等，涉及整个咽腔。本病以秋冬及冬春之交较常见。受凉、疲劳、烟酒过度及全身抵抗力下降，均是本病的诱因。

2. 急性细菌性咽炎的致病微生物

急性细菌性咽炎的病原菌包括链球菌、葡萄球菌及肺炎链球菌，主要为 A 组溶血性链球菌，少数为 C 组或 G 组溶血性链球菌。

3. 急性细菌性咽炎的症状

一般起病较急，初觉咽部干燥、灼热、粗糙感、咳嗽，继有咽痛，多为灼痛。且空咽时咽痛较剧。咽侧索受累时，疼痛可放射至耳部。上述局部症状多见于成年人，而全身症状较轻或无。而幼儿及成人重症患者，除上述局部症状外，还可伴有较重的全身症状，如寒战、高热、头痛、全身不适、食欲不振、口渴及便秘等，甚至有恶心、呕吐等。其症状的轻重与年龄、抵抗力及病毒、细菌毒力有关。

4. 急性细菌性咽炎的危害

由于溶血性链球菌感染后可发生非化脓性并发症——风湿热和肾小球肾炎，因此抗菌治疗以清除病灶中细菌为目的，疗程需 10 天。

5. 急性细菌性咽炎查体内容

口咽部黏膜呈急性弥漫性充血、肿胀。咽后壁淋巴滤泡隆起、充血。咽侧索受累时，可见口咽外侧壁有纵行条索状隆起，亦呈充血状。感染较重时，悬雍垂及软腭亦水肿。咽后壁淋巴滤泡中央可出现黄白色点状渗出物。下颌角淋巴结可肿大，伴有压痛。鼻咽及喉咽部也可呈急性充血。

6. 急性细菌性咽炎实验室及辅助检查

若为毒力强的细菌感染，其周围血常规白细胞总数及中性粒细胞分类很高。为明确致病菌，常采用咽拭子培养及细菌药敏试验。

7. 急性细菌性咽炎需要鉴别的疾病

（1）麻疹　麻疹是儿童最常见的急性呼吸道传染病之一，成人也可发生。其传染性很强，在人口密集而未普种疫苗的地区易发生流行，2~3 年一次大流行。麻疹病毒属副黏液病毒，通过呼吸道分泌物飞沫传播。临床上以发热、上呼吸道炎症、眼结膜炎及皮肤出现红色斑丘疹和颊黏膜上有麻疹黏膜斑，疹退后遗留色素沉着伴糠麸样脱屑为特征。常并发呼吸道疾病如中耳炎、喉 - 气管炎、肺炎等，除此还有麻疹脑炎、亚急性硬化性全脑炎等严重并发症。目前尚无特效药物治疗。我国自 1965 年，开始普种麻疹减毒活疫苗后发病显著下降。

（2）猩红热　猩红热为 A 群溶血性链球菌感染引起的急性呼吸道传染病。其临床特征为发热、咽峡炎、全身弥漫性鲜红色皮疹和疹退后明显的脱屑。少数患者患病后由于变态反应而出现心、肾、关节的损害。本病一年四季都有发生，尤以冬春之季发病为多。多见于小儿，尤以 5~15 岁居多。潜伏期 2~5 天，也可少至 1 日，多至 7 日。起病急剧，突然高热、头痛、咽痛、恶心、呕吐等。若细菌是从咽部侵入的，则扁桃体红肿，可有灰白色易被擦去的渗出性膜，软腭黏膜充血，有点状红斑及散在性瘀点。发病初期，出疹之前即可见舌乳头红肿肥大，突出于白色舌苔之中，称为“白色杨梅舌”。3~4 天后，白色舌苔脱落，舌色鲜红，舌乳头红肿突出，状似杨梅，称“红色杨梅舌”，同时伴有颌下淋巴结肿大。

8. 急性细菌性咽炎治疗方法

（1）一般治疗　注意休息，多饮水，吃清淡易消化的食物。

（2）对症药物治疗　若发热、咽痛，应及时采用物理降温（如温水或 75% 乙醇擦浴，头部放置冰袋等）及药物等退热措施。常用药物为口服阿司匹林或肌注复方氨林巴比妥等，保持口腔清洁，用碱性含漱剂可适当溶化咽部的黏稠分泌物，常采用复方硼砂液含漱。在发病初期，可用 1% 碘甘油或 2% 硝酸银涂擦咽壁，有促进炎症消退的作用。若炎症侵及喉部或气管，可选用适当的抗生素或激素雾化吸入治疗。

（3）病原治疗

①青霉素为首选，可选用青霉素 G，也可肌注普鲁卡因青霉素或口服青霉素 V，或口服阿莫西林，疗程均为 10 天。某些患者的依从性较差，预计难以完成 10 天疗程者，可予苄星青霉素单剂肌注。

②青霉素过敏患者可口服四环素或对溶血性链球菌敏感的氟喹诺酮类。大环内酯的应用应参照当地药敏情况。

③其他可选药有口服第一代或第二代头孢菌素，疗程 10 天。

9. 急性细菌性咽炎抗菌治疗评价与处理

对于抗生素治疗的患者，应在 72 小时内随诊，明确有无临床症状体征如咽部干燥、灼热、粗糙感、咳嗽、咽痛、寒战、高热、头痛、全身不适、食欲不振、口渴及便秘等的改善。在此期间病情无好转的患者需进一步检查，重新评价，积极寻找病原学，并定期复查。

10. 急性细菌性咽炎的预后

多数患者预后良好，少数体质弱者可能出现中耳炎、鼻窦炎及全身并发症如急性肾炎、风湿热及败血症等。

11. 急性细菌性咽炎注意事项

（1）加强体育锻炼，居室常通风换气，以防空气污染；做好环保工作，治理空气污染；改善劳动卫生条件，生产车间要防止有害气体、酸雾和粉尘。

（2）急性细菌性咽炎患者应适度多饮水。

（3）注意休息，多吃软质易消化物。忌辛辣、油腻、生冷不消化食品，不要生活或工作在又湿又冷的环境。

（4）戒烟及戒酒。

第十节　急性扁桃体炎

案例 1　患儿，女，6 岁，4 天前无明显诱因出现发热、咽痛，体温最高可达 38.9℃，发热时伴头痛、寒战、乏力。伴咳嗽、咳痰，鼻塞、流涕等上呼吸道感染症状。无关节肿痛、腹痛、腹泻。曾就诊于社区医院，诊断“扁桃体炎”，给予头孢克洛抗感染治疗，体温有所下降，但仍然发热，体温 38℃，为进一步治疗来我院就诊，患者自发病以来，饮食欠佳，大小便正常，体重无明显变化。

查体：咽部充血，左侧扁桃体Ⅱ度肿大。辅助检查：血常规 WBC 11.48×10^9/L，中性粒细胞 86.7%；CRP 55.7mg/L。扁桃体分泌物咽喉拭子涂片：少量 G^+ 球菌。诊断为：①急性扁桃体炎；②急性上呼吸道感染。

初始治疗方案：阿莫西林 / 克拉维酸钾干混悬剂 0.2285g，口服，q12h。

问题 1：该患者治疗中注意事项有哪些？

①患者属于 8 岁以下儿童，应避免使用喹诺酮类、四环素药物；②使用阿莫西林 / 克拉维酸钾应完成皮肤过敏试验，皮试阳性反应者禁用；③应根据患者体重调整剂量；④阿莫西林 / 克拉维酸钾可能引起恶心、呕吐、消化不良、腹泻等胃肠道反应，可逆的兴奋、头晕、头痛和惊厥等中枢神经系统，AST、ALT 改变，应在治疗过程中给予监护。

问题 2：该患者入院治疗 5 天后，好转出院，疗程是否足够？

细菌性扁桃体炎的主要致病病原菌为 A 组 β 溶血性链球菌，约占

10%~30%，儿童中可达50%，由于溶血性链球菌感染后可发生非化脓性并发症（急性风湿热和肾小球肾炎），因此抗菌治疗以清除病灶中细菌为目的，疗程需10天，出院带药可以继续使用阿莫西林/克拉维酸钾口服制剂。

案例2 患者男性，27岁，5天前因受凉感冒出现头痛、发热、咽痛，体温38.0℃，在家自行服用板蓝根冲剂治疗，病情有所好转，今晨体温再次升高，最高可达39.2℃，患者发热时伴寒战、乏力，伴有咽痛，吞咽时加剧。查体可见双侧扁桃体Ⅱ度肿大，表面光滑，有脓性分泌物，咽后壁淋巴滤泡红肿。急查血常规：WBC 13.5×10^9/L，中性粒细胞78.2%。诊断为化脓性扁桃体炎。处方：头孢呋辛酯片500mg，口服，qd×3天。

问题1：治疗方案是否合理？

不合理。头孢呋辛酯属于时间依赖型抗菌药物，该类药物的杀菌作用主要取决于血药浓度高于MIC的时间，而其峰浓度并不很重要，应将日剂量均匀分次给药，以达到稳定的血药浓度，因此qd的给药方案是不正确的，应为一次250mg，q12h。

问题2：如患者出现扁桃体周围脓肿，治疗方案应如何调整？

扁桃体周围脓肿可由链球菌属、厌氧菌等多种细菌混合感染引起，可选用头孢曲松50mg/kg，iv，qd或头孢噻肟50mg/kg，iv，q8h+甲硝唑7.5mg/kg，iv，q8~6h×10~14天。必要时需及时做外科脓肿切开引流术等，疗程中必要时应根据细菌培养与药敏结果调整抗菌药物的使用。

知识点

1. 什么是急性扁桃体炎？发病特点是什么

急性扁桃体炎（acute tonsillitis）为扁桃体的急性非特异性炎症。多见于10~30岁的青少年，50岁以上，3~4岁以下患者较少见。春秋两季多发。

2. 急性扁桃体炎的致病微生物

主要致病菌为 A 组溶血性链球菌。少数为 C 组或 G 组溶血性链球菌。

3. 急性扁桃体炎的分类

病理上分为急性卡他性扁桃体炎、急性滤泡性扁桃体炎、急性隐窝性扁桃体炎三种。三型的基本症状大致相似。

（1）急性卡他性扁桃体炎　亦称为急性充血性扁桃体炎。多为病毒（腺病毒、流感病毒及副流感病毒等）引起，病变较轻。扁桃体表面黏膜充血，为急性炎症表现，黏膜完整，无明显渗出物。全身及局部的临床症状亦较轻。

（2）急性滤泡性扁桃体炎　扁桃体充血、肿胀。黏膜下出现较多大小一致的圆形黄白色点状化脓滤泡。而有的淋巴滤泡内只有白细胞增多。这些化脓的淋巴滤泡一般不隆起于扁桃体表面，但可透过黏膜表层窥见。这些散在的黏膜下脓泡均分布于各个隐窝开口之间。

（3）急性隐窝性扁桃体炎　扁桃体充血肿胀，隐窝内有由脱落上皮细胞、纤维蛋白、白细胞及细菌等组成的豆渣样物，且可逐渐增多，可从隐窝开口溢出，故在扁桃体表面隐窝开口可见栓塞物。其有时互相连成一片形似假膜，易于拭去。

急性滤泡性扁桃体炎和急性隐窝性扁桃体炎又可合称为急性化脓性扁桃体炎。

4. 急性扁桃体炎的症状

急性扁桃体炎的症状成人症状通常较轻，儿童较重。主要如下。

（1）全身症状　急性滤泡性扁桃体炎及急性隐窝性扁桃体炎较重。表现为急性起病，可伴畏寒、高热，体温最高可达 39~40℃，可持续 3~5 天。幼儿可呕吐、因高热而抽搐、昏睡等。部分患者可有头痛、食欲降低、全身乏力、便秘、腰背及四肢疼痛等症状。其全身症状的表现并无特异性

（2）局部症状为主要症状

①咽痛：为最常见的局部症状。起初多为一侧疼痛，继而可发展为双侧。吞咽及咳嗽时疼痛可加重。疼痛剧烈者可致吞咽困难，甚至唾液潴留、言语含混不清。疼痛可向同侧耳部放射。

②呼吸困难：一般不重。常发生于儿童，因儿童气道较成人狭窄，故显著肿大的扁桃体可堵塞气道，影响儿童睡眠，可表现为睡眠打鼾或睡时憋醒等。

③软腭运动障碍：肿大的扁桃体挤压软腭，引起一过性的软腭功能不全，亦可引起言语含混不清。

④炎症向邻近器官蔓延引起的相关症状：炎症若向喉部蔓延，可引起喉部异物感、声嘶、喉痛、咳痰、发声力弱甚至失声等症状；向鼻部蔓延，可引起鼻塞、流水样涕或黏脓涕、头痛等症状；向鼻咽部蔓延，可波及咽鼓管，出现耳闷、耳鸣、耳痛及听力下降等症状。

5. 急性扁桃体炎的危害

急性扁桃体炎的危害性往往大于急性扁桃体炎本身，急性扁桃体炎的危害可分为局部（危害）并发症和全身（危害）并发症。

（1）局部并发症　较容易引起，为急性炎症直接侵犯临近组织所致。

颈深部感染：①扁桃体周围脓肿：较常见，且慢性扁桃体炎反复急性发作者更易发生。炎症因扁桃体隐窝较表浅，被膜较厚且致密，不易发生扁周脓肿。该并发症多发生于单侧，两侧同时发生者极少。可表现为患急性扁桃体炎 3~4 天后，全身症状如发热仍持续或继续加重，一侧咽痛加剧，吞咽时尤甚，疼痛常向患侧耳部或牙齿放射。再经 2~3 日后，疼痛更剧，因不敢吞咽致口腔内唾液潴留，甚至外溢，言语含糊不清。因炎症浸润翼内肌，常有张口明显受限，不能进食。患者头偏向患侧颈项呈假性强直。同侧颌下淋巴结常肿大疼痛。脓肿形成后可见扁桃体周围有明显的局限性隆起。②咽后脓肿及咽旁脓肿：炎症波及咽喉间隙或咽旁间隙，引起相应区域的脓肿形成。二者均可引起喉水肿等严重的并发症，故一旦发生，应高度重视。

急性扁桃体炎向上蔓延可引起急性中耳炎、急性鼻炎及鼻窦炎；向下可引起急性喉气管炎、急性支气管炎、甚至可引起肺炎，颈内静脉血栓性静脉炎等。

（2）全身并发症　其发生与各靶器官对链球菌所产生的Ⅲ型变态反应有关。

①肾脏疾病：如急性链球菌感染后肾小球肾炎及 IgA 肾病。前者多发生于

急性扁桃体炎发作后 2~3 周，后者则常发生于发作后 3~5 天。另外，还可并发急性尿道炎、急性睾丸炎及附睾炎等。

②风湿热：其症状常发生于急性扁桃体炎发作后 1~3 周后，也可发生于急性炎症期。

6. 急性扁桃体炎查体内容

（1）全身查体　急性病容，面色潮红，高热，不愿说话等。下颌角、颌下可触及肿大的光滑淋巴结，多有触痛，活动度好。双侧颌下可有明显的触痛。

（2）耳鼻喉专科查体

①咽：口咽部黏膜明显充血，可呈弥漫性。扁桃体、咽腭弓及舌腭弓充血更为显著。咽后壁可有淋巴滤泡增生，双侧咽侧索可增生。儿童多有明显的扁桃体肿大，成人扁桃体可表现为肿大，亦可肿大不明显。

急性卡他性扁桃体炎的扁桃体以充血、肿大为主要表现，表面无异常分泌物。急性滤泡性扁桃体炎表现为扁桃体实质之淋巴滤泡充血、肿胀、化脓，扁桃体表面可见黄白色隆起脓点。急性隐窝型扁桃体炎可于扁桃体隐窝口出现黄白色脓液，有时可融合为假膜状，可用咽拭子拭去且不遗留出血创面。

②喉咽：黏膜亦可轻度充血，患者因疼痛畏惧吞咽时可余双侧梨状窝见到唾液潴留，此时应注意观察会厌形态，警惕炎症蔓延至会厌引起急性会厌炎。

③鼻咽部：查体多无明显异常，炎症波及于此可致黏膜充血。儿童可伴有腺样体肥大、充血。

④喉：通常不受累。当炎症蔓延引起急性喉炎时可见双侧声带、室带、杓状黏膜、杓会厌皱襞对称性充血，可伴不同程度的黏膜水肿。但双侧声带活动一般不受影响。

⑤鼻：合并急性上呼吸道感染或急性鼻炎时鼻腔黏膜可表现为明显充血，早期鼻腔内可见脓涕，晚期可有脓涕。

⑥耳：鼓膜可因急性炎症表现为轻度充血。当合并咽鼓管功能障碍引起分泌性中耳炎时可见鼓膜颜色发黄、内陷等，听力亦可下降。外耳及外耳道检查通常无异常。乳突通常无压痛。

7. 急性扁桃体炎实验室及辅助检查

血液学检查：细菌感染时可见白细胞总数显著增加，中性粒细胞分类明显增高。病毒感染初期未合并细菌感染时可见白细胞总数增加，淋巴细胞分类增高明显。

8. 急性扁桃体炎需要鉴别的疾病

根据病史、典型症状及检查所见，诊断较易。常规须与上呼吸道感染、急性咽炎、急性喉炎、急性鼻炎、扁桃体周围脓肿、智齿冠周炎、扁桃体肿瘤继发感染等鉴别。特殊病例，譬如急性隐窝性扁桃体炎，还须与某些全身疾病引起的咽峡炎相鉴别，如传染性单核细胞增多症、白血病、粒细胞缺乏症、猩红热、咽白喉、流行性出血热等。

9. 急性扁桃体炎治疗方法

（1）一般治疗　患者应充分休息，远离起病诱因，清淡饮食、进流食、多饮水、加强营养及疏通大便。禁食辛辣、烧烤、油腻、戒烟戒酒。对于高热及吞咽困难者，应适当补充液体及电解质，保持体内水盐平衡。休息处应湿润通风。因该病具有一定传染性，故最好能隔离患者或嘱患者戴口罩。

（2）抗菌药物使用原则　抗菌药物使用是治疗急性细菌性扁桃体炎的主要方法。

①针对溶血性链球菌感染选用抗菌药物。青霉素为首选，可选用青霉素G，也可肌内注射普鲁卡因青霉素或口服青霉素V，或口服阿莫西林，青霉素过敏患者可口服四环素或对溶血性链球菌敏感的氟喹诺酮类。大环内酯的应用应参照当地药敏情况。其他可选药有口服第一代或第二代头孢菌素，但不能用于有青霉素过敏性休克史的患者。

②必要时给药前先留取咽拭子培养，有条件者可做快速抗原检测试验（RADT）作为辅助病原诊断。

③由于溶血性链球菌感染后可发生非化脓性并发症（急性风湿热和肾小球肾炎），因此抗菌治疗以清除病灶中细菌为目的，疗程需10天。

（3）对症治疗　对于发热患者可给予物理降温治疗。高热者可给予非甾体类抗炎药，其还可一定程度上缓解疼痛、消退炎症。也可使用醋酸氯己定溶液、复方硼砂溶液含漱。喉片含服也有消炎止痛的作用，能缓解症状，可选用碘喉片、杜灭芬喉片等。1∶5000呋喃西林液漱口也有一定止痛抗炎作用。

10. 急性扁桃体炎抗菌治疗评价与处理

对于抗生素治疗的患者，应在 72 小时内随诊，明确有无临床症状体征如发热、咽喉痛、呼吸困难、软腭运动障碍、声嘶、咳痰、发声力弱等的改善。在此期间病情无好转的患者需进一步检查，重新评价，积极寻找病原学，并定期复查。防止并发症如急性关节炎、肺炎、肾小球肾炎、脓毒血症、急性心包炎等的发生。

11. 急性扁桃体炎的预后

经过积极治疗，多数患者预后良好。

12. 急性扁桃体炎注意事项

（1）注意休息，多饮水、通大便，进流食或软食。

（2）反复发作时或伴有相应症状时可以在急性发作时进行心电图、尿或抗链球 O 的检查，以排除并发肾炎、心肌炎、关节炎等可能。

（3）反复发作或伴有扁桃体周围脓肿、周围炎的病人要最好在炎症消退后进行手术治疗。

第十一节 急性气管 - 支气管炎

案例 1 患者女性，70 岁，2 天前无明显诱因出现咳嗽、咳痰，为白色黏痰，量少，伴发热，体温在 38.2℃，伴乏力，全身酸痛，无鼻塞、流涕，无寒战，无胸痛及痰中带血，无恶心、呕吐、腹泻。为进一步诊治收入院。血常规：WBC 14.5×10^9/L，中性粒细胞 77.8%，查体：双肺呼吸音粗，未闻及干湿性啰音。胸部 X 线：双侧肺纹理增粗。诊断为：急性支气管炎。医嘱：头孢哌酮 / 舒巴坦 3g，静脉输液，q12h。

问题 1：该患者的经验抗感染治疗选择抗菌药物是否合理?

不合理。急性支气管炎以病毒感染多见，多数病例为自限性。以对症治疗为主，不应常规使用抗菌药物。少数病例可由肺炎支原体、百日咳博德特菌或肺炎衣原体引起，此时可给予抗菌药物治疗。头孢哌酮/舒巴坦为第三代头孢菌素与酶抑制剂的复合制剂，对常见阴性杆菌有较好的抗菌活性，但对急性支气管炎常见的阳性菌及非典型病原体抗菌活性较差，药物选择欠合理。

问题2：入院第3天，患者血清肺炎支原体抗体滴度试验回报1：160，可以选择的抗菌药物有哪些？

可采用大环内酯类、四环素类或氟喹诺酮类。优先选择口服制剂。

案例2　患儿4岁，6天前无明显诱因出现发热，体温波动于37.8~38.5℃，未发生抽搐，偶有咳嗽、咳痰，为白色黏痰。无鼻塞、流涕，无咽痛，无寒战，无恶心、呕吐、腹泻。血常规：WBC $6.6 \times 10^9/L$，中性粒细胞42.8%，淋巴细胞55.0%。胸部X线：双侧肺纹理增粗。诊断为：急性支气管炎。门诊处方：阿奇霉素混悬剂0.2g，口服，qd × 3天。

问题1：该患者的经验抗感染治疗选择抗菌药物是否合理？

不合理，急性支气管炎是冬季儿童多发的呼吸系统疾病，病原菌多数为病毒，健康成年人多由腺病毒或流感病毒引起，儿童以呼吸道合胞病毒或副流感病毒多见，也可出现病毒感染继发的细菌感染。该患者结合临床表现及实验室检查，以病毒感染可能性较大，无需选择抗菌药物。

问题2：患者门诊就诊3天后，体温正常，咳嗽咳痰减轻，但1天前出现再次发热、体温达38.7℃，咳嗽咳痰加重，为黄脓痰，伴呼吸急促、无胸痛，无喘憋，为进一步诊治收入院。医嘱：阿莫西林胶囊0.5g，口服，q8h。该患者的抗感染药物选择是否合理？

合理，患者病情好转后，出现再次发热，症状加重，痰性质改变，考虑继发细菌感染。阿莫西林可以覆盖社区下呼吸道常见致病细菌，包括：流感嗜血杆菌、肺炎链球菌、链球菌、葡萄球菌等。

知识点

1. 什么是急性气管 - 支气管炎？发病特点是什么？

急性气管 - 支气管炎（acute tracheobronchitis）是由生物性或非生物性因素引起的气管、支气管黏膜的急性炎症。它具有自限性特点，主要表现为咳嗽，临床和影像无肺炎证据。急性气管 - 支气管炎为一个独立病症，与慢性支气管炎不存在内在联系，亦非病程上的区分。本病相当常见，在门诊患者中比肺炎病例多 20 倍，比支气管哮喘多 10 倍。本病属常见病、多发病，尤以小儿和老年多见。多为上呼吸道病毒感染引起，受凉为主要原因，秋冬为本病多发季节，寒冷地区也多见，在流感流行时，本病的发生率更高。另外经常与理化刺激因子接触人群，均易罹患本病。

2. 急性气管 - 支气管炎的致病微生物

病原体与上呼吸道感染类似。病毒、细菌和非典型病原体是本病的主要病原体。常见病毒为腺病毒、流感病毒（甲、乙）、冠状病毒、鼻病毒、单纯疱疹病毒、呼吸道合胞病毒和副流感病毒。近年来肺炎衣原体和肺炎支原体感染明显增加，在病毒感染的基础上继发细菌感染亦较多见。常见致病细菌包括：流感嗜血杆菌、肺炎链球菌、葡萄球菌。

3. 急性气管 - 支气管炎的症状

起病之初往往先有上呼吸道感染的症状，如鼻塞、流涕、咽痛、声音嘶哑等。在成人，流感病毒、腺病毒和肺炎支原体感染可有发热，乏力、头痛、全身酸痛等全身症状。而鼻病毒、冠状病毒等引起的急性支气管炎常无这些表现。炎症累及支气管黏膜时，则出现咳嗽、咳痰。咳嗽是急性支气管炎的主要表现，开始为刺激性干咳，3~4 天后鼻咽部症状减轻，咳嗽转为持续并成为突出症状，受惊、吸入冷空气、晨起晚睡或体力活动时咳嗽加剧，咳嗽为阵发性或持续性，剧烈咳嗽时伴恶心、呕吐及胸腹肌疼痛。咳嗽可持续 2~3 周，吸烟者则更长。半数患者有咳痰，痰呈黏液性，随病程发展可转为脓性痰，偶痰中带血。气管受累时，深呼吸及咳嗽时可有胸骨后疼痛。部分患者可出现支气管痉挛，表现为喘鸣、气急和程度不一的胸部紧缩感，长期随访此类患者可能演变为哮喘。剧烈咳嗽时伴胸腹部肌肉疼痛及恶心、呕吐等症状。有慢性阻塞性肺疾病及其他损害肺功能的基础疾病者可有发绀和呼吸困难。无并发症者不累及肺实质。

4. 急性气管－支气管炎的危害

老年、儿童、有基础疾病的患者应防止并发症如肺炎、呼吸衰竭、哮喘、高热惊厥等的发生。

5. 急性气管－支气管炎查体内容

胸部体检，如黏液分泌物潴留于较大支气管时可闻及粗干性啰音，咳嗽后啰音消失。支气管痉挛时，可闻及哮鸣音。

6. 急性气管－支气管炎实验室及辅助检查

周围血白细胞计数可正常。由细菌感染引起者，可伴白细胞总数和中性粒细胞百分比升高。痰培养可发现致病菌。X 线胸片检查大多为肺纹理增强。少数无异常。

7. 急性气管－支气管炎需要鉴别的疾病

对于没有慢性肺部疾病的患者来说，重要的是排除肺炎。如果患者咳嗽1~3 周，而体温正常，什么情况下进行胸片检查呢？欧洲呼吸病学会建议如出现新出现局限性肺部体征、呼吸困难、气急、脉搏率大于 100 次 / 分、体温升高大于 4 天，需要除外肺炎的患者先测血清 C 反应蛋白（CRP），如果 CRP 小于 20mg/L 则不考虑肺炎的诊断，如果 CRP 大于 100mg/L，则需要查胸片进一步确诊肺炎。

对于一个急性咳嗽而影像学没有异常的患者，急性气管－支气管炎、上呼吸道感染、流感等诊断也常常难以区分。此外，急性气管炎和急性咳嗽有时几乎成了一个同义词，如果咳嗽超过 3 周而成为亚急性咳嗽时，是否需要按照慢性来诊断还是继续保留急性气管－支气管炎的诊断也成了难题。对于急性气管－支气管炎而言，病程和急性症状的把握是诊断的主要依据。

对于有慢性气道疾病如 COPD、哮喘、支气管扩张的患者来说，是否需要诊断急性气管－支气管炎更是一个难题。理论上两者可合并存在，但临床医生更倾向于用原有疾病的加重，如 COPD 急性加重来诊断出现的情况，但并非每次出现急性气管－支气管的炎症都会导致原有疾病的加重而需要改变原来的维持治疗，因此常常需要临床医生准确把握两者的区别而避免过度诊断和治疗。

许多影像学有异常的急慢性肺部疾病如肺炎、肺结核、肺脓肿、肺癌、肺间质纤维化，均可出现不同程度的咳嗽，为避免误诊，如果咳嗽超过 3 周，治疗效果不佳，或者出现其他症状不能解释，建议按照慢性咳嗽的流程，先行胸部 X 线检查。对于本身就有慢性肺部疾患的患者，需对照影像学的变化，区分是否有原有疾病的加重。

这里重点与肺炎做一个鉴别诊断：肺炎是指终末气道、肺泡和肺间质的炎症。可由细菌、病毒、真菌、寄生虫等致病微生物，以及放射线、吸入性异物等理化因素引起。临床主要症状为发热、咳嗽、咳痰、痰中带血，可伴胸痛或呼吸困难等。引起肺炎的原因很多，如细菌、病毒、真菌、非典型病原体、理化因素等。按解剖部位可分为大叶性肺炎、小叶性肺炎、间质性肺炎。按病程分为急性肺炎、迁延性肺炎、慢性肺炎。本病起病急骤，常有淋雨、受凉、劳累等诱因，约 1/3 患者有上呼吸道感染史。自然病程 7~10 天。临床可表现为寒战、高热；咳嗽、咳痰；胸痛；呼吸困难；少数有恶心、呕吐、腹胀或腹泻等胃肠道症状，重症时可出现神志模糊、烦躁、嗜睡、昏迷等。细菌性肺炎 X 线表现：肺纹理增粗，模糊，沿肺纹理有模糊的斑片状阴影。病灶也可融合成大片状，病灶多位于两肺中下肺野，中内带，有的病例可发展到两肺多个肺段、肺叶。气管－支气管炎的病原一般认为以病毒最常见，其他肺炎支原体和百日咳杆菌等也有可能，但一般来说均无必要进行病原学检查。特殊情况下结核和曲霉可以引起单纯气管－支气管的感染，但通常病程迁延，开始易被误诊，需要通过支气管镜检查来明确。

8. 急性气管－支气管炎如何治疗

（1）一般治疗　休息，充足的水分和维生素 C，室内通风，适当的室内温度、湿度。补充足够的热量。避免劳累。

（2）药物治疗　大多数患者通常无须住院治疗。有慢性心肺基础疾病者，流感病毒引起的支气管炎导致呼吸困难时，需住院治疗。

①对症治疗：咳嗽无痰或少痰，可用右美沙芬、喷托维林（咳必清）镇咳。咳嗽有痰而不易咳出，可选用盐酸氨溴索、溴己新（必嗽平），桃金娘油

提取物化痰，也可雾化帮助祛痰。发生支气管痉挛时，可用平喘药如茶碱类、β_2受体激动剂等。发热可用解热镇痛药对症处理。

②抗菌治疗：建议在老年人、有心肺基础疾病者特别是出现脓痰考虑细菌感染的患者可以应用抗菌药物。可以首选新大环内酯类、青霉素类，亦可选用头孢菌素类或喹诺酮类等药物。多数患者口服抗菌药物即可，少数患者需要根据病原体培养结果指导用药。

9. 急性气管 - 支气管炎抗菌治疗评价与处理

对于抗菌药物治疗的患者，应在 72 小时内随诊，明确有无临床症状体征如发热、咳嗽、咳痰、头痛、鼻塞、流涕、咽痛、声音嘶哑、乏力全身酸痛等的改善。在此期间病情无好转的患者需进一步检查，重新评价，积极寻找病原学，并定期复查。

10. 急性气管 - 支气管炎的预后

多数患者预后良好，少数体质弱者可迁延不愈，应引起足够重视。

11. 急性气管 - 支气管炎注意事项

（1）加强体育锻炼，居室常通风换气，以防空气污染；做好环保工作，治理空气污染；改善劳动卫生条件，生产车间要防止有害气体、酸雾和粉尘。

（2）急性支气管炎反复发作易成为慢性支气管炎，所以应早防早治。

（3）注意休息，多吃软质易消化物。忌辛辣、油腻、生冷不消化食品，不要生活或工作在又湿又冷的环境。

（4）力戒烟酒，患病后更应力戒。

（5）避免凉寒感冒和流感，流感期间，避免集会。

第十二节　慢性支气管炎急性发作

案例 1　患者女性，35 岁，哺乳期，患者于 5 年前起经常于受凉后咳嗽、咳痰，痰为白色泡沫痰，多于冬春寒冷时发作 2~3 次 / 年，每次发作持续 1~2 个月。1 周前受凉后出现咳嗽、咳黄脓痰，发热 2 天，伴咽痛，喘息症状加重。体检：体温37.8℃，咽峡部充血，两肺呼吸音粗伴散在湿啰音。血常规：WBC 10.4×10^9/L，中性粒细胞80.8%，胸部X线：双侧肺纹理增粗。诊断为：慢性支气管炎急性发作。处方：左氧氟沙星片0.5g，口服，qd×5天。

问题1：慢性支气管炎急性发作的诊断依据，患者的诊断是否正确？

诊断主要依据病史和症状。根据咳嗽、咳痰或伴喘息，每年发病持续三个月并连续两年以上，排除其他心、肺疾患（如肺结核、尘肺、支气管哮喘、支气管扩张症、肺癌、肺脓肿、心功能不全等）之后，即可作出该诊断。如每年发病持续时间虽不足三个月，但有明确的客观检查依据（如X线检查）支持，亦可诊断。患者在一周内出现脓性或黏液脓性痰，痰量明显增加，或伴有发热、白细胞计数增高等炎症表现可诊断慢支急性发作。该诊断正确。

问题2：慢性支气管炎急性发作的主要致病微生物？

病毒包括鼻病毒、流感病毒、副流感病毒、腺病毒和呼吸道合胞病毒等。常见细菌有肺炎链球菌、流感嗜血杆菌、链球菌和奈瑟球菌。病毒感染所造成的呼吸道上皮损伤有利于细菌的继发感染，引起本病的发生和发作。

问题3：该患者选用的药物是否合理？

左氧氟沙星为喹诺酮类药物，使用该类药物会损害小儿软骨的发育，患者处于哺乳期，口服左氧氟沙星片后此药可以通过乳汁进入小儿体内，影响骨骼系统发育，不推荐用于哺乳期患者。

案例2 患者男性，55岁，1周前受凉后出现乏力、头痛、鼻塞、流涕。2天后出现咳嗽、咳黄脓痰，体温38.8℃，听诊：呼吸音23次/分，两肺散在湿啰音。血常规：WBC 11.5×10^9/L，中性粒细胞79.8%，胸部X线：双侧肺纹理增粗。患者慢性支气管炎病史5年，无其他基础疾病史，无药物食物过敏史。诊断为：上呼吸道感染、慢性支气管炎急性发作。处方：头孢克洛胶囊0.25g，口服，q8h×7天。

问题1：该患者是否有抗感染治疗指征?

该患者有发热、咳嗽、咳黄脓痰，量较多，血常规提示白细胞、中性粒细胞增高，听诊两肺有湿啰音，考虑上呼吸道感染引起慢性支气管炎急性发作，有抗感染治疗的适应证。

问题2：该患者对症治疗还有哪些注意事项?

该患者有黏痰且量多，应该使用氨溴索、桃金娘油等祛痰药，促进痰液排出，保持呼吸道通畅。同时，应避免使用可待因等中枢依赖性镇咳药，因其直接抑制延脑咳嗽中枢，止咳作用较强但不利于痰液排出，易造成气道阻塞和继发感染，不宜使用。

知识点

1. 什么是慢性支气管炎急性发作? 发病特点是什么

慢性支气管炎（慢支）是指气管、支气管黏膜及其周围组织的慢性非特异性炎症。临床上表现为因感染、过敏及其他理化因素刺激导致的咳嗽、咳痰，或伴有喘息的症状，以及反复发作的慢性过程。它是一种严重危害人民健康的常见病，尤以老年人多见。按病情进展分为三期：急性发作期、慢性迁延期、临床缓解期。

2. 慢性支气管炎急性发作时的致病微生物

主要致病微生物为病毒和细菌。病毒包括鼻病毒、流感病毒、副流感病毒、腺病毒和呼吸道合胞病毒等。常见细菌有肺炎链球菌、流感嗜血杆菌、链球菌和奈瑟球菌。病毒感染所造成的呼吸道上皮损伤有利于细菌的继发感染，引起本病的发生和发作。

3. 慢性支气管炎急性发作的症状

长期、反复、逐渐加重的咳嗽是慢支的一个主要特点。疾病初起时咳嗽呈间歇性，尤其是清晨醒后较剧，随着病情发展早晚或整日均可有咳嗽。痰一般为白色黏液或浆液泡沫状痰，合并感染急性发作时，痰液转为黏液脓性或黄色脓痰，且咳嗽加重，痰量随之明显增多，偶带血。可有微热与全身不适。部分患者有支气管痉挛，可引起喘息，常伴哮鸣音，早期常无气短；反复发作，并发慢性阻塞性肺疾病时，可伴有轻重程度不等的气短。

4. 慢性支气管炎急性发作的危害

慢性阻塞性肺疾病与慢性支气管炎密切相关，当慢性支气管炎病人出现不可逆的气流受限时可诊断为慢性阻塞性肺疾病，最终可能导致肺源性心脏病、呼吸衰竭等。

5. 慢性支气管炎急性发作查体内容

本病早期多无异常体征。在急性发作期多在背部及肺底部闻及散在干、湿啰音，咳嗽后可减少或消失，啰音多少和部位不固定。喘息性慢性支气管炎发作时可听到广泛的哮鸣音。并发肺气肿者可有肺气肿体征。

6. 慢性支气管炎急性发作实验室及辅助检查

（1）X 线检查　早期往往阴性。随病变进展，支气管壁增厚，细支气管或肺泡间质炎性细胞浸润或纤维化，可见两肺纹理增粗，呈网状或条索状、斑点状阴影，或出现双轨影和袖套征，以双下肺野较明显。这些征象不是特异性的，且与临床症状不尽一致。并发肺气肿时，可见两肺透过度增加，两膈低平。

（2）呼吸功能检查　早期无异常。如有小气道阻塞时，最大呼气流速－容量曲线（MEFV 曲线）在 75% 和 50% 容量时流量明显降低，闭合气量和闭合容量明显增高。随病情进展，出现典型慢性阻塞性肺疾病肺功能变化以及弥散功能减低等。

（3）血液检查　慢支急性发作期可见白细胞计数及中性粒细胞增多。喘息型患者可见嗜酸性粒细胞增多。

（4）痰液检查　痰涂片及培养，可见肺炎链球菌、流感嗜血杆菌、链球菌和奈瑟球菌等。近年来革兰阴性菌感染有明显增多趋势，特别多见于院内感染的老年患者。痰涂片中可见大量中性粒细胞，喘息型患者可见较多嗜酸性粒细胞。

7. 慢性支气管炎急性发作需要鉴别的疾病

（1）支气管哮喘　常于早年突然发病（通常在儿童期），一般无慢性咳嗽、咳痰史，喘息呈发作性，发作时两肺满布哮鸣音，缓解期可毫无症状，常有个人或家族过敏性疾病史。与单纯型慢支易于鉴别。但支气管哮喘在发展到具有不可逆性气道狭窄后难与喘息型慢支相鉴别，有人认为喘息型慢支就是慢支合并哮喘，二者无需再鉴别，且此二者治疗上有很多相同之处。咳嗽变异型支气管哮喘与慢支的鉴别点为：前者多为阵发性干咳，无痰，夜间症状较重，X线胸片无异常改变，支气管激发试验阳性。

（2）支气管扩张症　湿性支扩也有慢性反复咳嗽、咳痰，但痰量常较慢支多，多为脓性痰，合并感染时可有发热、大量脓痰，常反复咯血。肺部听诊为与病灶位置相吻合的固定性粗湿啰音。病程长者可见消瘦、杵状指（趾）。严重者X线检查可见卷发状或蜂窝状病变，受累肺叶常见容积缩小，易合并肺炎，胸部高分辨率薄层CT多可以明确诊断。

（3）肺结核　所有年龄均可发病，活动性肺结核患者多有发热、乏力、盗汗、消瘦、咯血、精神萎靡、食欲减退等结核中毒症状，支气管内膜结核表现为阵发性刺激性咳嗽，有时很难制止，常有哮鸣音，痰中带血，经痰结核菌检查及胸部影像学、支气管镜检查可明确诊断。

（4）间质性肺疾病　该病临床表现无特异性，需详细询问病史和职业史，早期可只有咳嗽、咳痰，偶感气短。部分病人肺部听诊可闻及Velcro啰音，出现杵状指，肺功能呈限制性通气功能障碍，动脉血氧分压降低；X线胸片和胸CT可见间质性结节影和（或）间质性网格影等，均有助于鉴别。

（5）癌性支气管炎　肺癌起病隐袭，发病也多在中年以上，早期没有特异性临床表现，患者可有慢性吸烟史，可有吼哮样刺激性咳嗽，常持续咯血痰，色鲜红或带褐红色，典型影像学改变为串珠样。对已明确诊断为慢支的患者，如咳嗽性质发生改变，或胸部X线检查发现有块状阴影或结节状阴影，或经抗感染治疗后阴影未完全消散，应提高警惕，进一步行胸CT、纤维支气管镜、痰脱落细胞学检查等明确。

（6）充血性心力衰竭　患者多有器质性心脏病史，如冠心病、心肌病、心脏瓣膜病等，可表现为气急、咳嗽、咳痰、咯血，甚至发病甚急的喘息，伴咳粉红色泡沫状痰。听诊肺基底部可闻及细啰音，胸部X线片示心脏扩大、肺水肿，肺功能测定示限制性通气功能障碍。

8. 慢性支气管炎急性发作如何治疗

（1）一般治疗　消除诱发因素，避免烟雾、粉尘及刺激性气体对气道的影响，吸烟者须戒烟，气候骤变及寒冷季节注意保暖，适当休息，清淡饮食，必要时吸氧，注意痰液引流，保持气道通畅等。

（2）药物治疗　急性发作期的治疗以控制感染、止咳祛痰、解痉平喘、雾化治疗等为主。

①抗菌药物：抗菌药物的选择一般根据临床经验和本地区病原菌耐药性流行病学监测结果，同时积极进行痰病原菌培养和药敏试验。常用药物有青霉素类、大环内酯类、氟喹诺酮类和头孢菌素类等抗菌药物（表3–7）。

表3–7　慢性支气管炎急性发作的病原治疗

病原	宜选药物	可选药物	备注
流感嗜血杆菌	氨苄西林，阿莫西林，氨苄西林/舒巴坦，阿莫西林/克拉维酸	复方磺胺甲噁唑，第一、二代口服头孢菌素，氟喹诺酮类	10%~40%菌株产酶
肺炎链球菌			青霉素耐药率（中介及耐药）在10%~40%
青霉素敏感	青霉素	阿莫西林，氨苄西林	
青霉素中介及耐药	第三代头孢菌素	氟喹诺酮类	
卡他莫拉菌	复方磺胺甲噁唑，第一、二代口服头孢菌素	氟喹诺酮类，阿莫西林/克拉维酸，氨苄西林/舒巴坦	约90%菌株产酶
肺炎支原体	大环内酯类	多西环素，氟喹诺酮类	
肺炎衣原体	大环内酯类	多西环素，氟喹诺酮类	
肺炎克雷伯菌等肠杆菌科细菌	第二代或第三代头孢菌素	氟喹诺酮类	

②止咳祛痰药：对急性发作期病人在抗感染治疗的同时可酌情选用，包括：溴己新、乙酰半胱氨酸、稀化黏素（桃金娘油）、盐酸氨溴索等。临床上经常使用复方止咳祛痰药，其成分不仅有止咳药、祛痰药，也适当加上支气管扩张剂或抗组胺药等，如：复方甲氧那明胶囊（阿斯美）、复方可待因溶液、美敏伪麻溶液（惠非宁）等。对于老年体弱无力咳痰或痰量多且黏稠者，应以祛痰为主，不宜选用强镇咳剂。

③解痉平喘药：对于喘息型慢支者，常选用解痉平喘药。包括：β_2受体激动剂（特布他林、沙丁胺醇、沙美特罗、福莫特罗）、抗胆碱能药物（异丙托溴铵、噻托溴铵）、茶碱类药物（氨茶碱、多索茶碱）。

④雾化治疗：常选用祛痰药、支气管扩张药等进行雾化吸入治疗，以加强局部稀释痰液的作用。

9. 慢性支气管炎急性发作抗菌治疗评价与处理

经验性治疗 48~72 小时后应对病情和诊断进行评价。观察临床症状及体征并复查血常规、ESR、CRP 等炎性指标，只要上述指标好转，无论痰细菌学检查结果如何，一般均应维持原治疗方案不变。如经验性治疗 72 小时后症状无改善或炎性指标无下降，则应对临床资料进行分析，调整治疗方案，并进行相应的检查以明确病原学诊断，必要时考虑采用侵入性检查手段。

10. 慢性支气管炎急性发作注意事项

慢性支气管炎多见于中年以上患者，老年人居多，由于老年人组织器官呈生理性退行性变，免疫功能也见减退，一旦罹患感染，在应用抗菌药物时需注意，详细内容请参见第一章第五节。

第十三节　支气管扩张合并感染

案例 1　患者男性，49 岁。主诉：咳嗽、咯血 3 天。现病史：患者，反复咳脓痰伴咯血 5 余年，曾行胸 CT 示：双肺下叶柱状支气管扩张。3 天前以上症状复发加重，每日咯血量在 150ml 左右，色鲜红，伴头晕、胸闷、心慌。为进一步系统治疗，收治入院。患者自发病以来，神智清，饮食及睡眠较差，二便如常，体重无明显变化。既往史：无高血压、心脏病病史，无糖尿病病史，无手术及输血史。个人史：否认吸烟、饮酒史。家族史：否认家族中有传染病、肿瘤病史及遗传病史。过敏史：无药物及食物过敏史。体格检查：T 37.9℃，P 120 次 / 分，R 24 次 / 分，BP 120/80mmHg，体重 69kg，身高 175cm。听诊双肺呼吸音粗，可闻及散在哮鸣音及湿啰音。辅助检查：血常规：WBC 16.5×10^9/L，中性粒细胞 84.8%，胸 CT：左肺多发囊状及蜂窝状透亮区，并多发斑片状高密度影，左肺下叶大片实变影，其内可见扩张支气管影，右肺上叶散在磨玻璃样高密度影，伴纤维索条影。入院诊断：支气管扩张伴感染。入院治疗第 1 天，初始治疗药物如下：卡络磺钠片 5mg，po，tid，头孢他啶 2g，iv，q12h。入院治疗第 3 天，患者 T 37.5℃，晨起咯血一次，约 5ml，仍咳嗽咳痰、痰多为黄色脓痰，痰中带血，连续 3 次痰培养为铜绿假单胞菌，对头孢他啶、环丙沙星等耐药，对亚胺培南、头孢吡肟、阿米卡星等药物敏感，调整治疗方案为厄他培南 1g，qd。

问题 1：支气管扩张合并感染的常见致病菌是什么?

支气管扩张合并急性细菌感染时，最常见病原菌为铜绿假单胞菌和流感嗜血杆菌，其次为肺炎链球菌和金黄色葡萄球菌。

问题 2：有铜绿假单胞菌感染危险因素患者抗菌药物的选择?

口服抗菌药物可以选择左氧氟沙星，静脉抗菌药物可以选择抗假单胞菌 β- 内酰胺类（头孢他啶、头孢吡肟、β- 内酰胺类 /β- 内酰胺酶抑制剂、碳青霉烯类等）± 氨基糖苷类或环丙沙星，左氧氟沙星。

问题 3：调整后治疗方案是否合理?

不合理。厄他培南不覆盖铜绿假单胞菌，如选用碳青霉烯类药物，应选择具有抗假单胞菌作用的亚胺培南、比阿培南或美罗培南。

案例 2　患者女性，59 岁，反复咳嗽、咳黄脓痰 10 余年，晨起尤为明显，最近 1 个月每日咳出 10 余口黄痰，无胸闷、气急，曾行胸 CT 示：右肺下叶后基底段支气管扩张。患者长期口服左氧氟沙星片治疗，今来门诊。给予口服左氧氟沙星片 0.5g，qd，口服氨溴索片 30mg，tid 治疗。

问题 1：治疗方案是否合理?

不合理。支气管扩张症患者在急性感染期用抗菌药物是必须的，但稳定期的关键是体位引流、祛痰治疗，不应长期服用抗菌药物。

问题 2：如何指导该患者进行体位引流？

该患者为右肺下叶后基底段支气管扩张，因此采用俯卧位，头低脚高位，进行引流，每天 3 次，每次 10~15 分钟，体位引流时，间隙深呼吸后用力咳痰，同时请家属用手轻拍患处。当每日痰量少于 30ml 时，可以停止引流。

知识点

1. 什么是支气管扩张合并感染？发病特点是什么

支气管扩张症是由各种原因引起的支气管树的病理性、永久性扩张，导致反复发生化脓性感染的气道慢性炎症，多数继发于呼吸道感染和支气管阻塞，尤其是儿童或青年时期的麻疹、百日咳后的支气管肺炎。扩张的支气管腔内细菌定植，分泌物增加，痰液增多，引流不畅，可反复并发感染。临床表现为持续或反复性咳嗽、咳脓痰，有时伴有咯血，可导致呼吸功能障碍及慢性肺源性心脏病。

2. 支气管扩张合并感染的致病微生物

支气管扩张症患者合并急性细菌感染一般是由定植菌群引起，60%~80%的稳定期支气管扩张症患者存在潜在致病菌的定植，最常分离出的细菌为流感嗜血杆菌和铜绿假单胞菌。其他革兰阳性菌如肺炎链球菌和金黄色葡萄球菌也可定植患者的下呼吸道。在病程长、重症、合并有全身基础疾病的支气管扩张症患者中，肺炎克雷伯菌等肠杆菌科细菌和铜绿假单胞菌较多见。

3. 支气管扩张合并感染的症状

早期轻度支气管扩张可完全无症状，通常在呼吸道感染后出现，并随时间推移而逐渐加重，出现咳嗽、咳大量脓痰和反复咯血等典型支扩症状。部分患者伴有呼吸困难，这与支气管扩张的严重程度及与 FEV1 下降、痰量多少等相关。

4. 支气管扩张合并感染的危害

支气管扩张症患者若反复继发感染，常伴有焦虑、发热、乏力、气急、食欲减退、消瘦、贫血及生活质量下降。控制不佳者可成为 COPD 甚至诱发肺心病。

5. 支气管扩张合并感染查体内容

早期支气管扩张可无异常体征。病变严重或继发感染时，局限性支气管扩张在受累区域可闻及持续性中、粗湿性啰音，以肺底部最多见，痰咳出后湿啰音可暂时减少或消失。一些患者存在呼气期弥漫性干性啰音。随着并发症如支气管肺炎、肺纤维化、胸膜增厚与肺气肿等的发生，可出现相应的体征。病程较长、反复发作的支气管扩张患者可有发绀、杵状指（趾）等体征。

6. 支气管扩张合并感染实验室及辅助检查

（1）影像学检查

①胸部 X 线检查：疑诊支气管扩张症时应首先进行胸部 X 线检查。但敏感性和特异性均较差。在疾病早期常无特殊发现，仅表现为受累区域出现非特异性肺纹理增多。绝大多数支气管扩张症患者表现为灶性肺炎、散在不规则高密度影，线性或盘状不张，在疾病后期，X 线胸片上可呈现典型的卷发样或蜂窝状改变，囊状支气管扩张可表现为多数小液平形成。所有患者均应有基线 X 线胸片，通常不需定期复查。

②胸部高分辨率 CT 检查：初次诊断支气管扩张的患者，如条件许可，均应进行本项检查。柱状扩张管壁增厚，并延伸至肺的周边；囊状扩张表现为支气管显著扩张，成串或成簇囊样病变，可含气液面；常见肺不张或肺容积缩小的表现。

（2）肺功能检查　支气管扩张的肺功能改变与病变的范围及性质有密切关系。病变局限者，肺功能一般无改变。柱状扩张对肺功能影响轻微。囊状扩张的支气管破坏较严重，可并发阻塞性肺气肿。支气管扩张症患者肺功能表现为阻塞性通气功能障碍较为多见，部分患者气道激发试验证实存在气道高反应性；多数患者弥散功能进行性下降，且与年龄及 FEV1 下降相关。对所有患者均建议行肺通气功能检查（FEV1、FVC、呼气峰流速），至少每年复查 1 次，免疫功能缺陷或原发性纤毛运动障碍者每年至少复查 4 次。

（3）实验室检查

①血炎性标志物：血常规白细胞和中性粒细胞计数、ESR、C 反应蛋白可反映疾病活动性及感染导致的急性加重，当细菌感染所致的急性加重时，白细

胞计数和分类升高。

②血清免疫球蛋白（IgG、IgA、IgM）和血清蛋白电泳：支气管扩张症患者气道感染时各种免疫球蛋白均可升高，合并免疫功能缺陷时则可出现免疫球蛋白缺乏。

③微生物学检查：支气管扩张症患者应留取深部痰标本或通过雾化吸入获得痰标本；如患者之前的培养结果均阴性，应至少在不同日留取3次以上的标本，以提高阳性率；急性加重时应在应用抗菌药物前留取痰标本，痰培养及药敏试验对抗菌药物的选择具有重要的指导意义。

④血气分析：可助于评估支气管扩张患者肺功能的受损程度，判断是否合并低氧血症和（或）高碳酸血症。

（4）纤维支气管镜检查　该项检查对支气管扩张症的诊断价值不大，但对于大咯血患者镜下止血；体位引流痰液效果不佳者，行镜下吸痰及支气管冲洗以减轻支气管阻塞和促进排痰；镜下刷检和冲洗以明确病原学诊断等方面有重要价值。

7. 支气管扩张合并感染需要鉴别的疾病

（1）慢性支气管炎　多在中年以上发病，症状进展缓慢，多有长期吸烟史，咳嗽、咳痰以冬春季节为主，痰为白色泡沫样黏痰，急性发作时可呈脓性，但痰量较少，无反复咯血史。

（2）肺脓肿　起病初期多有吸入因素，咳大量脓痰，但起病急骤，有高热、寒战等全身中毒症状。影像学检查可见带液平的不规则厚壁空洞。

（3）肺结核　所有年龄均可发病，可有慢性咳嗽、咳痰、咯血、胸痛等症，但痰量少，咯血量多少不一，常伴有午后低热、乏力、盗汗、消瘦等全身结核中毒症状。影像学检查提示病变多位于双上肺野，为浸润性病灶或结节状空洞样改变，细菌学检查可明确。

（4）支气管肺癌　多见于40岁以上男性吸烟者，可伴有咳嗽、咳痰、胸痛，咯血小量到中量，多为痰中带血，持续性或间断性，大咯血较少见。影像学检查、痰细胞学检查及纤维支气管镜检查可资鉴别。

8. 支气管扩张合并感染治疗方法

（1）一般治疗　根据病情严重程度，合理安排休息。合并感染及咯血时，应卧床休息。平时应注意避免受凉感冒，劝导戒烟，预防呼吸道感染。反复长期感染、反复咯血而身体虚弱者应加强营养。应根据病变部位采用相应体位进行体位引流，促进脓痰排出。

（2）药物治疗

①抗菌药物治疗：支气管扩张合并感染，即咳嗽、痰量增加或性质改变、脓痰增加和（或）喘息、气急、咯血及发热等全身症状时，应考虑应用抗菌药物。病情较轻者可选择口服抗感染药物，病情较重者可静脉使用抗感染药物。治疗疗程以控制感染为主，一般 14 天左右。在开始抗菌药物治疗前应送痰培养，在等待培养结果时即应开始经验性抗菌药物治疗。初始经验性治疗应针对上述常见定植菌，根据有无铜绿假单胞菌感染的危险因素［（近期住院；频繁（每年 4 次以上）或近期（3 个月以内）应用抗生素；重度气流阻塞（FEV1，＜ 30%）；口服糖皮质激素（最近 2 周每日口服泼尼松＞ 2 周），至少符合 4 条中的 2 条］及既往细菌培养结果选择抗菌药物（表 3–8）。无铜绿假单胞菌感染高危因素的患者应立即经验性使用对流感嗜血杆菌有活性的抗菌药物。对有铜绿假单胞菌感染高危因素的患者，应选择有抗铜绿假单胞菌活性的抗菌药物，还应根据当地药敏试验的监测结果调整用药，并尽可能应用支气管穿透性好且可降低细菌负荷的药物。

表 3–8　支气管扩张症伴感染初始经验性治疗推荐使用的抗菌药物

高危因素	常见病原体	初始经验性治疗的抗菌药物选择
无假单胞菌感染高危因素	肺炎链球菌、流感嗜血杆菌、卡他莫拉菌、金黄色葡萄球菌、肠道菌群（肺炎克雷伯菌、大肠埃希菌等）	氨苄西林 / 舒巴坦，阿莫西林 / 克拉维酸，二代头孢菌素，三代头孢菌素（头孢曲松、头孢噻肟），莫西沙星，左氧氟沙星
有假单胞菌感染高危因素	上述病原体 + 铜绿假单胞菌	具有抗假单胞菌活性的 β – 内酰胺类抗生素（如头孢他啶、头孢吡肟、哌拉西林 / 他唑巴坦、头孢哌酮 / 舒巴坦、亚胺培南、美罗培南等），氨基糖苷类、喹诺酮类（环丙沙星或左氧氟沙星）可单独应用或联合应用

②祛除痰液：气道黏液高分泌及黏液清除障碍导致黏液潴留是支气管扩张症的特征性改变。祛痰药可稀释痰液或液化黏痰，使痰易于咳出。常用的刺激

性祛痰药：氯化铵、碘化钾、愈创甘油醚可刺激胃黏膜，引起轻微的恶心，反射性的促进呼吸道腺体的分泌增加，使痰液稀释。黏痰溶解剂：氨溴索、乙酰半胱氨酸等可分解痰液的黏性成分，使黏液液化，易于咳出。黏液稀释剂：羧甲司坦、稀化黏素等可作用于气管、支气管的黏液生成细胞，使其分泌黏滞性低的分泌物，痰液由黏变稀，易于咳出。也可通过雾化吸入生理盐水、氨溴索等稀释呼吸道分泌物，促进痰液引流。

③改善气流受限：由于支气管扩张症患者常常合并气流阻塞及气道高反应性，因此经常使用支气管舒张剂。目前常用的支气管舒张剂包括抗胆碱能药物如异丙托溴铵、噻托溴铵；β_2受体激动剂如沙丁胺醇、特布他林、沙美特罗、福莫特罗等；黄嘌呤类如氨茶碱、多索茶碱、二羟丙茶碱，但目前不推荐常规应用黄嘌呤类药物。给药途径主要有吸入、口服及静脉等方法。对于支气管扩张合并支气管哮喘者，吸入糖皮质激素可拮抗气道慢性炎症，减少排痰量，改善生活质量。

④咯血的处理：大咯血可引起窒息死亡，必须积极治疗，支气管动脉栓塞术和（或）手术是大咯血的一线治疗方法。大咯血不止者也可经气管镜确定出血部位后，用浸有稀释肾上腺素的海绵压迫或填塞于出血部位止血，或在局部应用凝血酶或气囊压迫控制出血。药物治疗可以选择应用垂体后叶素、氨基己酸、氨甲苯酸、血凝酶、卡巴克洛等。

9. 支气管扩张合并感染抗菌治疗评价与处理

支气管扩张合并感染患者在抗菌治疗过程中应及时根据病原体检测及药敏试验结果和治疗反应调整抗菌药物治疗方案，若存在一种以上的病原菌，应尽可能选择能够覆盖所有致病菌的抗菌药物。临床疗效欠佳时，需根据药敏试验结果调整抗菌药物，并即刻重新送检痰培养。若因耐药无法单用一种药物，可联合用药。对于铜绿假单胞菌感染引起易诱发耐药，建议联合用药。在抗菌治疗过程中应重视病原学，早期发现耐药变化，及时调整用药。

10. 支气管扩张合并感染的预后

慢性肺脓肿常并发支气管扩张，支气管扩张患者亦易并发肺脓肿，应在抗感染治疗后行胸 CT 检查，以明确诊断。

11. 支气管扩张合并感染注意事项

支气管扩张症患者，除积极合理抗菌药应用外，充分的分泌物引流，雾化吸入、体位引流、支气管镜下吸引也均为有效措施。

第十四节　社区获得性肺炎

案例 1　患者男性，61 岁，体重 67kg，主因"咳嗽、咳痰、伴发热 3 天"入院。现病史：患者 3 天前受凉后出现发热，畏寒，体温最高达 38.8℃，伴咳嗽、咳痰，痰为黄色黏痰，量多，易咳出；无咽痛、鼻塞、流涕；无痰中带血、咯血；无胸痛、呼吸困难。在家自行服用阿莫西林胶囊、银翘片无效，为进一步系统治疗，收治入院。患者自发病以来，神智清，饮食及睡眠较差，二便如常，体重无明显变化。既往史：患者有原发性高血压和高血压肾病史 5 年余，最近血清肌酐 160μmol/L，平日服用硝苯地平缓释片、美托洛尔缓释片控制血压。无糖尿病病史，无手术及输血史。个人史：吸烟 20 年，约每天 5 支，否认饮酒史。家族史：否认家族中有传染病、肿瘤病史及遗传病史。过敏史：无药物及食物过敏史。体格检查：T 38.4℃，P 118 次 / 分，R 22 次 / 分，BP 145/90mmHg，体重 67kg，身高 170cm。听诊双肺呼吸音粗，可闻及散在湿啰音。辅助检查：血常规：WBC 12.5×10^9/L，中性粒细胞 79.8%。胸部 CT：左肺大片渗出影。入院诊断：社区获得性肺炎、高血压 3 级、肾功能不全。初始治疗方案：头孢曲松 2g，静脉滴注，qd；阿奇霉素 0.5g，静脉滴注，qd。

问题 1：该患者的抗感染方案是否合理?

根据 2016 年《社区获得性肺炎诊断和治疗指南》，肺炎链球菌是最常见的致病菌，同时，非典型病原体的检出率不断增加，初始治疗方案中，可以经验性覆盖非典型病原体。患者社区获得性肺炎诊断明确，头孢曲松联合阿奇霉素方案合理，同时，该患者属于中度肾功能不全患者，两种药物无需调整剂量。

问题 2：该患者入院治疗 3 天，咳嗽、咳痰明显好转，未再发热，疗程如何把握？

抗感染治疗一般于退热 2~3 天且主要呼吸道症状明显改善后停药，但疗程也应视病情严重程度、缓解速度、病原菌种类及并发症情况而有所不同。通常轻、中度社区获得性肺炎患者疗程 5~7 天，重症以及伴有肺外表现的患者应适当延长。非典型病原体治疗反应较慢者疗程延长至 10~14 天。金黄色葡萄球菌、铜绿假单胞菌、克雷伯菌属或厌氧菌容易导致肺组织坏死，抗菌药物疗程可延长至 14~21 天。该患者治疗反应较好，可在临床症状稳定后转为口服药物治疗，总疗程控制一周左右。

案例 2 患者男性，85 岁。主因“反复咳嗽、咳痰、喘息 20 余年，加重 2 天”入院。现病史：患者 20 余年来反复咳嗽、咳痰、喘息，多于冬季或受凉后发作。活动后喘息明显，休息可以缓解。近 2 年来，咳嗽、咳痰、喘息发作次数增多，缓解期仍有活动后喘息，间歇性双下肢水肿。患者 40 余天前，曾因上述症状加重入院治疗，给予“头孢他啶、美罗培南”等药物治疗 15 天后，症状好转出院。患者 2 天前因受凉后，咳黄色黏痰，不易咳出，喘息加重，不能平卧，伴发热，体温最高 39.1℃，伴畏寒，双下肢水肿，有夜间发作性呼吸困难。无心悸、胸痛，无咯血。

既往史：“高血压”病史 20 年，最高血压 160/110mmHg，服用“硝苯地平控释片”控制血压。无糖尿病、冠心病病史。前列腺增生伴结石，未系统治疗。个人史：吸烟史 30 余年，约 20 支 / 天，已戒烟 5 年。家族史：否认家族中有传染病、肿瘤病史及遗传病史。过敏史：无药物食物过敏史。体格检查：T 38.9 ℃，P 122 次 / 分，R 23 次 / 分，BP 150/100mmHg，体重 70kg，身高 175cm。双肺呼吸音粗，可闻及干湿啰音。辅助检查：血常规及肝肾功能：WBC 13.36×10^9/L、中性粒细胞 89.5%，ALT 28.7U/L，AST 31.5U/L，BUN 4.24mmol/L，SCr 68.4μmol/L。血气分析：pH 7.34、PaO_2 54mmHg、$PaCO_2$ 43mmHg。肺通气功能及支气管舒张实验示：FEV1/FVC 为 29.5%，FEV1 为预计值的 32.5%。胸部 CT 示：右肺炎症。入院诊断：社区获得性肺炎、慢性阻塞性肺疾病（Ⅲ级）急性加重、Ⅰ型呼吸衰竭、高血压病。

初始抗感染治疗方案：

注射用拉氧头孢 1g+0.9% 氯化钠注射液 100ml，iv.gtt，q12h

左氧氟沙星氯化钠注射液 0.5g，iv.gtt，qd

入院第 3 天，患者病情无明显好转，仍发热、咳嗽咳痰。痰细菌培养示：大肠埃希菌（产 ESBL），仅对阿米卡星、哌拉西林 / 他唑巴坦、亚胺培南、美罗培南敏感。

调整抗感染治疗方案：

哌拉西林 / 他唑巴坦钠 4.5g+0.9% 氯化钠注射液 100ml，iv.gtt，q8h

问题 1：该患者属于有基础疾病的老年患者，社区获得性肺炎常见的病原体有哪些，经验性治疗可以选择哪些药物?

肺炎链球菌、流感嗜血杆菌、肺炎克雷伯菌等肠杆菌科细菌、肺炎衣原体、流感病毒、卡他莫拉菌。可以选择①青霉素类 / 酶抑制剂复合制剂；②三代头孢菌素或其酶抑制剂复合制剂；头霉素类；氧头孢烯类；厄他培南等碳青霉烯类；③上述药物单用或联合大环内酯类；④呼吸喹诺酮类。

问题 2：该患者是否具有产 ESBL 菌感染的风险，治疗方案是否合理?

对有肺部基础疾病的患者，常见的产 ESBL 菌感染的风险因素有：产 ESBL 菌感染的定植或感染史，曾使用三代头孢菌素、有反复或长期住院史、留置植入物以及肾脏替代治疗等。该患者有近期住院史并使用头孢他啶、美罗培南，具有 ESBL 菌感染的风险。治疗方案符合药敏结果，方案合理。

知识点

1. 什么是社区获得性肺炎？发病特点是什么

社区获得性肺炎（community acquired pneumonia，CAP）是指在医院外罹患的感染性肺实质（含肺泡壁，即广义上的肺间质）炎症，包括具有明确潜伏期的病原体感染而在入院后潜伏期内发病的肺炎。CAP 是威胁人类健康的常见感染性疾病之一，其致病原的组成和耐药特性在不同国家、不同地区之间存在着明显差异，而且随着时间的推移而不断变迁。

2. 社区获得性肺炎致病的微生物

肺炎链球菌一直是社区获得性肺炎最常见的病原体，但近年来随着检测方法的改进，所谓的非典型病原体：肺炎支原体、肺炎衣原体、嗜肺军团菌在CAP中的作用逐渐被人们所认识，检出率也有所提高。病原学多中心调查研究提示肺炎支原体检出率最高，其次为肺炎链球菌、流感嗜血杆菌、肺炎衣原体、肺炎克雷伯菌、嗜肺军团菌、金黄色葡萄球菌。

3. 社区获得性肺炎的分类

按照病因可分为细菌性肺炎、病毒性肺炎、支原体肺炎（非典型病原体肺炎）、真菌性肺炎、其他病原体肺炎。按照解剖分为大叶性肺炎、小叶性肺炎、间质性肺炎。

4. 社区获得性肺炎的症状

常见症状为咳嗽、咳痰，或原有呼吸道症状加重，并出现脓性痰或血痰，伴或不伴有胸痛。病变范围大者可有呼吸困难、呼吸窘迫。大多数患者有发热。

5. 社区获得性肺炎的危害

细菌性肺炎的并发症近年来少见，少数病人可并发脓胸，金黄色葡萄球菌感染还可出现肺脓肿、气胸、脓气胸。细菌经淋巴管、胸导管进入血循环，可引起脑膜炎、心包炎、心内膜炎、关节炎、中耳炎等肺外感染。如严重感染中毒或患者免疫力低下时还可并发感染性休克，表现为血压降低、四肢厥冷、多汗、发绀、心动过速、心律失常等。嗜肺军团菌肺炎常伴有严重低钠血症，部分患者并发急性肾功能衰竭、休克和DIC。

6. 社区获得性肺炎查体内容

早期肺部体征无明显异常，重症患者可有呼吸频率增快、鼻翼扇动、发绀。肺实变时有典型的体征，如叩诊浊音、触觉语颤增强和支气管呼吸音等，也可闻及湿性啰音。并发胸腔积液者，患侧胸部叩诊浊音、触觉语颤减弱、呼吸音减弱。

7. 社区获得性肺炎实验室及辅助检查

（1）一般化验检查　细菌性肺炎外周血白细胞计数常升高，中性粒细胞多在 80% 以上，并伴有核左移，细胞内可见中毒颗粒。老年体弱、酗酒、免疫功能低下者白细胞计数可不增高，但中性粒细胞的百分比仍高。肺炎支原体或肺炎衣原体肺炎白细胞正常或稍高，血沉加快，可有冷凝集试验阳性。军团菌肺炎可有肝酶升高、血钠降低。

（2）胸部影像学检查　典型的细菌性肺炎 X 线表现为大片炎症浸润阴影或实变影，在实变阴影中可见到支气管充气征。金黄色葡萄球菌感染表现为肺段或小叶状的浸润，其中有单个或多个液气囊腔，而且具有易变性。非典型肺炎 X 线表现多样化，以间质或小叶浸润为主，特点是往往与体征不成比例，即临床表现轻而 X 线检查发现较多浸润病灶。胸片或胸部 CT 显示片状、斑片状浸润阴影或间质性改变，伴或不伴有胸腔积液。

（3）病原学检查　病原学判断方法的选择：①门诊治疗的轻、中度患者不必普遍进行病原学检查，只有当初始经验性治疗无效时才需考虑。②住院病人需同时进行常规血培养和呼吸道病原学检查。凡合并胸腔积液并能够进行穿刺抽液时，应行诊断性胸腔穿刺，抽取胸水做常规、生化、病原学检查。③侵袭性诊断技术仅选择性用于以下 CAP 患者：经验性治疗无效病情仍进展，特别是已经更换抗生素治疗 1 次仍无效时；怀疑特殊病原体感染，而采用常规呼吸道标本无法明确病原时；免疫抑制宿主罹患 CAP 经验性治疗无效时；需要与非感染肺部浸润性病变鉴别诊断者。

痰细菌学检查：尽量在抗生素应用前采集标本，尽快送检，不得超过 2 小时。挑取脓性部分做革兰染色，镜检筛选合格标本（鳞状上皮细胞低倍镜视野，多核白细胞＞25 个 / 低倍镜视野，或两者比例＜1∶2.5）进行细菌培养。

血清学标本的采集：采集间隔 2~4 周的急性期和恢复期双份血清标本，主要用于非典型病原体或呼吸道病毒特异性抗体滴度的检测。

8. 社区获得性肺炎需要鉴别的疾病

（1）社区获得性肺炎的诊断依据　①新近出现的咳嗽、咳痰或原有呼吸道疾病症状加重，并出现脓性痰，伴或不伴胸痛；②发热；③肺实变体征和

（或）闻及湿性啰音；④ WBC ＞ 10×10^9/L 或＜ 4×10^9/L，伴或不伴细胞核左移；⑤胸部 X 线检查显示片状、斑片状浸润性阴影或间质性改变，伴或不伴胸腔积液。

以上 1~4 项中任何 1 项加第 5 项，并除外肺结核、肺部肿瘤、非感染性肺间质性疾病、肺水肿、肺不张、肺栓塞、肺嗜酸性粒细胞浸润症及肺血管炎等后，可建立临床诊断。

（2）CAP 需要与下列肺部疾病相鉴别

①肺结核：多有全身中毒症状，如午后低热、盗汗、疲乏无力、体重减轻等。痰中可找到结核分枝杆菌。X 线胸片见肺尖或锁骨上下的点片状阴影，病灶有渗出、增殖甚至钙化，密度不均，消散缓慢，且可形成空洞或肺内播散。一般抗菌药物治疗无效。

②肺癌：多无急性感染中毒症状，但是痰中带血多见。伴发阻塞性肺炎时可以出现急性呼吸道感染症状。痰脱落细胞发现癌细胞；纤维支气管镜检查发现新生物，病理诊断为金标准。胸片或胸部 CT 发现肺内或者肺门块影，有分叶或毛刺，或者厚壁偏心空洞。也可以出现肺不张、阻塞性肺炎、纵隔淋巴结肿大等间接征象。经抗生素治疗后肺部炎症不易消散，或暂时消散后于同一部位反复出现肺炎。

③急性肺脓肿：早期临床表现与肺炎类似。但随着病程进展，肺脓肿表现出咳出大量脓臭痰，黄绿色或带血，可以分层。血白细胞 $20 \sim 30 \times 10^9$/L，中性粒细胞在 90% 以上。痰检和纤支镜防污染毛刷做涂片和需氧、厌氧细菌培养可以发现致病菌。X 线可见脓腔和液平，脓腔内壁光滑或略有不规则。抗感染治疗恢复慢。

9. 社区获得性肺炎的治疗方法

（1）治疗原则　明确诊断和确定抗菌治疗指征，抗菌药物仅适用于细菌性和非典型病原体性肺炎；根据病情严重度评估进行分级治疗；尽早开始初始的经验性抗菌治疗；重视和提高住院 CAP 患者的病原学诊断水平，以改善后续治疗；参考指南并结合当地病原菌耐药性资料优化治疗策略，以求最佳疗效和最少耐药；运用抗菌药物的药动学 / 药效学原理指导临床用药；参考药物经济学评价选择药物。

（2）病原学治疗　如表 3–9 所示。

表 3–9　不同人群 CAP 患者初始经验性抗感染治疗的建议

不同人群	常见病原体	初始经验性治疗的抗菌药物选择
青壮年、无基础疾病患者	肺炎链球菌、肺炎支原体、流感嗜血杆菌、肺炎衣原体等	①青霉素类（青霉素、阿莫西林等）；②多西环素、米诺环素；③大环内酯类；④第一代或第二代头孢菌素；⑤呼吸喹诺酮类（如左氧氟沙星、莫西沙星等）
老年人或有基础疾病患者	肺炎链球菌、流感嗜血杆菌、需氧革兰阴性杆菌、金黄色葡萄球菌、卡他莫拉菌等	①第二代头孢菌素（头孢呋辛、头孢丙烯、头孢克洛等）单用或联合大环内酯类；② β– 内酰胺类 /β– 内酰胺酶抑制剂（如阿莫西林 / 克拉维酸、氨苄西林 / 舒巴坦）单用或联合大环内酯类；③呼吸喹诺酮类
需入院治疗但不必收住 ICU 的患者	肺炎链球菌、流感嗜血杆菌、混合感染（包括厌氧菌）、需氧革兰阴性杆菌、金黄色葡萄球菌、肺炎支原体、肺炎衣原体等	①第二代头孢菌素单用或联合四环素类、大环内酯类静脉给药；②静脉滴注呼吸喹诺酮类；③ β– 内酰胺类 /β– 内酰胺酶抑制剂单用或联合四环素类、大环内酯类静脉给药；④头孢噻肟、头孢曲松单用或联合四环素、大环内酯类静脉给药
需入住 ICU 的重症患者		
A 组：无铜绿假单胞菌感染的危险因素	肺炎链球菌、需氧革兰阴性杆菌、嗜肺军团菌、肺炎支原体、流感嗜血杆菌、金黄色葡萄球菌等	①头孢噻肟或头孢曲松联合大环内酯类或喹诺酮类静脉给药；②静脉滴注呼吸喹诺酮类联合氨基糖苷类；③ β– 内酰胺类 /β– 内酰胺酶抑制剂单用或联合大环内酯类或喹诺酮类静脉给药；④厄他培南联合大环内酯类静脉给药
B 组：有铜绿假单胞菌感染的危险因素	A 组常见病原体 + 铜绿假单胞菌	具有抗假单胞菌活性的 β– 内酰胺类抗菌药物（如头孢他啶、头孢吡肟、哌拉西林 / 他唑巴坦、亚胺培南、美罗培南等）联合大环内酯类或环丙沙星、左氧氟沙星静脉给药，必要时还可同时联用氨基糖苷类

10. 社区获得性肺炎抗菌治疗评价与处理

抗菌治疗 48~72 小时应对治疗效果进行评价，治疗有效者表现为体温下降、呼吸道症状减轻、血炎性标志物如白细胞计数、中性粒细胞比例、CRP 等下降。临床治疗有效，患者胃肠道功能正常可给予口服药序贯治疗，药物选择应为与静脉制剂相同或抗菌谱相近的口服药。

抗感染治疗一般可于热退和主要呼吸道症状明显改善后 3~5 天停药，但疗程视不同病原体、病情严重程度而异，不宜将肺部阴影完全吸收作为停用抗菌药物的指征。对于普通细菌性感染，如肺炎链球菌，用药至患者热退后 72 小时即可；对于金黄色葡萄球菌、铜绿假单胞菌、克雷伯菌属或厌氧菌等容易导致肺组织坏死的致病菌所致的感染，建议抗菌药物疗程≥ 2 周。对于非典型病原体，疗程应略长，如肺炎支原体、肺炎衣原体感染的建议疗程为 10~14 天，军团菌属感染的疗程建议为 10~21 天。

11. 社区获得性肺炎的预后

细菌性肺炎的并发症近年来少见，少数病人可并发脓胸，金黄色葡萄球菌感染还可出现肺脓肿、气胸、脓气胸。如严重感染中毒或患者免疫力低下时还可并发感染性休克。选择恰当的抗菌药物，使用足疗程，有助于减少并发症的发生。

12. 社区获得性肺炎注意事项

戒烟、避免酗酒有助于预防肺炎的发生。预防接种肺炎链球菌疫苗和（或）流感疫苗可减少某些特定人群罹患肺炎的机会。目前应用的多价肺炎链球菌疫苗是从多种血清型中提取的多糖荚膜抗原，可有效预防 85%~90% 的侵袭性肺炎链球菌的感染。建议接种肺炎链球菌疫苗的人员：体弱的儿童和成年人；60 岁以上老年人；反复发生上呼吸道感染（包括鼻窦炎、中耳炎）的儿童和成年人；具有肺、心脏、肝脏或肾脏慢性基础疾病者；糖尿病患者；癌症患者；镰状细胞性贫血患者；霍奇金病患者；免疫系统功能失常者；脾切除者；需要接受免疫抑制治疗者；长期居住在养老院或其他护理机构者。

第十五节　医院获得性肺炎

案例 1　患者男性，68 岁。主因“意识障碍 1 月余，发热伴咳嗽半月”入院。现病史：患者于入院前 1 月余无明显诱因出现肢体活动不利伴意识障碍，于外院 ICU 住院治疗，诊断为“脑出血、肺炎、急性心梗、高血压、房颤”等，经治疗后脑出血较前稳定，但患者仍有发热，体温波动于 37.5~38.5℃之间，伴咳嗽、咳黄绿色脓痰，为求进一步诊治收入院。自发病以来，神志清，精神差，胃管饮食，二便如常。既往高血压、房颤病史 6 年，服用“比索洛尔”治疗。个人史：吸烟史 30 余年，15 支 / 天，饮酒史 30 余年，200ml/ 天。过敏史：无药物食物过敏史。体格检查：T 38.9℃，P 122 次 / 分，R 24 次 / 分，BP 145/95mmHg，身高 167cm，体重 65kg，体重指数 23.31kg/m^2。辅助检查：血常规及肝肾功能：WBC 14.58×10^9/L，中性粒细胞 72.8%，ALT 45U/L，AST 90U/L，BUN 3.52mmol/L，SCr 120.3μmol/L。胸部 CT 示：双肺中叶、下叶炎症。入院诊断为：肺炎、高血压 3 级、脑梗死后遗症。初始抗感染治疗药物如下：左氧氟沙星 0.6g，iv，qd。入院治疗第 3 天，患者仍有发热、咳嗽、咳黄绿色脓痰，体温最高达 39.5℃，痰培养回报：铜绿假单胞菌，对头孢他啶、头孢吡肟、阿米卡星敏感，对哌拉西林他唑巴坦、美罗培南、氨曲南及左氧氟沙星耐药。

医嘱调整：

停用左氧氟沙星；加头孢他啶 2g+NS 100ml，iv.gtt，q8h；阿米卡星 0.2g+5%GS 250ml，iv.gtt，q12h。

住院第 11 天，患者无发热，咳少许白色黏痰，一般情况较好。

问题 1：医院获得性肺炎的常见致病菌?

根据医院获得性肺炎发病的早晚分为早发性和晚发性，早发性定义为患者入院后≥ 48 小时但＜ 5 天，晚发性为患者入院后≥ 5 天。早发性医院获得性肺炎的病原菌与社区获得性肺炎相似，晚发性医院获得性肺炎常见致病菌为：铜绿假单胞菌、MRSA、不动杆菌、肠杆菌。

问题 2：患者的治疗方案选择是否合理?

治疗药物选择符合药敏报告，且铜绿假单胞菌应选择联合治疗，但患者存在肾功能损伤，计算肌酐清除率为 47.9ml/min，阿米卡星每 24~48 小时应给予正常剂量（7.5mg/kg）的 20%~30%，头孢他啶应为 1g，q12h，同时密切随访肾功能的变化。

案例 2　患者男性，70 岁。主因“咳嗽、咳痰伴发热 3 天”入院。现病史：患者一周前于神经内科出院，3 天前出现发热，体温最高为 38.9℃，伴咳嗽、咳痰，无喘息、无胸闷；无呼吸困难；无腹痛、腹泻；无尿频、尿急。患者近日多次出现饮水、进食呛咳。为进一步系统治疗，收治入院。既往史：患者 10 余年前突发“脑梗死”，此后多次在神经内科病房住院治疗。个人史：否认吸烟史，饮酒史 20 年，约半斤 / 天，已戒酒 5 年。家族史：否认家族中有传染病、肿瘤病史及遗传病史。过敏史：无药物及食物过敏史。体格检查：T 37.8℃，P 110 次 / 分，R 24 次 / 分，BP 148/90mmHg，体重 80kg，身高 172cm。辅助检查：血常规：WBC 12.5×10^9/L，中性粒细胞 83.8%，听诊：双肺呼吸音粗，可闻及较多湿啰音。查胸片示“双肺炎症”。入院诊断：肺炎、陈旧性脑梗死。入院治疗第 1 天，给予“哌拉西林 / 他唑巴坦 4.5g，iv.gtt，q8h”。入院治疗第 3 天，咳嗽、咳痰较前加重，体温波动于“37.8~38.7℃”。随后患者痰培养及药敏结果回报：耐甲氧西林金黄色葡萄球菌，对万古霉素、利奈唑胺、复方新诺明敏感，停用哌拉西林 / 他唑巴坦，改为利奈唑胺注射液 0.6g，iv.gtt，q12h。入院治疗 9 天，患者未再发热，轻咳，咳痰明显减少。

问题 1：利奈唑胺治疗过程中，应注意的事项?

①利奈唑胺有骨髓抑制的作用，可出现血小板减少，白细胞减少，全血细胞减少等，应每周检查血常规。②可能导致视力损害，用药期间询问患者视觉功能情况，如出现视敏度、色觉改变，视力模糊等，应及时进行眼科检查。③避免服用高酪胺饮食，如奶酪、酵母、酸牛奶类等。

问题 2：MRSA 感染的治疗疗程?

疗程应个体化。一般金黄色葡萄球菌 21~28 天，MRSA 感染可适当延长疗程。

知识点

1. 什么是医院获得性肺炎？发病特点是什么?

医院获得性肺炎（hospital acquired pneumonia，HAP）是指患者入院时不存在、也不处于感染潜伏期，而于入院 48 小时后发生的，由细菌、真菌、支原体、病毒或原虫等病原体引起的各种类型的肺实质炎症。我国 HAP 发病率

1.3%~3.4%，是第一位的医院内感染（占 29%）。HAP 在病原学、流行病学和临床诊治上与 CAP 有显著不同。

2. 医院获得性肺炎的致病微生物

HAP 致病菌主要为鲍曼不动杆菌、铜绿假单胞菌、金黄色葡萄球菌及肺炎克雷伯菌等，但不同发病时间、基础状况、病情严重程度、甚至不同地区、医院和部门，HAP 病原谱均存在明显差异。早发 HAP 常见病原体为肺炎链球菌、流感嗜血杆菌、甲氧西林敏感的金黄色葡萄球菌和对抗生素敏感的肠杆菌科细菌（如大肠埃希菌、肺炎克雷伯菌、变形杆菌、沙雷菌等）；晚发 HAP 致病菌常为多重耐药菌（MDR），如铜绿假单胞菌、产超广谱 β- 内酰胺酶（ESBL）的肺炎克雷伯菌、不动杆菌属等细菌，甲氧西林耐药的金黄色葡萄球菌（MRSA）、嗜肺军团菌等。

3. 医院获得性肺炎的分类

入院后 4 天内发病的肺炎称为早发医院获得性肺炎，一般认为病原体多为敏感菌，预后较好。入院后第 5 天及之后发病的肺炎称为晚发医院获得性肺炎，常见病原体是多耐药菌，病死率较高。

4. 医院获得性肺炎的症状

HAP 的临床表现变化较大，情况复杂，多见于年老体弱、免疫功能缺陷、应用激素或免疫抑制剂，行气管插管、气管切开机械通气，胸腹部手术、昏迷及全麻患者。一般病情重、进展快，会迅速转化为重症肺炎。临床症状不典型，当出现精神萎靡、发热、不能解释的呼吸困难加重、呼吸道脓性分泌物增加时，应考虑到 HAP 可能，尽早行胸部 X 线检查。典型的高热、寒战、胸痛等急性感染症状不常见。

5. 医院获得性肺炎的危害

HAP 多由革兰阴性杆菌所致，部分患者可并发肺化脓症、胸膜炎、败血症及感染中毒性休克，甚至并发呼吸循环衰竭。在长期卧床、胸腹部外科手术后、气管插管等患者，由于细菌感染后痰量较多，咳嗽反射减弱，容易发生痰液引流不畅，并发一侧肺不张。嗜肺军团菌肺炎常伴有严重低钠血症，部分患者并发急性肾功能衰竭、休克和 DIC。

6. 医院获得性肺炎查体内容

肺部听诊可以闻及散在的中小水泡音，多见于肺底，也可闻及干性啰音和痰鸣音。一般很难见到肺实变的体征。合并肺不张时表现为持续性呼吸困难、呼吸频率加快、吸气性三凹征及低氧血症，查体时发现气管向患侧移位，患侧呼吸音消失。

7. 医院获得性肺炎实验室及辅助检查

（1）一般化验检查　细菌性肺炎外周血白细胞计数常升高，中性粒细胞多在 80% 以上，并伴有核左移，细胞内可见中毒颗粒。老年体弱、酗酒、免疫功能低下者白细胞计数可不增高，但中性粒细胞的百分比仍高。肺炎支原体或肺炎衣原体肺炎白细胞正常或稍高，血沉加快，可有冷凝集试验阳性。军团菌肺炎可有肝酶升高、血钠降低。另外动脉血氧饱和度、动脉血气分析、肝肾功能、电解质均有助于诊断。

（2）胸部影像学检查　胸 X 线片或胸部 CT 显示两肺散在斑点状、小片状及结节状浸润阴影或间质性改变，以两下肺多见，也可表现为弥漫性小片状模糊影。随病情的发展病灶密度可以增高或融合，或形成小空洞。粒细胞缺乏、严重脱水患者并发 HAP 时 X 线检查可以阴性，肺孢子菌肺炎有 10%~20% 患者 X 线检查完全正常。

（3）病原学检查　对于病原学检查，HAP 的要求比 CAP 更严格。应遵循以下原则：①除呼吸道标本外常规做血培养 2 次和胸腔积液（合并胸腔积液时）培养。②呼吸道分泌物培养尤须重视定量或半定量培养。HAP 特别是机械通气患者的痰标本（包括下呼吸道标本）病原学检查存在的问题不是假阴性，而是假阳性。培养结果意义的判断需参考细菌浓度。③在免疫损害宿主应重视特殊病原体（真菌、伊氏肺孢子菌、分枝杆菌、病毒）的检查。④为减少上呼吸道菌群污染，在选择性病例应采用侵袭性下呼吸道防污染采样技术。⑤在 ICU 内 HAP 患者应进行连续性病原学和耐药性监测，指导临床治疗。⑥不动杆菌、金黄色葡萄球菌、铜绿假单胞菌、沙雷菌、肠杆菌属、军团菌、真菌、流感病毒、呼吸道合胞病毒和结核分枝菌可以引起 HAP 的暴发性发病，尤应注意监测、追溯感染源、制定有效控制措施。

（4）组织学诊断　对于分枝杆菌、真菌、病毒、肺孢子菌等感染，病理组织学检查具有诊断意义。肺组织标本可通过经皮针吸或通过活检枪行肺活检、经纤支镜肺活检、开胸肺活检、经胸腔镜肺活检等方法获得，标本应至少留取2份，分别送组织病理学检查和培养。

8. 医院获得性肺炎需要鉴别的疾病

（1）肺不张　多为肿瘤或痰栓阻塞或者肿瘤、肿大淋巴结压迫管腔。肺不张缓慢发生或面积小时症状不明显，痰栓阻塞通常发病急，突发胸闷、气急、呼吸困难。合并感染也可出现咳嗽、脓痰、发热、咯血，与肺炎相似。X线表现密度增高，体积缩小，出现尖端指向肺门扇形、三角形，患肺体积缩小，纵隔向患侧移位的典型表现，同时也可见原发肿瘤的占位。纤维支气管镜检查对肺不张有较大的诊断价值。

（2）心衰和肺水肿　多有高血压、冠心病、风湿性心脏病的病史。突发严重呼吸困难、端坐位、发绀、大汗、咳出粉红色泡沫痰，两肺闻及广泛的湿啰音和哮鸣音，左心界扩大、心率增快、心尖部闻及奔马律。X线检查心界增大，肺门呈蝴蝶状，两肺大片融合的阴影。强心、利尿、扩血管等积极治疗能快速缓解。

（3）肺血栓栓塞症　常有血栓性静脉炎、心肺疾病、外伤、腹部或骨科手术、长期卧床和肿瘤病史，具有深静脉血栓形成的高危因素。如果该患者突发剧烈胸痛、咯血、呼吸困难、神志不清时应高度怀疑肺血栓栓塞。X线胸片示区域性肺纹理减少，典型改变出现尖端指向肺门的楔形阴影。动脉血气分析见低氧血症和低碳酸血症。D-二聚体、CT肺动脉造影、放射性核素肺通气/灌注扫描和MRI等检查有助于诊断。

（4）肺出血-肾炎综合征（Goodpasture综合征）　以肺弥散性出血、肺泡内纤维素沉着和肾小球肾炎为特征。表现为咳嗽、咯血和气急，常伴有贫血、血尿、蛋白尿。X线示弥散性点状浸润阴影，从肺门向外围散射，肺尖常清晰。血清抗肾小球基底膜（GBM）抗体常阳性。

9. 医院获得性肺炎治疗方法

（1）治疗原则　对MDR病原菌，初始必须接受联合治疗，以保证广谱覆盖和减少不适当初始经验性抗生素治疗可能性。但应当注意，如果患者新近曾使用过一种抗生素治疗，经验性治疗时应避免使用同一种抗生素，否则易产生对同类抗生素的耐药性。所有治疗都必须根据当地细菌的耐药情况来选择药物，建立自己的最佳经验治疗方案，才能真正做到适当治疗。

（2）病原学治疗　如表 3–10 所示。

表 3–10　不同人群 HAP 患者初始经验性抗感染治疗的建议

病人	可能的病原体	可选择药物
没有 MDR 菌危险因素、早发性的 HAP、VAP 的患者（Ⅰ组）	肺炎链球菌、流感嗜血杆菌、甲氧西林敏感的金黄色葡萄球菌和对抗生素敏感的肠杆菌科细菌（如大肠埃希菌、肺炎克雷伯菌、变形杆菌、沙雷菌等）	头孢曲松，或左氧氟沙星、莫西沙星，或环丙沙星，或氨苄西林 / 舒巴坦，或厄他培南
迟发性、有 MDR 菌危险因素的 HAP、VAP 的患者（Ⅱ组）	铜绿假单胞菌、产超广谱β–内酰胺酶（ESBL）的肺炎克雷伯菌、不动杆菌属等	抗假单胞菌头孢菌素（头孢吡肟、头孢他啶）、碳青霉烯类（亚胺培南、美罗培南），或β– 内酰胺类 /β– 内酰胺酶抑制剂（哌拉西林 / 他唑巴坦），加用一种抗假单胞菌喹诺酮类（环丙沙星或左氧氟沙星），或氨基糖苷类（阿米卡星、庆大霉素，或妥布霉素）
	怀疑 MRSA	加用利奈唑胺或万古霉素
	疑为嗜肺军团菌	加用大环内酯类，或氟喹诺酮类

（3）其他治疗　HAP 患者较 CAP 患者一般年龄较大，体质较差，病情复杂，常合并器官功能障碍，因此对症、支持治疗尤其重要，如祛痰、平喘、维持水电解质平衡、纠正酸碱紊乱、保护脏器功能等。

10. 医院获得性肺炎抗菌治疗评价与处理

初始抗生素治疗后，应密切观察患者对治疗的反应，抗菌治疗 48~72 小时应对治疗效果进行评价，治疗有效者表现为体温下降、呼吸道症状减轻、血炎性标志物如白细胞计数、中性粒细胞比例、CRP 等下降。对于晚发、重症及有耐药菌感染危险因素患者，应进行降阶梯治疗以避免初始治疗失败增加患者病死率。一但获得血或呼吸道分泌物培养结果，或患者对治疗无反应，应及时对经验性抗菌药物治疗进行调整。肠杆菌科细菌所致 HAP 治疗 7 天疗程已足够，非发酵菌感染则需延长至 10~14 天，免疫功能严重受损患者还需延长治疗 3~5 天。

11. 医院获得性肺炎的预后

患者基础疾病的严重程度、是否手术、是否接受过抗菌药物和其他药物治疗、是否行气管插管等均与 HAP 的预后情况有关。

12. 医院获得性肺炎注意事项

（1）如治疗过程中病情恶化或无改善可能有以下原因：如将非感染疾病误诊为 HAP；或一开始感染的就是耐药菌，或为其他病原体如结核分枝菌、真菌或呼吸道病毒；以及出现了并发症。

（2）加强病室环境卫生，对已经存在 MDR 菌感染病人做好床边隔离，对免疫力低下患者：如需要接受免疫抑制治疗、粒细胞减少、未控制的糖尿病、严重营养不良等患者，应该重点隔离，避免交叉感染。

（3）医护人员严格规范化医疗操作，重视手卫生，患者采用 30°~45° 半卧位，氯己定口腔护理或全身擦拭，减少误吸，尽可能给予胃肠内营养，选择性鼻腔去定植治疗，尽可能减少各种有创操作和留置导管，尽量缩短留置时间。

第十六节 肺脓肿

案例 1 患者男性，65 岁，主因“咳嗽、咳痰、胸闷伴发热 1 周”入院。现病史：患者 1 周前因旅游时淋雨受凉出现发热、畏寒、咳嗽、咳痰量多，呈黄脓状伴气促、胸闷。无头痛、头晕，无胸痛、咯血，无恶心、呕吐，无腹痛、腹泻。院外自行服用“头孢地尼胶囊”6 天未见好转。为进一步系统治疗，收治入院。患者自发病以来，神智清，饮食及睡眠较差，二便如常，体重下降 5 斤。既往史：无高血压、心脏病病史，无糖尿病病史，无手术及输血史。个人史：否认吸烟、饮酒史。家族史：否认家族中有传染病、肿瘤病史及遗传病史。过敏史：对磺胺类药物过敏。体格检查：T 38.5℃，P 115 次 / 分，R 20 次 / 分，BP 135/95mmHg，体重 80kg，身高 178cm。听诊两肺呼吸音粗，左下肺可闻及湿性啰音。辅助检查：血常规示：WBC 25.25 × 10^9/L，中性粒细胞 87.8%。胸部 X 片显示：左下肺大片阴影，其内见空洞和液平，侧位片示病变位于左下肺后基底段。入院诊断：急性肺脓肿。入院后给予：青霉素 G 注射液 240 万 U+NS 250ml，iv.gtt，q6h；甲硝唑注射液 0.5g，iv.gtt，q12h。

问题 1：肺脓肿的常见病原菌是什么？患者的治疗方案是否合理？

临床多见的是吸入性肺脓肿，多为混合感染，一般与上呼吸道和口腔常存细菌一致，包括需氧、兼性厌氧和厌氧细菌：如肺炎链球菌、金黄色葡萄球菌、溶血性链球菌、克雷伯菌、大肠埃希菌、铜绿假单胞菌、变形杆菌等；厌氧菌有消化链球菌、脆弱拟杆菌、坏死梭形杆菌等。近年来，由于培养技术的进步，经检查发现吸入性厌氧菌感染率可高达 90%。血源性肺脓肿病原菌因其感染来源不同，以金黄色葡萄球菌、大肠埃希菌多见。患者的治疗方案基本覆盖常见病原菌，方案合理。

问题 2：肺脓肿的治疗疗程如何把握？

抗菌药物总疗程 6~10 周，或直至临床症状完全消失，X 线胸片显示脓腔及炎性病变完全消失，仅残留纤维条索状阴影为止。

案例 2 患者男性，78 岁，主因“发热、咳嗽 2 周，加重 2 天”。现病史：患者 2 周前无明显诱因出现发热，伴寒战、咳嗽，最高体温 38.7℃，多为夜间发热，无咳痰，无恶心、呕吐，无腹痛、腹泻；无尿频、尿急。患者 10 天前于院外就诊，给予左氧氟沙星治疗 1 周，未见明显好转。近 2 天，咳嗽加重，伴黄脓痰，不易咳出，仍发热，体温 38℃左右，无明显喘憋、水肿，来我院门诊就诊。胸 CT 显示：右肺肺脓肿。为进一步诊治收入我院。既往史：患者 3 年前突发“急性脑梗死”，至今因“脑梗死”后遗症，长期卧床，饮食存在呛咳。高血压病史 10 余年，血压最高 165/108mmHg，口服“缬沙坦、氨氯地平”控制血压。个人史：吸烟史 20 余年，20 支 / 天，饮酒史 20 余年，100ml/d。家族史：否认家族中有传染病、肿瘤病史及遗传病史。过敏史：无药物及食物过敏史。体格检查：T 39.2℃，P 130 次 / 分，R 24 次 / 分，BP 155/105mmHg，体重 82kg，身高 168cm。听诊两肺呼吸音粗，右下肺可闻及湿性啰音。辅助检查血常规示：WBC 23.76×10^9/L，中性粒细胞 92.3%，血沉 107mm/h，CRP 89.6mg/L。胸 CT 显示：右肺肺脓肿。入院诊断“右肺肺脓肿、陈旧性脑梗死、高血压Ⅱ级”。初始治疗方案：头孢哌酮 / 舒巴坦 3g+NS 100ml，iv.gtt，q12h；克林霉素磷酸酯 0.6g+NS 100ml，iv.gtt，q12h。入院治疗第 4 天，体温 37.2℃，复查血常规：WBC 12.76×10^9/L，中性粒细胞 84.8%，CRP 40.6mg/L。

问题 1：患者院外抗菌药物治疗效果不佳的原因?

患者老年男性，既往“脑梗死”病史，长期卧床瘫痪，饮食存在呛咳、误吸。根据病史及胸 CT 诊断为肺脓肿。考虑患者吸入性肺脓肿的可能性大，治疗方案采用可覆盖厌氧菌的广谱抗菌药物，院外治疗方案左氧氟沙星对厌氧菌的覆盖不强，临床疗效不理想。

问题 2：克林霉素主要用于何种感染? 临床用药的注意事项是什么?

克林霉素临床主要用于 G^+ 菌和厌氧菌引起的呼吸系统感染、女性盆腔及生殖系统感染、皮肤软组织感染、骨及关节感染、腹腔内感染等。

克林霉素具有神经肌肉接头阻滞作用，临床应用时应减慢滴速，给药时间大于 1 小时；避免与其他相同副作用的药物同时使用。由于较强的抗厌氧菌作用，易诱发抗生素相关性腹泻，特别是老年患者，应予注意。

知识点

1. 什么是肺脓肿? 发病特点是什么

肺脓肿（lung abscess）是由于多种病原菌引起的肺部化脓性感染，早期为肺组织的感染性炎症，继而坏死、液化、外周有肉芽组织包围形成脓肿。临床上以高热、咳嗽、咳大量臭脓痰为其特征，X 线检查显示肺内含气液平面的空腔。

2. 肺脓肿的致病微生物

吸入性肺脓肿多为混合感染，一般与上呼吸道和口腔常存细菌一致，包括需氧、兼性厌氧和厌氧细菌：如肺炎链球菌、金黄色葡萄球菌、溶血性链球菌、克雷伯菌、大肠埃希菌、铜绿假单胞菌、变形杆菌等；厌氧菌有消化链球菌、脆弱拟杆菌、坏死梭形杆菌等。血源性肺脓肿病原菌因其感染来源不同，以金黄色葡萄球菌、大肠埃希菌多见。

3. 肺脓肿的分类

根据发病原因，可将本病分为经气管感染型、血源性感染型和继发脓肿及肺癌等堵塞所致的三种；也可以根据相关的病原进行归类，有葡萄球菌型、厌氧菌型或曲霉菌型肺脓肿等。

4. 肺脓肿的症状

（1）急性吸入性肺脓肿　起病急骤，患者畏寒、发热，体温可高达39~40℃。伴咳嗽、咳黏液痰或黏液脓痰。炎症波及局部胸膜可引起胸痛。病变范围较大，可出现气急。此外，还有精神不振、乏力、胃纳差。7~10天后，咳嗽加剧，脓肿破溃于支气管，咳出大量脓臭痰，每日可达300~500ml，因有厌氧菌感染，痰有臭味，静置后分为3层，由上而下为泡沫、黏液及脓渣和坏死组织，脓排出后，全身症状好转，体温下降，如能及时应用有效抗菌药物，则病变可在数周内渐好转，体温趋于正常，痰量减少，一般情况恢复正常。有时痰中带血或中等量咯血。如治疗不及时不彻底，用药不合适、不充分，身体抵抗力低，病变可渐转为慢性。有的破向胸腔形成脓气胸或支气管胸膜瘘。此时症状时轻时重，主要是咳嗽、咳脓痰，不少有咯血，从痰带血至大咯血，间断发热及胸痛等。

（2）慢性肺脓肿　有慢性咳嗽、咳脓痰、反复咯血、继发感染和不规则发热等，常呈贫血、消瘦慢性消耗病态。

（3）血源性肺脓肿　多先有原发病灶引起的畏寒、高热等全身脓毒血症的症状。经数日至两周才出现肺部症状，如咳嗽、咳痰等。通常痰量不多，极少咯血。

5. 肺脓肿的危害

如治疗不及时不彻底，用药不合适、不充分，身体抵抗力低，病变可渐转为慢性。有的破向胸腔形成脓气胸或支气管胸膜瘘。

6. 肺脓肿查体内容

早期病变范围小，无特殊体征，可发现肺实变体征（如呼吸音减弱、叩诊浊音、支气管呼吸音、吸气捻发音）以及胸膜摩擦音、胸腔积液、肺水肿、脓气胸体征（如叩诊浊音、纵隔对侧移位、积液处呼吸音减弱），瓮状呼吸音罕见。病程较长者多有贫血、消瘦、杵状指，胸部查体可见胸廓塌陷畸形、活动差。有脓气胸、支气管胸膜瘘者检查可见相应体征。

7. 肺脓肿实验室及辅助检查

（1）一般化验检查　急性肺脓肿血白细胞计数达（20~30）$\times 10^9$/L，中性粒细胞在 80%~90% 以上，核明显左移，常有毒性颗粒。慢性患者的血白细胞可略升高或正常，红细胞和血红蛋白减少。

（2）胸部影像学检查

① X 线检查：吸入性肺脓肿早期为化脓性炎症阶段，X 线表现呈大片浓密模糊浸润阴影，边缘不清；或为团片状浓密阴影，分布在一个或整个肺段。此表现与细菌性肺炎相似。脓肿形成后，脓液经支气管排出，脓腔出现圆形透亮区及液平面，其四周被浓密炎症浸润所环绕，此为肺脓肿的特征性影像学表现。吸收恢复期，经脓液引流和抗生素治疗后，肺脓肿周围炎症吸收，逐渐缩小至脓腔消失，最后仅残留纤维条索状阴影。

②胸部 CT 检查：可更好了解病变范围、部位及空腔情况。患者多有浓密球形病灶，其中有液化；或有呈类圆形的厚壁脓腔，脓腔内可有液平面出现，脓腔内壁不规则状，周围有模糊炎性影。伴脓胸者尚有患侧胸腔积液改变。

③纤维支气管镜检查：最好在患者情况较稳定时进行纤维支气管镜检查，尽量不在高热及呼吸道炎症严重时检查。

④支气管造影：肺脓肿的支气管改变是相当明显的。支气管造影可了解病变部位及范围，发现影像检查未见到或不明确的病变，对确定治疗原则及手术方式有帮助。造影能见到扩张的支气管，充盈的脓腔，支气管的扭曲变形、狭窄及支气管胸膜。

（3）病原学检查　痰细菌学检查对肺脓肿的诊断、鉴别诊断及指导治疗均十分重要。经口咳出的痰很容易被口腔常存菌污染，应及时做培养，否则会使污染菌在室温下大量繁殖，而难以发现致病菌。此外，痰接触空气后，厌氧菌消亡，也会影响细菌培养的可靠性。因此，急性肺脓肿的脓痰直接涂片染色可见很多细菌，如 α- 溶血链球菌、奈瑟球菌等口腔常存的不致病菌。即使发现肺炎链球菌、金黄色葡萄球菌、肠源革兰染色阴性杆菌、铜绿假单胞菌等，也不一定就是肺脓肿的致病菌。

8. 肺脓肿需要鉴别的疾病

（1）细菌性肺炎　早期肺脓肿与细菌性肺炎在症状和X线表现上都很相似。但常见的肺炎链球菌肺炎多伴有口唇疱疹、铁锈痰，不会有大量脓臭痰；胸部X线检查示肺叶或段性实变，或呈片状淡薄炎症病变，边缘模糊不清，没有空腔形成。

（2）空洞性肺结核继发感染　空洞性肺结核为慢性病，常有呼吸道和全身症状，而无严重急性毒性症状和咳大量脓臭痰。但在并发化脓性细菌感染时，可出现急性感染症状和咳较多脓痰。由于化脓性细菌大量繁殖，痰中难以检出结核菌，因此做痰的结核菌检查可以鉴别。

（3）支气管肺癌　支气管肺癌阻塞支气管常引起远端肺化脓性感染，但形成肺脓肿的病程相对较长，因有一个逐渐阻塞的过程。此病毒性症状多不明显，脓痰量亦较少。由于支气管引流不畅，抗生素不易控制炎症和发热，因此对40岁以上、出现肺局部反复感染且抗菌药物疗效差的患者，要考虑有支气管肺癌所致阻塞性肺炎的可能，应常规做纤维支气管镜检查，以明确诊断。

（4）肺囊肿继发感染　囊肿继发感染时，周围肺组织有炎性浸润，囊肿内可见液平面，但炎症反应相对轻，且无明显中毒症状和较多的脓痰。当感染控制后，炎症吸收，应呈现光洁整齐的囊肿壁。如有以往的X线影像作对照，则诊断更容易。

9. 肺脓肿治疗方法

（1）一般治疗　患者注意卧床休息，给高热量、易消化饮食，增加营养，保存足够量液体，维持水、电解质平衡。高热、剧咳时给予降温、解痉止咳等对症治疗。

（2）病原学治疗　肺脓肿的病原学治疗，具体可参见表3-11。血源性肺脓肿为脓毒血症的并发症，应按脓毒血症治疗。肺脓肿的治疗疗程不同于社区获得性肺炎，疗程常需8~12周，或至症状消失，X线显示脓腔及炎性病变消失，或仅遗留少量纤维条索时停止治疗。

表 3-11　肺脓肿的病原学治疗

病原	宜选药物	可选药物
厌氧菌	青霉素（大剂量），β- 内酰胺类 / β- 内酰胺酶抑制剂	氨苄西林或阿莫西林 + 甲硝唑，克林霉素
金黄色葡萄球菌		
甲氧西林敏感	苯唑西林、氯唑西林	头孢唑林，头孢呋辛
甲氧西林耐药	糖肽类 ± 磷霉素或利奈唑胺	糖肽类 + 利福平
肺炎链球菌		
青霉素敏感	青霉素（大剂量）	氨苄西林、阿莫西林
青霉素不敏感	头孢噻肟，头孢曲松	左氧氟沙星、莫西沙星
A 组溶血性链球菌	青霉素 G 或青霉素 V	氨苄西林，阿莫西林，第一代头孢菌素，克林霉素，氟喹诺酮类
肠杆菌科细菌	第三代头孢菌素 ± 氨基糖苷类	氟喹诺酮类，β- 内酰胺类 /β- 内酰胺酶抑制剂、厄他培南

10. 肺脓肿抗菌治疗评价与处理

初始治疗有效表现为体温 3~7 天下降，7~14 天正常，3~10 天脓臭痰消失。抗菌药治疗 48~72 小时后应疗效评价，根据血常规、中性粒细胞计数及 CRP、PCT 变化，决定是否修改抗菌药物治疗方案。

11. 肺脓肿的预后

广泛应用抗菌药物后，大部分（约 90%）肺脓肿可在急性期治愈。

12. 肺脓肿注意事项

上呼吸道、口腔的感染灶必须加以根治。口腔手术时，应将分泌物尽量吸出。昏迷或全身麻醉患者，应加强护理，预防肺部感染。

增强机体抵抗力，在上呼吸道或呼吸道感染时及早治疗。注意口腔卫生。凡因各种病因导致神志异常，如意识不清或昏迷患者，应防止胃内容物误吸入气管；要注意让患者安静卧床休息，观察体温、脉搏变化，咳嗽情况，咯痰难易，痰的性状，并作好记录，要注意室内温度及湿度的调节，溃疡期要注意指导患者体位引流；要警惕患者大咯血，准备支气管镜，以便气道被咯血阻塞时及时进行插管抽吸血液，防止窒息；给予高热量易消化的半流饮食，少油腻，忌辛辣食品，多吃水果等。

第十七节　脓胸

案例 1　患者男性，72 岁，主因高热 1 天，于急诊就诊。自诉 2 周前受凉后感冒、咳嗽，自行服用中药后咳嗽有所好转。1 周前咳嗽加重伴气促，自行服用中药后无缓解，后逐渐加重。1 天前突发高热伴寒战、胸痛，体温最高 39.5℃。自行服用布洛芬胶囊、头孢呋辛酯片，体温下降不明显。患者就诊时无流涕、尿频、尿急、尿痛、腹痛、腹泻等症状，听诊右侧肺部呼吸音减弱。急诊查血常规：白细胞 17.5×10^9/L，中性粒细胞 88.8%，胸部 X 线检查提示右侧胸膜增厚，有液气面，遂收入院治疗。既往史：高血压病史 10 年，未规律服药，糖尿病病史 5 年，平时服用二甲双胍片 500mg，po，tid，未规律监测血糖。入院诊断为：急性右侧脓气胸。处方：注射用哌拉西林 / 他唑巴坦 4.5g，ivdrip，q8h。

问题 1：脓胸常见的病原菌有哪些?

细菌为脓胸的主要病原体，主要有革兰阴性杆菌、链球菌、葡萄球菌和厌氧菌。其中，革兰阴性杆菌中以大肠埃希菌和铜绿假单胞菌最为常见，其他病原体如肺吸虫、真菌、阿米巴等较为少见。结核分枝菌也是引起脓胸的常见病原体。

问题 2：经验用药前，应该如何留取病原学证据?

胸腔穿刺抽得脓液的细菌培养和药物敏感试验有助于选择有效抗生素。下呼吸道分泌物、血的培养或革兰染色对指导抗菌药选择也具有重要意义。所以，在应用抗菌药物之前，应该尽量留取以上培养。

案例 2　患者女性，58 岁，主因低热 1 周，咳嗽咳痰，于门诊就诊。1 月前因左侧肺部感染伴胸腔积液入院治疗 10 天，好转后出院，具体用药不详。出院后 1 周左右，出现反复低热，食欲不振、左侧胸部隐痛、喘憋、咳嗽、咯脓痰。患者自诉近两月体重减轻 10 斤，可见杵状指。左侧肺部叩诊实音，听诊呼吸音减弱。门诊查血常规：白细胞 12.3×10^9/L，红细胞 3.13×10^{12}/L，中性粒细胞 90.2%，伴核左移。胸部 X 线检查提示左侧胸廓下陷，胸膜增厚，肋间隙变窄，胸腔积液。于急诊收入院。既往史：糖尿病病史 2 年，平素服用阿卡波糖片 50mg，po，tid。血糖控制可。入院诊断为：慢性脓胸。处方：注射用头孢哌酮 / 舒巴坦 3g，静脉滴注，q8h。

问题 1：慢性脓胸的病因是什么?

有急性脓胸处置不当或引流不畅，或有引起脓胸的原发病源未愈的病史，脓腔尚未闭合。

问题 2：如果病原学培养阴性，应如何继续治疗?

慢性脓胸如未做过引流，须做胸腔穿刺，脓液细菌培养，以明确脓胸的致病菌种。由于使用抗菌药物，培养可为阴性。经验治疗有效，可继续应用，如疗效不佳，可多次送病原学培养，并重新评估有无新发感染部位和局部脓液引流情况。

知识点

1. 什么是脓胸？发病特点是什么

脓胸（pyothorax）是胸膜腔的化脓性感染所造成的胸膜腔的积脓，故又称为化脓性胸膜炎（purulent pleurisy）。病原菌来源于胸廓、肺及其邻近组织感染的直接扩散和全身其他化脓性疾病的血行迁徙败血症所致，如肺内化脓性炎症波及胸腔、膈下脓肿、肝脓肿、纵隔炎症、胸外伤、手术或穿刺继发感染等。

2. 脓胸的致病微生物

细菌为脓胸的主要病原体，常见的病原菌在婴幼儿（＜5 岁）多为金黄色葡萄球菌、肺炎链球菌、流感嗜血杆菌；在＞5 岁、继发于急性肺炎后者，多为肺炎链球菌、A 组溶血性链球菌、金黄色葡萄球菌、流感嗜血杆菌；在亚急性和慢性患者，多为厌氧链球菌、拟杆菌属、肠杆菌科细菌。我国的流行病学提示，革兰阴性杆菌中以大肠埃希菌和铜绿假单胞菌最为常见。其他病原体如肺吸虫、真菌、阿米巴等较为少见。结核分枝菌也是引起脓胸的常见病原体。急性脓胸多为继发性感染，主要的原发病灶多在肺部，50% 以上继发于肺部感染，致病菌目前以金黄色葡萄球菌、流感嗜血杆菌等为主，厌氧菌培养阳性率有所提高，以拟杆菌居多。慢性脓胸多由急性脓胸治疗不当或治疗不及时、疗程不足、未充分引流等所致，部分为特殊感染如结核。

3. 脓胸的分类

脓胸分为急性和慢性两种，慢性脓胸病程超过 3 个月，其胸膜纤维化和机化，影响肺功能。

4. 脓胸的症状

（1）急性脓胸　高热、胸痛、气促、咳嗽、伴支气管胸膜瘘者有体位性咳痰。

（2）慢性脓胸　反复发热（低热）、食欲不振、胸部隐痛，气促、咳嗽、伴支气管胸膜瘘者咳大量脓痰；患者呈慢性消耗性病容、消瘦。

5. 脓胸的危害

急性脓胸早期积极治疗，可获得治愈，肺可获良好复张。若治疗不当进入脓胸机化期，即为慢性脓胸，导致肺活动受限，严重影响肺功能。大量脓液形成及持续发热的消耗，使病人呈现消耗状况，重者表现恶液质。

6. 脓胸查体内容

急性脓胸肺部查体可见叩诊浊音或实音（脓气胸叩诊上部鼓音，下部浊音），听诊呼吸音减弱或消失。

慢性脓胸肺部查体可见患侧胸壁下陷、胸廓呼吸动度受限、肋间隙变窄、部分病人有脊柱侧弯、胸部叩诊呈实音，听诊呼吸音减低或消失，杵状指（趾）。

7. 脓胸实验室及辅助检查

（1）一般化验检查　白细胞计数增高，15×10^9/L 以上，中性粒细胞比例增多，核左移，可见中毒颗粒，慢性期有贫血，血红蛋白和血浆蛋白降低。

（2）胸腔穿刺液化验　早期渗出液，继而脓性，白细胞计数达（10~15）×

10^9/L，以中性粒细胞为主；蛋白质含量＞ 3g/dl，葡萄糖＜ 20mg/dl，涂片染色镜检找到致病菌，进行培养进一步可明确致病菌，细菌培养和药物敏感试验有助于选择有效抗生素。

（3）胸部影像学检查　早期 X 线同一般胸腔积液征或包裹性胸腔积液象，合并有支气管胸膜瘘时表现液气胸征象，有液平面。慢性期胸膜粘连，患侧胸容积缩小，肋间隙变窄，纵隔移位等。CT 检查表现为与胸壁平行的弓形均匀致密影，变动体位可以确定积液能否移动。大量积液进入肺裂，可将下肺向内向后压迫移位。大量积液紧邻肝右叶后缘，CT 扫描显示肝右叶后缘模糊，分不清界线。这是胸腔积液的特征性改变，称为“交界面征”。

（4）肺功能检查　慢性期为限制性通气功能障碍，肺活量减低。

（5）B 超检查　在早期还没有纤维素沉着形成胸膜肥厚时，液体内没有沉渣，液性暗区清亮，其内没有光点。当有大量积液时，肺组织受压，肺内气体被吸收，超声可见到在大片液性暗区内有一个三角形的致密影，且随呼吸浮动。

（6）疑有支气管－胸膜瘘时，可注入 1% 亚甲蓝 2~5ml 后观察咳出痰之颜色，以助诊断。

8. 脓胸需要鉴别的疾病

鉴别诊断时，须排除乳糜胸。简单的鉴别方法是把脓液静置或离心后观察，本病的上清液清晰，而乳糜胸腔积液呈云雾状或牛奶状。

9. 脓胸治疗方法

（1）治疗原则　①积极引流，排除脓液，促进肺复张。②首先取脓液做涂片及培养，并结合临床经验用药。③按照治疗效果、细菌培养和药敏试验结果调整用药。④急性期宜注射用药，必要时也可胸腔内注射（限用于包裹性厚壁脓肿）。⑤给药剂量要足够充分，疗程宜长。通常应于体温正常后 2 周以上，患者周围血白细胞恢复正常，X 线胸片显示胸液吸收，方可考虑停药，以防止复发。总疗程 6~10 周或更长。⑥慢性脓胸患者应采取外科处理。

（2）病原学治疗　如表 3–12 所示。

表 3-12　脓胸的病原学治疗

病原	宜选药物	可选药物
厌氧菌	青霉素（大剂量），β- 内酰胺类 /β- 内酰胺酶抑制剂	氨苄西林或阿莫西林 + 甲硝唑，克林霉素
金黄色葡萄球菌		
甲氧西林敏感	苯唑西林、氯唑西林	头孢唑林，头孢呋辛
甲氧西林耐药	糖肽类 ± 磷霉素	糖肽类 + 利福平，利奈唑胺
肺炎链球菌		
青霉素敏感	青霉素 G（大剂量）	氨苄西林，阿莫西林
青霉素耐药	头孢噻肟，头孢曲松	左氧氟沙星、莫西沙星
流感嗜血杆菌	氨苄西林，阿莫西林	氨苄西林 / 舒巴坦、阿莫西林 / 克拉维酸，第一代或第二代头孢菌素
肠杆菌科细菌	第三代头孢菌素 ± 氨基糖苷类	氟喹诺酮类，β- 内酰胺类 /β- 内酰胺酶抑制剂，氨基糖苷类（联合用药）

（3）其他治疗

①一般治疗：应加强营养、补充血浆或白蛋白，维持水、电解质和酸碱平衡及对症处理。

②脓胸的局部处理：首先，及早穿刺排脓、消灭脓腔是控制感染的关键。部分急性脓胸的早期，脓液稀薄，经胸腔穿刺很容易抽出脓液。只要选好穿刺部位，均能穿刺成功。穿刺时应让患者采取舒适的体位，一般采取半坐位或坐在小桌前，双臂趴在桌上，以避免患者过于疲劳，并利于穿刺操作。每次胸腔穿刺时均应尽可能将脓液抽净，部分脓胸经反复胸腔穿刺及全身治疗可以治愈。由于致病菌不同，脓液黏稠，不易经穿刺针抽出时，可以在穿刺时经穿刺针进行胸腔冲洗，在抽出部分脓液后，注入等量的生理盐水或 2% 碳酸氢钠溶液及溶纤维素药物，如胰蛋白酶等，反复冲洗，直到抽出液变清亮为止。胸腔穿刺法不易彻底治愈脓胸的原因是：随着病情的逐渐好转，脓腔越来越小，穿刺定位越来越困难，有时会残留部分脓腔不能彻底消灭。

其次，如穿刺引流脓液不佳，病情进展，毒血症明显者，在局麻下做肋间插管闭式引流排脓、灌洗，脓腔关闭后拔管。胸腔穿刺后积液又迅速生成时需行胸腔闭式引流；合并有支气管胸膜瘘或食管胸膜瘘的脓气胸，也需行胸腔闭式引流。

③外科治疗：对经内科穿刺排脓和放置引流管排脓久治（6~8 周）不愈的

慢性脓胸，胸膜增厚有压迫性肺不张者和有支气管胸膜瘘者应选择时机行外科治疗，如胸膜外纤维层剥脱术、胸膜肺切除术、胸廓成形术等。

10. 脓胸抗菌治疗评价与处理

所有脓胸均需抗菌药物治疗，根据社区或医院获得性感染的不同经验选择抗菌药，同时必须积极进行积液的引流，通畅有效的引流可加快症状的控制，成功的标志是 24 小时内临床情况和影像学得到改善，否则需考虑抗菌药物选择不合理或引流不恰当。多数脓胸患者治疗 3~5 天时体温不能完全控制，更应重视炎性指标的定时复查，血和胸液的培养或胸液、革兰染色对指导抗菌药物选择有重要意义，尤其是被中性粒细胞吞噬的细菌。抗菌治疗至少需要 3 周，临床和实验室检查所见好转后可改为口服药物治疗。闭式引流需持续至引流液少于 50ml/d 且引流液清亮为止，如果引流液中沉淀物超过 5ml/d 也不能停止引流。

11. 脓胸的预后

经过积极治疗，多数患者预后尚可。

12. 脓胸注意事项

脓胸多由于其他疾病的感染而引起，故对本病的预防首先重在治疗原发性疾病，对患者进行抗感染治疗，特别是在一些手术中，要严格按照无菌操作进行，防止因手术过程而造成感染。其次脓胸一旦确诊就必须积极进行治疗，防止进一步发展而产生更严重的并发症。脓胸作为一种感染性疾病使机体存在全身性炎症反应，处于高代谢状态，患者常出现体重下降、贫血甚至营养不良等。因此，应该加强全身营养支持治疗，给予高能量、高蛋白、富含维生素的饮食，并注意保持水、电解质和酸碱平衡，预防肺部原发疾病，积极控制感染。

第十八节　感染性心内膜炎

案例 1　患者女性，53 岁，体重 59kg。因“反复发热伴乏力，加重 1 个月”入院。患者 1 月前开始出现反复发热，无咳嗽、咳痰、胸痛、胸闷，无恶心、呕吐、咯血、眩晕等。自服头孢类抗菌药物（具体不详）未见明显好转，为求进一步诊治入院治疗。入院查体：体温 38.6℃，心率 72 次 / 分，呼吸 22 次 / 分，血压 115/65mmHg，心前区可闻及收缩期吹风样杂音，全身浅表淋巴结未扪及肿大，皮肤黏膜无皮疹，双肺未闻及干湿啰音，腹部平软，无明显压痛及反跳痛，双下肢无明显水肿。实验室检查：血常规示 WBC 13.34×10^9/L，中性粒细胞 89.4%，HGB 86g/L，CRP 54.9mg/L，ESR 56.0mm/h，PCT 1.01ng/ml，超声常规心动图：二尖瓣后瓣赘生物形成，瓣膜脱垂继发反流（重度）。腹部 B 超及头部 CT 均未见异常。患者既往无食物药物过敏史、无心脏植入设备、无人工瓣膜置换史和吸毒史。入院诊断：亚急性心内膜炎。入院后立即抽取静脉血行血培养，随即予以青霉素 320 万 U，iv，q4h，庆大霉素 1mg/kg，im，q8h 经验性抗感染治疗，入院后第 4 天，患者最高体温 39.0℃，血培养两套报阳，均为粪肠球菌，对青霉素、氨苄西林和庆大霉素耐药，对万古霉素敏感。遂调整药物为万古霉素 1.0g，iv，q12h 抗感染治疗，密切关注病情变化。第 12 天复查血常规 WBC 6.98×10^9/L，中性粒细胞 75.3%，第 14 天复查血培养阴性。第 25 天复查 WBC 4.06×10^9/L，中性粒细胞 69.0%，HGB 102g/L，血培养阴性。治疗第 30 天，患者病情好转出院。

问题 1：感染性心内膜炎（IE）的诊断要点是什么？该患者是否可以确诊为感染性心内膜炎？

感染性心内膜炎 Duke 诊断标准：

主要标准：①血培养阳性：两次不同的血培养均为 IE 的典型致病菌（草绿色链球菌、牛链球菌、HACEK 组细菌、金黄色葡萄球菌或社区获得性肠球菌而无原发病灶）；或非上述细菌但与 IE 一致的微生物持续性血培养阳性（持续性阳性定义为相隔＞12 小时的 2 次或 2 次以上血培养阳性；或首末次血培养相隔时间＞1 小时的 3 次血培养全部阳性、4 次全部阳性）。②单次血培养阳性为贝氏柯克斯体或 I 相 IgG 滴度＞1∶800。③超声心动图发现感染性心内膜炎的阳性表现：赘生物、心脏脓肿、新发生的人工瓣膜裂开。④新发生的瓣膜反流。

次要标准：①易患因素、基础心脏病或静脉吸毒成瘾。②体温＞38℃的发热。③血管损害征象：大动脉栓塞，脓毒栓塞性肺梗死，真菌性动脉瘤、颅内出血、结膜出血、Janeway 损伤等。④免疫异常征象：肾小球肾炎、Osler 结节、Roth 出血点及类风湿因子。⑤微生物学证据：血培养阳性但未能达到主要标准要求；或与感染性心内膜炎一致的活动性细菌感染的血清学证据。

确定诊断：2 条主要标准或 1 条主要标准＋3 条次要标准或 5 条次要标准。

可能诊断：1 条主要标准 +1 条次要标准；或 3 条次要标准。

该患者抗感染治疗前抽取血培养，其中 2 套血培养报阳，均为粪肠球菌；入院超声常规心动图示二尖瓣后瓣赘生物形成，瓣膜脱垂继发反流（重度）。符合感染性心内膜炎阳性表现。该患者已有 2 条符合主要标准，可以确诊为感染性心内膜炎。

问题 2：该患者的治疗监护要点都有哪些？

患者初始经验治疗选用了青霉素和庆大霉素，应主要关注是否有过敏反应；应用万古霉素目标治疗后，应提醒医师和护士缓慢滴注，用药期间应监测患者肝功能，定期监测患者听力等情况。由于肠球菌心内膜炎治疗后复发率高，疗程至少 4~6 周，万古霉素使用超过 3 周时，需监测其血液系统相关不良反应，定期随访血常规，根据结果及时调整治疗方案。

案例 2 患者男，20 岁，体重 72kg。因“反复发热、咳嗽、咳痰 20 余天”入院。患者 20 天前无明显诱因出现发热，体温 39.2℃，无畏寒寒战，伴咳嗽、咳痰，痰为白色黏液痰，痰中带少量暗红色血丝，乏力、纳差。入院前 14 日就诊于外院，给予“左氧氟沙星”（具体剂量不详）治疗，症状未见明显缓解。入院前 3 日，患者再次出现高热，最高体温达 41℃，伴畏寒、咳嗽、咳痰，痰中带血丝。抽取血培养，结果提示为：金黄色葡萄球菌，苯唑西林耐药，立即转入我院继续治疗。既往史和家族史无特殊，否认食物、药物过敏史。吸烟史 10 年，平均 40 支 / 天，未戒烟。静脉吸毒史 7 余年。入院体检：体温 38.6℃，心率 110 次 / 分钟，呼吸 35 次 / 分钟，血压 115/65mmHg。主要阳性体征为：全身皮肤黏膜及巩膜轻度黄染，双肺呼吸音稍低。主动脉第二听诊区可闻及收缩期 3/6 杂音。外院主要辅助检查示：WBC 10.4×10^9/L，中性粒细胞 78.5%；ALT 264U/L，AST 411U/L。入院诊断："败血症（金黄色葡萄球菌）、感染性心内膜炎？双肺肺脓肿、中毒性肝损害"。入院初始予利奈唑胺注射液 600mg，iv，qd 抗感染，氨溴索祛痰，营养支持等对症治疗。期间患者反复发热。入院第 4 天，抗感染方案改为利奈唑胺 600mg，iv，q12h + 庆大霉素 8 万 U，iv，q8h。入院第 6 天因联合抗感染治疗 2 天效果仍不佳，更改抗感染方案为万古霉素 1g，iv，q12h+ 利福平 300mg，po，bid，联合治疗，并监测万古霉素血药浓度及患者肝功能情况。更改方案后患者体温逐渐下降，14 天后，患者病情基本稳定，转入胸外科行手术治疗并顺利出院。

问题 1：该患者的初始抗感染治疗方案治疗失败的原因是什么？

对于静脉药瘾者感染性心内膜炎，无论自体瓣膜心内膜炎（NVE）还是人工瓣膜心内膜炎（PVE），最常见的致病菌是金黄色葡萄球菌。该患者有 7 年吸毒史，无基础心脏疾病，未接受人工瓣膜置换及其他侵入性操作。且外院第 2 次血培养及本次入院血培养均提示病原菌为 MRSA。初始方案为利奈唑胺 600mg，qd，可覆盖 MRSA，但利奈唑胺为人工合成噁唑烷酮类抗菌药，对葡萄球菌为抑菌药并非心内膜炎治疗的首选方案。入院第 6 天更改抗感染方案为万古霉素 1g，iv，q12h+ 利福平 300mg，po，bid，该方案最终也获得满意疗效。

问题 2：针对该患者的药学监护点都有哪些？

首先疗效监测方面应重点关注患者抗感染疗效，包括体温、血常规及其他炎症指标变化。其次观察患者皮肤、黏膜黄疸及营养状况。其中万古霉素治疗窗窄，需要进行监测来优化万古霉素治疗方案，从而避免继发临床并发症，包括由万古霉素用量不足而引起的耐药性或由过量用药而引起的毒性。《万古霉素临床应用剂量中国专家共识》提出有效治疗感染性心内膜炎谷浓度应为 15~20μg/ml，应根据血药浓度检测结果及时调整患者的给药剂量。另外还需加强不良反应的监测，静脉药瘾患者常常伴随贫血及营养不良，而该患者肝功能不全，对多种药物代谢均有影响，因此更应重点监测该患者的不良反应情况。其中，抗感染方案中利奈唑胺可引起患者骨髓抑制从而导致贫血、白细胞减少、全血细胞减少和血小板减少，万古霉素也会引起多种血细胞减少；该患者入院已肝功能异常，使用的利福平具有肝毒性，针对以上情况，住院期间应密切监护患者的血常规及肝肾功能，还需要进行 HIV 检查。

知识点

1. 什么是感染性心内膜炎？发病特点是什么

感染性心内膜炎（infective endocarditis，IE）指因细菌、真菌和其他微生物（如病毒、立克次体、衣原体、螺旋体等）直接感染而产生心瓣膜或心室壁内膜的炎症，有别于由于风湿热、类风湿、系统性红斑狼疮等所致的非感染性心内膜炎。近年来 IE 的流行病学特点发生了明显变化，风湿性心脏瓣膜病患者逐渐减少，人工瓣膜、老年退行性瓣膜病变和经静脉吸毒越来越多地成为 IE 的促发因素，器械相关性 IE 的发生率也在逐渐增高。

2. 感染性心内膜炎的致病微生物

草绿色链球菌是感染性心内膜炎最常见的病原菌。但近年来随着广谱抗菌药物和心脏侵入性治疗越来越广泛的应用，过去罕见的耐药微生物病例有所增加。国内外研究显示，感染性心内膜炎的致病菌中，草绿色链球菌的比例有所下降，但仍是最常见的致病菌。金黄色葡萄球菌、肠球菌、表皮葡萄球菌、革兰阴性菌或真菌的比例有所上升，厌氧菌、放线菌、李斯特菌偶见，两种细菌的混合感染时有发现。真菌尤多见于心脏手术和静脉注射麻醉药物成瘾者中。长期应用抗生素或激素、免疫抑制剂、静脉导管输给高营养液等均可增加真菌感染的机会。其中以念珠菌属、曲霉菌属较多见。

3. 感染性心内膜炎的分类

按照患者的病程长短，感染性心内膜炎分为亚急性感染性心内膜炎和急性感染性心内膜炎。①亚急性感染性心内膜炎：病程进展缓慢，病程在 6 周至 3 个月，常表现为低热、盗汗、体重减轻、进行性贫血。②急性感染性心内膜炎（acute bacterial endocarditis，ABE）：病程多在 6 周以内，患者表现为发热、畏寒、寒战，周围血常规提示白细胞总数及中性粒细胞比例增高。

根据感染性心内膜炎病因，可分为自身瓣膜感染性心内膜炎、人工瓣膜感染性心内膜炎、静脉药瘾者感染性心内膜炎、心脏辅助设备的感染性心内膜炎（CDRIE）等特殊类型的心内膜炎。

4. 感染性心内膜炎的症状

感染性心内膜炎典型的临床表现，有发热、贫血、栓塞、皮肤损害、心脏杂音、脾肿大和血培养阳性等。

（1）发热最常见，热型多变，以不规则者为最多，可为间歇型或弛张型，伴有畏寒和出汗，亦可仅有低热者，体温大多在 37.5~39℃，也可高达 40℃以上；尚未诊断本病前已应用过抗生素、退热药、激素者也可暂时不发热。

（2）70%~90% 的患者有进行性贫血，有时可达严重程度，甚至为最突出的症状，贫血引起全身乏力，软弱和气急，病程较长的患者常有全身疼痛，可能由于毒血症或身体各部的栓塞引起，关节痛、低位背痛和肌痛在起病时较常见，主要累及腓肠肌和股部肌肉、踝、腕等关节，也可呈多发性关节受累，若病程中有严重的骨疼，应考虑可能由于骨膜炎，骨膜下出血或栓塞，栓塞性动脉瘤压迫骨部或骨血管动脉瘤引起。

（3）老年患者临床表现更为多变，发热常被误诊为呼吸道或其他感染，心脏杂音亦常被误认为老年退行性瓣膜病而忽视，有的可无发热和心脏杂音，而表现为神经、精神改变，心力衰竭或低血压，易有神经系统的并发症和肾功能不全。

（4）体征主要是可听到原有心脏病的杂音或原来正常的心脏出现杂音，在病程中杂音性质的改变往往是由于贫血，心动过速或其他血流动力学上的改变所致，约有 15% 患者开始时没有心脏杂音，而在治疗期间出现杂音，少数患者直至治疗后 2~3 月才出现杂音，偶见治愈后多年一直无杂音出现者，在亚急性感染性心内膜炎中，右侧心瓣膜损害不常见，2/3 的右侧心脏的心内膜炎，特别是侵犯三尖瓣者，赘生物增殖于心室壁的心内膜以及主动脉粥样硬化斑块上时，也可无杂音，但后者罕见。

（5）皮肤和黏膜的瘀点，甲床下线状出血，Osler 结，Janeway 损害等皮损在近 30 年来发生率均有较明显下降，瘀点是毒素作用于毛细血管使其脆性增加破裂出血或由于栓塞引起，常成群也可个别出现，多见于眼睑结合膜，口腔黏膜，胸前和手足背皮肤，持续数天，消失后再现，其中心可发白，全身性紫瘢偶可发生，甲床下出血的特征为线状，远端不到达甲床前边缘，压之可有疼痛。

（6）脾常有轻至中度肿大，软，可有压痛，脾肿大的发生率已较前明显地减少，对不能解释的贫血、顽固性心力衰竭、卒中、瘫痪、周围动脉栓塞、人造瓣膜口的进行性阻塞和瓣膜的移位、撕脱等均应注意有否本病存在，在肺炎反复发作，继之以肝大，轻度黄疸最后出现进行性肾功能衰竭的患者，即使无心脏杂音，亦应考虑有右侧心脏感染性心内膜炎的可能。

5. 感染性心内膜炎的危害

心内膜炎可造成瓣叶溃疡或穿孔，导致瓣膜关闭不全，还可影响瓣叶的韧性，形成朝向血流方向的瘤样膨出，若瘤壁穿孔则更加重反流。感染向邻近组织蔓延，可产生瓣环脓肿。主动脉瓣根部脓肿压迫冠状动脉可导致心绞痛或心肌梗死。二尖瓣瓣环脓肿近端可蔓延至左心房壁、房间隔或左心室，甚至更远。病原体在血液中繁殖可引起菌血症或败血症。细菌繁殖产生抗体，可引起免疫介导的疾病如小血管炎、局灶型或系统性肾小球肾炎、关节炎、心包炎等。赘生物脱落后形成的栓子，经肺循环或体循环到达肺脏、脑、心脏、肾脏和脾脏等，引起相应器官的缺血或梗死，临床表现与栓子的大小、是否含病原体、阻塞的血管口径、器官的侧支循环是否丰富等有关。栓塞较大的血管可导致器官缺血或梗死。感染性栓子可引起栓塞部位的局部感染，蔓延并形成脓肿；还可引起感染性血管炎或血管瘤，通常感染发生在脑动脉、肠系膜动脉、脾动脉、冠状动脉或肺动脉。

6. 感染性心内膜炎查体内容

需要全面体格检查，85% 的感染性心内膜炎患者心脏听诊可闻及杂音。

7. 感染性心内膜炎实验室及辅助检查

（1）血培养　有 75%~85% 的患者血培养阳性。阳性血培养是诊断本病的最直接的证据，而且还可以随访菌血症是否持续。培养阳性者应做各种抗生素单独或联合的药物敏感试验，以便指导治疗。

（2）一般化验　红细胞数和血红蛋白数降低，后者在 6~10g。偶可有溶血现象。白细胞计数在无并发症的患者可正常或轻度增高，有时可见左移。红细胞沉降率大多增快。半数以上患者可出现蛋白尿和镜下血尿。在并发急性肾小球肾炎，间质性肾炎或大的肾梗死时，可出现肉眼血尿，脓尿以及血尿素氮和肌酐的增高。肠球菌性心内膜炎常可导致肠球菌菌尿，金黄色葡萄球菌性心内膜炎亦然，因此作尿培养也有助于诊断。

（3）心电图　一般无特异性。在并发栓塞性心肌梗死、心包炎时可显示特征性改变。在伴有室间隔脓肿或瓣环脓肿时可出现不全性或完全性房室传导阻滞，或束支传导阻滞和室性早搏。颅内菌性动脉瘤破裂，可出现“神经源性”的 T 波改变。

（4）放射影像学　胸部 X 线检查仅对并发症如心力衰竭、肺梗死的诊断有帮助，当置换人工瓣膜患者发现瓣膜有异常摇动或移位时，提示可能合并感染性心内膜炎。

CT 或螺旋 CT 对怀疑有较大的主动脉瓣周脓肿时有一定的诊断作用。但人工瓣膜的假影及心脏的搏动影响了其对瓣膜形态的估价，且依赖于造影剂和有限的横断面使其临床应用受限。磁共振显像（MRI）因不受人工瓣膜假影的影响，当二维超声心动图不能除外主动脉根部脓肿时，可起辅助作用，然而费用较贵。

（5）超声心动图　瓣膜上的赘生物可由超声心动图探得，尤其在血培养阳性的感染性心内膜炎中起着特别重要的作用，能探测到赘生物所在部位、大小、数目和形态。经胸壁二维超声心动图对早期诊断生物瓣 PVE 很有价值，对机械瓣 PVE 则略差。因为它能将前者的瓣膜形态很好显示出来，易于检出生物瓣上的赘生物，而对机械瓣的赘生物则因其超声回声表现为多条且多变反射而难以确定。且仅有检出直径小于 2~3mm 的赘生物。对瓣膜上稀松的钙化或假性赘生物有时较难鉴别。

近来发展的经食道二维超声心动图显著地优于经胸壁二维超声心动图。90% 的病例可发现赘生物，能检出更小的直径在 1~1.5mm 的赘生物。不受机械瓣造成的回声的影响，更适用于肺气肿、肥胖、胸廓畸形。大大地提高了诊断率。还能探测瓣膜破坏的程度或穿孔、腱索的断裂、连枷的二尖瓣或三尖瓣，感染性的主动脉瘤和因感染的主动脉瓣反流引起二尖瓣前叶心室面内膜损害所致的二尖瓣瘤，以及各种化脓性心内并发症，主动脉根部或瓣环脓肿、室间隔脓肿、心肌脓肿、化脓性心包炎等。并有助于判定原来的心脏病变，对瓣膜反流的严重程度和左心室功能的评估，可作为判断预后和确定是否需要手术的参考。

（6）心导管检查和心血管造影　对诊断原有的心脏病变，尤其是合并有冠心病，尚可评估瓣膜的功能。有人通过心导管在瓣膜的近、远端取血标本，测定细菌计数的差别，认为可确定本病感染的部位。但心导管检查和心血管造影可能使赘生物脱落引起栓塞，或引起严重的心律失常，加重心力衰竭，须慎重考虑，严格掌握适应证。

8. 感染性心内膜炎需要鉴别的疾病

由于本病的临床表现多样，常易与其他疾病混淆。以发热为主要表现而心脏体征轻微者须与伤寒、结核、上呼吸道感染、肿瘤、胶原组织疾病等鉴别。在风湿性心脏病基础上发生本病，经足量抗生素治疗而高热不退，心力衰竭不见好转，应怀疑合并风湿活动的可能。此时应注意检查心包和心肌方面的改变，如心脏进行性增大伴奔马律、心包摩擦音或心包积液等。但此两病也可同时存在发热、心脏杂音、栓塞表现，有时亦须与心房黏液瘤相鉴别。本病以神经或精神症状为主要表现者，在老年人中应注意与脑动脉硬化所致脑血栓形成，脑出血及精神改变相鉴别。

9. 感染性心内膜炎如何治疗

（1）治疗原则　治愈本病的关键在于杀灭心内膜或心瓣膜赘生物中的病原菌。

①及早开始抗菌药物经验治疗。

②获病原菌学检查结果后，根据治疗反应、结合药敏试验结果调整抗菌治疗方案。

③根据病原选用杀菌剂，应选择具协同作用的两种抗菌药物联合应用。

④宜采用足够剂量静脉给药，给药间隔时间应符合 PK/PD 要求。

⑤疗程宜充足，一般 4~6 周；人工瓣膜感染性心内膜炎、真菌性心内膜炎疗程需 6~8 周或更长，以降低复发率。

⑥部分患者尚需外科手术治疗。

（2）药物治疗　在用药前 0 分钟、30 分钟、90 分钟应各抽取 1 套 2 瓶（需氧 + 厌氧）标本行血培养；获得病原学结果后，尽快行目标治疗（表 3–13、表 3–14）。

表 3-13　感染性心内膜炎的经验治疗

类型	病原体	首选方案	备选方案	备注
天然瓣膜，非静脉药瘾者	草绿色链球菌，其他链球菌，肠球菌，葡萄球菌	青霉素 320 万 U，iv，q4h 或氨苄西林 2g，iv，q4h+ 苯唑西林 2g，iv，q4h×6~8 周 + 庆大霉素 1mg/kg，iv/im，q8h×7~14 天	万古霉素 30~60mg/(kg·d)，分 2~3 次 + 庆大霉素 1mg/kg，iv/im，q8h 或达托霉素 6mg/kg，iv，qd	庆大霉素的峰浓度不超过 4μg/ml；达托霉素仅限于右侧心内膜炎
天然瓣膜，静脉药瘾	金黄色葡萄球菌为主，其他菌少见	严重感染，需万古霉素 30~60mg/(kg·d)，分 2~3 次	达托霉素 6mg/kg，iv，qd	达托霉素仅限于右侧心内膜炎
人工瓣膜（术后＜2 个月）	表皮葡萄球菌，金黄色葡萄球菌，其他少见	万古霉素 15mg/kg，iv，q12h+ 庆大霉素 1mg/kg，iv/im q8h+ 利福平 600mg，po，qd	达托霉素 6mg/kg，iv，qd	达托霉素仅限于右侧心内膜炎
人工瓣膜（术后＞2 个月）	表皮葡萄球菌，草绿色链球菌，肠球菌，金黄色葡萄球菌	万古霉素 15mg/kg，iv，q12h+ 庆大霉素 1mg/kg，iv/im，q8h+ 利福平 600mg，po，qd	达托霉素 6mg/kg，iv，qd	达托霉素仅限于右侧心内膜炎
起搏器、除颤器相关心内膜炎	金黄色葡萄球菌，表皮葡萄球菌，其他少见	去除装置 + 万古霉素 1g，iv，q12h+ 利福平 300mg，po，bid	去除装置 + 达托霉素 6mg/kg，iv，qd ± 利福平 300mg，po，bid（仅限于右心内膜炎）	

表 3-14　感染性心内膜炎的病原治疗

病原	宜选药物	可选药物	备注
草绿色链球菌	青霉素 + 庆大霉素	头孢曲松、头孢噻肟 + 庆大霉素	有青霉素类过敏性休克史者不可选头孢菌素类
葡萄球菌属			
甲氧西林敏感株	苯唑西林、氯唑西林	头孢唑林，万古霉素	同上
甲氧西林耐药株	糖肽类 + 磷霉素	糖肽类 + 利福平、达托霉素	
肠球菌属	青霉素或氨苄西林 + 庆大霉素	糖肽类 + 庆大霉素或磷霉素	仅在必要时应用糖肽类 + 氨基糖苷类，此时应监测两药的血药浓度，联合用药不宜＞2 周，用药期间应严密随访肾、耳毒性

续表

病原	宜选药物	可选药物	备注
肠杆菌科或铜绿假单胞菌	哌拉西林 / 他唑巴坦 + 氨基糖苷类	第三代头孢菌素或 β- 内酰胺类 /β- 内酰胺酶抑制剂 + 氨基糖苷类	
念珠菌属	两性霉素 B+ 氟胞嘧啶	棘白菌素类	

（3）手术治疗的时机　感染性心内膜炎的患者手术治疗的指征为：①出现难治性心力衰竭，严重的主动脉瓣或二尖瓣关闭不全、瓣膜穿孔或赘生物造成瓣膜梗阻，严重急性主动脉瓣或二尖瓣关闭不全虽无临床心力衰竭表现，但超声心动图提示左心室舒张末期压力升高、左心房压力升高或中到重度肺动脉高压；②感染无法控制：包括持续性感染（＞ 7 天）、耐药菌株所致感染及局部感染失控；③出现过严重的体循环栓塞；④缺乏有效的抗菌治疗药物，如真菌性、肠球菌性、铜绿假单胞菌性及结核性心内膜炎；⑤早期发病的人工瓣膜感染性心内膜炎，感染病原菌耐药程度常高，抗菌治疗难以控制感染者；⑥合并瓣周脓肿、心肌脓肿的患者。

10. 感染性心内膜炎抗菌治疗评价与处理

抗生素治疗 48~72 小时后，血培养仍持续阳性提示患者预后不佳。对于抗生素治疗疗效不佳的高危患者，在 IE 活动期仍在接受抗生素治疗时就可考虑早期手术干预。IE 早期手术的三条重要指征是心力衰竭、内科难以控制的感染以及预防栓塞事件。

11. 感染性心内膜炎的预后

IE 患者的院内死亡率通常在 15%~30%。快速识别高死亡风险患者有机会改变疾病进程并改善预后。以下四个主要因素通常会影响 IE 的预后：患者本身特征、是否存在心源性或非心源性并发症、感染的病原体以及心脏超声表现。因此，病情复杂的 IE 患者应尽早转诊，并应在拥有外科设备，最好是有“心内膜炎团队”的标准中心治疗（表 3–15）。

表 3-15　感染性心内膜炎患者不良预后的预测指标

患者特征	老龄 人工瓣膜 IE 糖尿病 合并症（如体弱、免疫抑制、肾脏或肺疾病）
IE 的临床并发症	心力衰竭 肾脏衰竭 中等度缺血性卒中 脑出血 感染性休克
病原微生物种类	金黄色葡萄球菌 真菌 非 HACEK 革兰阴性杆菌
超声心动图表现	瓣周并发症 严重的左心瓣膜反流 左室射血分数降低 肺动脉高压 大赘生物 严重的人工瓣膜功能不全 二尖瓣提前关闭以及其他舒张压升高的征象

12. 感染性心内膜炎注意事项

不建议单纯基于 IE 危险增加而应用抗菌药物预防，但若存在下列 IE 不良转归高危因素，牙科操作时可进行 IE 预防：①有人工心脏瓣膜；②既往有 IE；③先天性心脏病（CHD）：未修补紫绀型 CHD，包括姑息性分流术与造瘘术；经介入手术置入或采用假体或机械装置完全修补的先天性心脏缺陷操作后的首 6 个月内；已修补的 CHD，但在补片、器械装置（可抑制内皮化）置入处或其毗邻部位有残留缺损；④发生心脏瓣膜病的心脏移植受体。感染性心内膜炎病情危重、病死率高，一旦确诊应积极治疗；需规律、足量抗感染治疗，在炎症控制病情平稳时应及早手术治疗；应注意鉴别肝脏、脾脏等部位转移性脓肿灶形成。

第十九节　胆道感染

案例 1　患者男性，57 岁，主因慢性胆囊炎急性发作入院，准备择期行胆囊切除术，入院第 3 日突然出现发热，体温最高 39.6℃，查体右肋下胆囊区局限性腹肌紧张、压痛及反跳痛，Murphy 征阳性，余未见阳性体征。查血常规：WBC 21.5×10^9/L，中性粒细胞 87.4%；PCT 15.4ng/ml，医生给予头孢拉定 6g，qd 治疗一周，体温未见明显下降，体征未见好转，实验室检查提示感染较前加重，随后患者出现休克，肾功能损害，最终死亡。

问题 1：该例患者抗菌药物选择是否正确?

不恰当。具体原因如下：病原菌分析有误，药物选择不当，治疗效果不好，没有及时评估调整方案。引起胆囊炎最常见的病原体为肠道定植的病原体，包括大肠埃希菌、肺炎克雷伯菌、肠杆菌属、肠球菌属等，厌氧菌不少见，需要常规覆盖。建议选用：哌拉西林 / 他唑巴坦、氨苄西林 / 舒巴坦或注射用三代头孢菌素联合甲硝唑等。病例中选用的头孢拉定是一代头孢，主要针对于甲氧西林敏感的葡萄球菌、A 组溶血性链球菌和肺炎链球菌，不能覆盖胆囊炎常见的病原菌。抗感染方案应在 48~72 小时给予评价，患者治疗 1 周病情未见缓解，方案也没有调整，说明没有及时评估，导致延误病情。

问题 2：肾功能损害是什么原因?

头孢拉定属于时间依赖性药物，6g，qd 的给药方案是不恰当的，应每日多次给药（每 12 小时或 8 小时），因为用药不当可能加重药物的不良反应，一代头孢肾毒性相对较大，患者肾功能损害很可能与用药不当有关。

案例 2　患者男性，75 岁，主因高热、黄疸 2 日于社区医院就诊。患者有胆结石病史，本次发病初期为无明显诱因发热，随后高热伴寒战，体温最高 38.9℃，伴恶心、呕吐、黄疸、右上腹疼痛。查体肋下可触及肝脏、右上腹压痛、反跳痛。查血常规：WBC 17.8×10^9/L，中性粒细胞 83.9%；肝功能：ALT 78U/L、AST 61U/L、ALP 176U/；直接胆红素 36.2μmol/L、间接胆红素 42μmol/L、总胆红素 51.7μmol/L。诊断为急性胆管炎，建议患者转入上级医院尽快治疗。

问题 1：为什么建议患者转院?

急性胆管炎是指肝内、外胆管的急性炎症，为胆系梗阻合并细菌感染导致，其发病急骤凶险，可在短时间出现感染性休克以及多器官功能衰竭，如肝功能衰竭、肾功能衰竭、肺功能衰竭、弥散性血管内凝血、心功能衰竭、胃肠道出血等。处理不当易致死亡。由于上级医院内外科有更好的硬件和技术支持，可以给予患者及时的医治，故建议尽快转院治疗。

问题 2：在没有手术条件的情况下，应该给予怎样的内科治疗?

任何抗菌治疗不能替代解除胆道梗阻的治疗。应遵循个体化的原则，正确把握手术指征与手术时机。根据患者具体情况选择腹腔镜、开腹手术或置管引流。

内科抗感染治疗开始前，尽量留取病原学培养（血培养、胆汁培养等），目前可以经验给予的抗感染方案是：亚胺培南 / 西司他丁 0.5g，iv，q6h，或美罗培南 1g，iv，q8h，或比阿培南 0.6g，iv，q8h。如果 48~72 小时评价疗效不佳，可考虑联合万古霉素或替考拉宁或利奈唑胺覆盖革兰阳性球菌。

案例 3　患者男性，73 岁，入院 1 天前进食后，忽感右上腹痛，为持续性钝痛，伴有皮肤巩膜轻度黄染，发热，体温 38.5℃，寒战，无恶心、呕吐，查体 Murphy 征阳性，腹腔彩超：胆囊结石并胆囊胆汁淤积，胆囊壁增厚；血常规 WBC 18.9×10^9/L，中性粒细胞 84.9%，ALT 286U/L、AST 393U/L、总胆红素 47.6umol/L。血淀粉酶 80U/L。入院诊断考虑为胆囊结石伴胆囊炎。入院后患者暂禁食水，给予哌拉西林 / 他唑巴坦钠 4.5g，iv，q8h 抗感染治疗，及保肝、补液等对症支持治疗。入院第 3 天，体温 37.2℃。WBC 12.1×10^9/L，中性粒细胞 79.1%，感染有所控制，ALT 230U/L、AST 310U/L、总胆红素 34.3μmol/L。肝酶逐渐恢复，腹痛有所缓解，入院第 6 天，再次复查 WBC 10.9 × 10^9/L，中性粒细胞 74.3%。入院后第 9 天，患者体温已恢复正常，WBC 7.65 × 10^9/L，中性粒细胞 60.4%，ALT 63.1U/L、AST 59.6U/L，患者生命体征平稳，未发热，上腹部缓解，皮肤巩膜无明显黄染，Murphy 征阴性。

问题 1：急性胆囊炎的常见治病菌有哪些？

根据《急性胆道系统感染的诊断与治疗指南 2011》（以下简称《指南》）中指出我国引起胆道系统感染的致病菌中，革兰阴性细菌占 2/3，前 3 位的致病菌为大肠埃希菌、铜绿假单胞菌、肺炎克雷伯菌。前 3 位革兰阳性细菌为粪肠球菌、屎肠球菌、表皮葡萄球菌。14%~75% 患者合并厌氧菌感染，以脆弱拟杆菌为主。

问题 2：如何评价该患者的治疗方案？

该患者系胆囊结石引发胆囊炎，《指南》中将急性胆囊炎分为 3 级，轻度、中度和重度急性胆囊炎。该患者入院时 WBC 18.9 × 10^9/L，中性粒细胞 84.9%，根据《指南》中分级诊断标准，归为中度急性胆囊炎，应静脉用药。经验性用药首选含 β- 内酰胺酶抑制剂的复合制剂、第二代头孢菌素或者氧头孢烯类药物。急性胆囊炎抗菌治疗 3~5 天后，如果急性感染症状、体征消失，体温和白细胞计数正常可以考虑停药。该患者使用哌拉西林 / 他唑巴坦钠 4.5g，iv，q8h 治疗方案 9 天后，体温已恢复正常，WBC 7.65 × 10^9/L，中性粒细胞 60.4%，ALT 63.1U/L、AST 59.6U/L，患者生命体征平稳，未发热，上腹部缓解，皮肤巩膜无明显黄染，Murphy 征阴性。治疗方案符合指南推荐，治疗有效。

知识点

1. 什么是胆道感染？发病特点是什么

胆道感染（biliary tract infection）是指胆道内的细菌感染，可单独存在，但大多数与胆石病同时存在，互为因果，胆石如阻塞胆总管则有 80%~90% 合并感染。胆道感染包括胆囊炎和胆管炎。根据流行病学调查结果，全球

5%~15% 的人群存在胆道系统结石，其中每年 1%~3% 的患者因为胆道系统结石而引起急性胆囊炎或急性胆管炎等胆道系统感染。急性胆囊炎（acute cholecystitis）是指胆囊的急性炎症性疾病，是一种常见疾病。急性胆囊炎早期常无细菌感染，但发病后 1 周半数以上可继发细菌感染。危险因素有：胆囊结石（占 90%）、蛔虫、妊娠、肥胖等。短期服用噻嗪类、第三代头孢菌素类、红霉素、氨苄西林等药物，长期应用奥曲肽、激素替代治疗均可能诱发急性胆囊炎。非结石性胆囊炎约占 5%~10%，多见于其他危重病人，预后较凶险，总病死率为 15%，危险因素有：大手术、严重创伤、烧伤、肿瘤、感染等。慢性胆囊炎仅在急性发作期和高危病人围手术期具有抗生素使用指征。

急性胆管炎（acute cholangitis）是指肝内、外胆管的急性炎症，为胆系梗阻合并细菌感染导致，其发病急骤凶险，可在短时间出现严重感染中毒性休克，处理不当易致死亡。梗阻原因为：胆结石（50%）、胆管狭窄、胆道或胰腺肿瘤、硬化性胆管炎、医源性（ERCP、胆道支架或引流管阻塞）、寄生虫。急性胆管炎总病死率 10%~30%，死因大多是感染性休克以及多器官功能衰竭，如肝功能衰竭、肾功能衰竭、呼吸功能衰竭、弥散性血管内凝血、心功能衰竭、胃肠道出血等。所有急性胆管炎患者都需抗生素治疗。

2. 胆道感染的致病微生物

对所有急性胆囊炎、胆管炎患者应进行胆汁和血液培养。急性胆囊炎感染途径有：①血源性感染：全身性细菌感染病原菌可随血流进入胆囊壁；②肝、肠源性感染：肠道内细菌可自门静脉血回流至肝脏，肝内细菌可经淋巴管蔓延至胆囊，或随胆汁排入胆囊引起细菌感染；③邻近脏器感染的蔓延或胆囊创伤细菌直接侵犯胆囊引起。胆囊炎、胆管炎多为混合感染，最常见为革兰阴性菌的肠杆菌科大肠埃希菌、肺炎克雷伯菌引起，其次为不动杆菌、铜绿假单胞菌。革兰阳性菌中的粪肠球菌、屎肠球菌、表皮葡萄球菌也可致病。同时可合并厌氧菌感染，以脆弱拟杆菌、梭状芽孢杆菌为主。胆管炎中的医院获得性感染可能出现各种耐药菌，如甲氧西林耐药的金黄色葡萄球菌、万古霉素耐药的肠球菌以及耐药铜绿假单胞菌。

3. 胆道感染的分类

胆道感染包括胆囊炎和胆管炎。胆囊炎分为急性胆囊炎和慢性胆囊炎。

4. 胆道感染的症状

急性胆囊炎女性多见，多为中年、肥胖者。早期腹痛可发生于中上腹部、右上腹部，以后转移至右肋缘下。常于饱餐或高脂饮食或大量饮酒后突发，或发生于夜间，呈持续性胀痛或绞痛伴阵发性加剧，可向右肩背部放射。患者常有恶心、呕吐、食欲减退，呕吐后腹痛不能缓解，可致水和电解质紊乱。大多伴有中度发热。当发生化脓性胆囊炎时，可有寒战、高热甚至感染性休克。

急性胆管炎典型表现为夏科（Charcot）三联征，寒战高热、黄疸、右上腹或中上腹疼痛。常伴恶心、呕吐，严重者出现神志改变和低血压，即雷诺（Reynold）五联征。重症患者可有低血压、意识障碍、缺氧、少尿、凝血功能障碍，病死率高。

慢性胆囊炎无典型的临床症状，病史可长达数年至十余年，主要表现为上腹部饱胀、右肩胛下、右季肋处隐痛，嗳气和厌食油腻等消化不良症状。

5. 胆道感染的危害

急性胆管炎随病情进展，可出现肝多发脓肿，多脏器功能衰竭。

6. 胆道感染查体内容

急性胆囊炎查体可见患者呈急性痛苦面容，腹式呼吸减弱，右肋下胆囊区局限性腹肌紧张、压痛及反跳痛，Murphy 征阳性，有时可扪及肿大的胆囊，少数患者轻度黄疸。少数有胆囊积脓及胆囊周围脓肿者，可于右上腹扪及包块。肠鸣音减弱。当腹部压痛及腹肌紧张扩展至腹部其他区域或全腹，则提示急性弥漫性腹膜炎等并发症。

急性胆管炎查体可有肝大、右上腹或中上腹压痛，偶有反跳痛。随病情进展，可出现肝多发脓肿，多脏器功能衰竭。

慢性胆囊炎查体右上腹部可能有轻度压痛和不适，部分病人有胆绞痛及急性胆囊炎发作史。

7. 胆道感染实验室及辅助检查

（1）外周血常规　白细胞计数升高，中性粒细胞比例增加，重症患者血小板减低。

（2）血清学检查　丙氨酸转氨酶、天冬氨酸转氨酶、碱性磷酸酶 / 谷氨酰转肽酶升高。胆囊炎患者可有血淀粉酶升高。胆管炎患者 90% 出现高胆红素血症。

（3）细菌学检查　应在未使用抗生素前，行血培养和药物敏感试验。

（4）影像学检查　对于胆囊炎，腹部超声简便易行。①腹部超声诊断依据：Murphy 征阳性（用超声探头压迫胆囊时出现疼痛），胆囊壁增厚＞ 4mm，胆囊增大（长轴＞ 8cm、短轴＞ 4cm），胆囊颈部结石嵌顿，胆囊周围积液，胆囊壁“双边征”。② CT 检查诊断依据：胆囊周围液体聚集、胆囊增大、胆囊壁增厚、胆囊周围脂肪组织出现条索状高信号区。③ MRI 检查诊断依据：胆囊周围高信号、胆囊增大、胆囊壁增厚。超声正常不能除外胆管炎，CT、MRI 等影像学检查也难以直接确诊急性细菌性胆管炎，通过发现胆管扩张、胆囊扩大、胆管结石证明存在胆道梗阻和（或）其他病因学证据（如胆道占位）可间接支持急性胆管炎诊断。明确病因常需行胆管造影，可行 MRI 胰胆管造影。

8. 胆道感染需要鉴别的疾病

（1）急性病毒性肝炎　可有类似胆囊炎的腹痛和黄疸。但病人常有疲乏无力、低热、腹胀、恶心、呕吐、食欲不振。体检肝肿大，肝区压痛。肝功能明显异常，病毒血清标志物阳性。

（2）急性胰腺炎　表现为急性发作的上腹疼痛、多偏左上腹，较剧烈，可向腰背部放射。可有呕吐、发热，血尿淀粉酶升高，体检不同程度的腹膜炎体征，Murphy 征阴性。影像学或手术发现胰腺炎症、坏死等间接或直接改变。

（3）胃、十二指肠溃疡穿孔　腹痛较剧烈，为持续刀割样痛，常引起休克，腹肌板状强直，累及整个腹部。X 线检查可发现腹腔游离气体。病人多有反酸、嗳气、规律性腹痛病史。胃镜检查可以明确诊断。

（4）急性肠梗阻　可表现为右上腹阵发绞痛，并伴恶心、呕吐。可误诊为急性胆囊炎。但绞痛多在脐周或下腹，伴肠鸣音亢进。X 线检查如发现肠腔内有气液平，可确定诊断。

9. 胆道感染治疗方法

（1）治疗原则　内科治疗包括抗生素、解痉止痛、利胆。维持水电平衡和营养状态。有指征者行外科手术治疗。

（2）一般治疗　卧床休息，禁食，呕吐严重者安置胃肠减压，利于胆汁引流。静脉营养，纠正水、电解质紊乱。

（3）药物治疗

①解痉：阿托品、山莨菪碱可解除肝胰壶腹括约肌痉挛而达到止痛目的，但可导致心率加快、尿潴留。青光眼患者禁用。疼痛剧烈时，可予哌替啶肌注。

②利胆治疗：硫酸镁有松弛肝胰壶腹括约肌、利于胆汁排出的作用。可用50% 硫酸镁 10ml，每日 3 次口服治疗。

（4）抗感染药物使用　应选择血和胆汁浓度较高的抗生素。早期经验性治疗，后根据血和胆汁培养及药物敏感试验结果更换抗生素，慎用或不用肝毒性药物。

①无基础疾病，社区获得性，轻 – 中症：第三、四代头孢菌素（头孢他啶 2g，iv，q8h，或头孢曲松 2g，iv，q24~12h，或头孢哌酮 2g，iv，q8h，或头孢吡肟 2g，iv，q8h）+ 甲硝唑 0.5g，iv，q8h，或头孢哌酮 / 舒巴坦 2~3g，iv，q8h，或哌拉西林 / 他唑巴坦 4.5g，iv，q8~6h，或厄他培南 1g，iv，q24h。

②严重感染，医院获得性，近期抗生素使用者：亚胺培南 / 西司他丁 0.5g，iv，q6h，或美罗培南 1g，iv，q8h，或比阿培南 0.6g，iv，q8h。部分病例需联合万古霉素或替考拉宁或利奈唑胺覆盖革兰阳性球菌。

急性胆囊炎、胆管炎的抗菌治疗 3~7 天后，如果症状体征消失，体温和白细胞计数正常可考虑停药。

（5）外科治疗　任何抗菌治疗不能替代解除胆囊管、胆道梗阻的治疗。应遵循个体化的原则，正确把握手术指征与手术时机，根据患者具体情况选择腹腔镜、开腹手术或置管引流。

急性胆囊炎若患者一般情况稳定，应尽早行胆囊切除术。早期（发病＜ 72 小时）首选腹腔镜胆囊切除术。中重度患者如果局部炎症反应重、手术难度大风险高或老年、一般情况差无法早期手术，在抗菌治疗无效时应行经皮经肝胆囊穿刺置管引流或胆囊造瘘术，并待患者一般情况好转后择期手术切除胆囊。

轻度急性胆管炎控制症状后，根据病因继续治疗。中重度急性胆管炎需要立即胆道引流。首选内镜下胆道引流术。内镜下十二指肠乳头括约肌切开术（EST）和内镜鼻胆管引流术（ENBD）并发症及病死率均低于开腹胆道引流术。经皮经肝胆道引流术（PTCD）可作为次选术式。但肝门及以上位置梗阻所致急性胆管炎，首选 PTCD。如果上述方法失败或存在禁忌证，可考虑开腹胆道引流术，先放置 T 管引流解除梗阻，二期手术解决病因问题。

10. 胆道感染抗菌治疗评价与处理

急性胆道感染首选手术治疗，包括抗菌药在内的非手术治疗“既是治疗手段，又可作为术前准备。因胆道感染起病急、病情重，治疗不及时出现严重并发症几率高，需尽早联合使用足量有效的广谱抗生素，为手术创造机会。抗菌治疗 48~72 小时应对治疗效果进行评价，治疗有效者表现为体温下降、症状减轻、血炎性标志物如白细胞计数、中性粒细胞比例、CRP 等下降。

11. 胆道感染的预后

急慢性胆囊炎经过积极治疗，多数患者预后良好。非结石性胆囊炎多见于其他危重病人，预后较凶险。急性胆管炎发病急骤凶险，可在短时间出现严重感染中毒性休克，处理不当易致死亡。

12. 胆道感染注意事项

对疑似胆囊炎或胆道感染患者，应先进行 B 超检查。除非有胆肠吻合，否则不推荐常规抗厌氧菌治疗。社区获得性胆道感染不需要覆盖肠球菌，因为其致病性尚不明确。对于免疫抑制的患者，尤其是肝移植的患者，需要抗肠球菌治疗。急性胆囊炎已行胆囊切除的患者，抗菌药使用可不超过 24 小时，除非合并有胆囊壁外感染。慢性胆囊炎和胆囊结石患者主要治疗为利胆治疗，注意饮食控制，低脂饮食，长期口服利胆药物，如消炎利胆片、胆舒胶囊、利胆素、胆维他等，但出现梗阻性黄疸时禁用利胆药。腹痛时可用颠茄类解痉药物对症治疗。如症状重或反复发作胆绞痛，伴有胆囊结石者，可选择手术治疗。

第二十节　腹腔感染

案例 1　患者男性，49 岁，主因“发热 5 日，伴恶心呕吐”入院。5 日前，患者反复发热，体温最高达 40℃，伴畏寒、纳差、恶心、呕吐（进食后）。乏力，精神萎靡，夜间咳嗽。入院查体：体温 39.7℃，脉搏 70 次 / 分钟，呼吸 22 次 / 分钟，血压 140/80mmHg，其余查体无阳性体征。实验室检查：WBC 10.80×10^9/L，中性粒细胞 80.76%。ALT 183.0U/L，AST 99.0U/L，GGT 117U/L，ALP 154.0U/L，患者既往糖尿病病史 13 年，空腹血糖 15mmol/L，糖化血红蛋白（HbAlc）8.40%，胸部 + 全腹部 CT 结果示：肝左叶占位，结合临床症状诊断为肝脓肿。其余检查无阳性体征。入院初诊断为肝脓肿、2 型糖尿病。入院后予哌拉西林 / 他唑巴坦钠 4.5g，iv，q8h 抗感染治疗，物理、药物联合降体温，降血糖、保肝等对症治疗，完善相关检查。第 3 天体温最高 39.6℃，抽血进行血培养。第 4 天体温最高 39.4℃，加用甲硝唑 0.5g，q12h，余治疗不变。第 6 天体温最高 40.2℃，未有好转，停用以上所有抗感染方案，换用亚胺培南 / 西司他丁 1g，q8h，余治疗不变，继续观察患者情况。第 7 天体温下降，最高为 38.2℃。第 10 天患者血培养结果：培养 7 天无细菌生长；检查结果示：ALT 177.0U/L，AST 85.0U/L，GGT 98U/L，ALP 153.0U/L，WBC 9.32×10^9/L，中性粒细胞 78.24%。后患者体温逐渐下降，精神有所好转，转上级医院进一步治疗。

问题 1：该患者肝脓肿的临床特点是什么？

该患者社区发病，反复发热 5 天，结合腹部 CT 结果诊断为肝脓肿。该患者既往糖尿病病史 13 年，平素血糖控制差，糖尿病患者由于代谢紊乱、长期血糖不稳定，体液、细胞免疫功能受损，容易引发感染。糖尿病是肝脓肿的好发因素，因此应有效控制血糖，减少感染的发生。肝脓肿是糖尿病的严重并发症之一，早期症状不典型，容易误诊、漏诊，未及时治疗则易导致全身多处化脓性迁徙性病灶，早期肝脓肿最常见的表现为发热、寒战、乏力、纳差、恶心、呕吐等，而肝区疼痛阳性率低。随着病情逐渐发展，将出现腹痛、肝区叩击痛及脓肿形成，肝功能受损明显时较易诊断。

问题 2：针对该患者，抗感染方案是否合理？

肝脓肿可分为细菌性肝脓肿和阿米巴性肝脓肿，该患者为细菌性肝脓肿，根据《抗菌药物临床应用指导原则》，一旦确诊应尽早进行抗感染治疗，无细菌学证据可先做经验治疗。肝脓肿致病菌多为大肠埃希菌、肺炎克雷伯菌及金黄色葡萄球菌等，并常伴有厌氧菌感染。抗菌药物可选用头孢曲松、头孢西丁、哌拉西林/他唑巴坦、左氧氟沙星、环丙沙星等联合甲硝唑治疗。严重患者可选用碳青霉烯类抗菌药物进行治疗。本例患者初始选择哌拉西林/他唑巴坦钠 4.5g，iv，q8h 抗感染治疗无效，3 日后加用甲硝唑，评估疗效，效果不佳的情况下换用亚胺培南/西司他丁 1g，q8h。治疗后患者体温逐渐下降、精神明显好转。由于血培养 7 天后无细菌生长，未做药敏试验，最终未能明确患者感染的致病菌。但根据患者实际情况，经验性选用以上方案且转归良好，整个治疗方案合理。另一方面，患者血培养结果为阴性，考虑可能原因为抽血时机不佳，根据《抗菌药物临床应用指导原则》：在给予抗菌药物治疗之前应尽可能留取相关标本送病原学检查，该患者在已给予抗感染治疗 3 天的情况下才进行血培养，检查时机不佳。

案例 2 患者，女性，69 岁，主因“周身乏力伴发热半月”入院。患者半月前无明显诱因出现全身乏力、酸痛，寒战、发热，最高体温 39.0℃，无头痛、头晕等症状，无恶心、呕吐、反酸、嗳气，无明显腹胀腹痛、腹泻黑便等症状，自行服用感冒药，效果不佳，就诊于当地医院，行 B 超检查，考虑“肝脓肿”，给予抗感染治疗（药物不详）7 天，效果不明显，仍有发热、寒战等症状，最高体温 39.0℃，并出现上腹部疼痛不适。为求进一步诊治转院治疗。患者既往高血压病史 3 年。入院查体：实验室检查示 WBC 19.3×10^9/L，中性粒细胞 91.8%，ESR 56mm/h；CRP 39mg/L；B 超：肝右叶见一混杂回声团块，建议 CT 腹部检查。上腹部 CT 示：肝右叶见一圆形低密度病灶，直径约为 3.7cm，入院诊断：肝脓肿。初始治疗方案给予头孢曲松 2g，iv，qd 联合甲硝唑 0.5g，iv，q8h。

问题 1：针对该患者初始应给予哪些监护？

①给予抗感染治疗前应尽早抽取血培养。

②给予总剂量的抗菌药物进行抗感染治疗，及时复查血常规、CRP 等指标，评估患者病情，必要时更改治疗方案。

③患者B超检查提示脓肿较小，< 5cm，对于急性期肝局限性炎症，脓肿尚未形成或多发性小脓肿，应给以积极的内科保守治疗使用抗菌药物，控制感染，促进炎症的吸收，穿刺引流意义不大。

问题2：患者更换抗感染治疗方案后5天，体温、WBC、ESR等下降明显，但还未恢复正常，是否可以出院？

肝脓肿的治疗疗程约为4~6周，CRP及肝脏超声有助于疗效的评价。应满足以下几点：WBC、中性粒细胞恢复正常，发热、肝区疼痛缓解，脓腔消失或基本消失。该患者治疗疗程明显不足。

知识点

1. 什么是腹腔感染？发病特点是什么

腹腔感染包括急慢性胆囊炎及胆道感染、肝脓肿、腹膜炎、阑尾炎、腹腔脓肿以及急性胰腺炎继发细菌感染等。此处重点介绍细菌性肝脓肿，急性胆囊炎及胆道感染、急性腹膜炎另有章节表述。

肝脓肿是细菌、真菌或溶组织阿米巴原虫等多种微生物引起的肝脏化脓性病变。细菌性肝脓肿是指化脓性细菌侵入肝脏，造成局部肝组织炎症、坏死、液化、脓液积聚而形成的肝内化脓性感染。由于肝脏有丰富的血液供应和网状内皮系统强大的吞噬作用，可以杀灭入侵的少量细菌，并且阻止其生长，因而细菌性肝脓肿并不经常发生。只有在抵抗力减弱时，入侵的化脓性细菌才会引起肝脏感染而形成脓肿。细菌侵入途径除败血症外，可由腹腔内感染直接蔓延所引起，最常见于胆道感染，亦可因脐部感染经脐血管、门静脉而入肝脏，胆道蛔虫亦可为引起细菌性肝脓肿的诱因。此外，在开放性肝损伤时，细菌可随致伤异物或从创口直接侵入引起肝脓肿；细菌也可来自破裂的小胆管。有一些原因不明的肝脓肿，称隐源性肝脓肿，可能与肝内已存在的隐匿病变有关。这种隐匿病变在机体抵抗力减弱时，病原菌在肝内繁殖，发生肝脓肿。有人指出隐源性肝脓肿中25%伴有糖尿病。

化脓性细菌入肝后，发生炎症改变，或形成多发小脓肿，经适当治疗，散在小脓肿多能吸收机化，但在病灶较密集部位，由于组织破坏，小的脓肿可融合成一个或数个较大脓肿。血源性葡萄球菌感染的常呈多发性，病灶常见于右肝或累及全肝。如感染来自肠道或门脉，并以大肠埃希菌为主的则有胆管扩张、管壁增厚、多发性脓肿常与胆管相通。由于炎症反复发作后的纤维增生，很少成为巨大脓肿或脓肿穿破。肝外伤引起的脓肿一般均为单发性。北京协和医院比较早年及近 10 年的细菌性肝脓肿病例，胆系结石和肿瘤成为最主要致病原因，糖尿病患者易并发本病（8.3%），细菌培养阴性的病例有所增加（52.1%）。胆源性肝脓肿约占半数或更多，合并结石或癌性胆道梗阻者更易发生。

2. 腹腔感染的致病微生物

通常为肠杆菌科细菌（大肠埃希菌、变形杆菌等）、肠球菌属和拟杆菌属等厌氧菌的混合感染。

3. 腹腔感染的分类

肝脓肿可分为细菌性肝脓肿、真菌性肝脓肿及阿米巴肝脓肿。其中细菌性肝脓肿常为多种细菌所致的混合感染，约占 80%，阿米巴性肝脓肿约占 10%，而真菌性肝脓肿低于 10%。

4. 腹腔感染的症状

寒战、发热，多为高热，呈弛张热型，或不规则热型。肝区持续性疼痛，随深呼吸及体位移动而剧增。乏力、食欲不振、恶心呕吐。由于脓肿所在部位不同可以产生相应的呼吸系统、腹部症状。如有脓肿穿破至胸腔即出现脓胸，肺脓肿或穿破至腹腔发生腹膜炎。常有腹泻病史。

5. 腹腔感染的危害

若不积极治疗，死亡率可高达 10%~30%。

6. 腹腔感染查体内容

体检发现肝脏多有肿大，多数在肋间隙相当于脓肿处有明显压痛、肝区叩痛。部分病人可出现黄疸。如有脓肿穿破至胸腔即出现脓胸，肺脓肿或穿破至腹腔发生腹膜炎。

7. 腹腔感染实验室及辅助检查

（1）血常规　细菌感染者白细胞及中性粒细胞升高，白细胞可达（20~30）$\times 10^9$/L。有时出现贫血。

（2）肝穿刺　阿米巴肝脓肿可抽出巧克力色脓液；细菌性可抽出黄绿色或黄白色脓液，有臭味，培养可获得致病菌。

（3）X线检查　可见右侧膈肌抬高，活动度受限，有时可见胸膜反应或积液。左叶脓肿则常有胃小弯受压征象。

（4）B超检查　可分辨直径2cm的脓肿病灶，对诊断及确定脓肿部位价值肯定。其阳性诊断率可达96%以上，为首选的检查方法。早期脓肿液化不全时，需与肝癌鉴别。

（5）CT检查　可见单发或多发圆形或界限清楚、密度不均的低密区，内可见气泡。增强扫描脓腔密度无变化，腔壁有密度不规则增高的强化，称为“环月征”或“日晕征”。

8. 腹腔感染需要鉴别的疾病

（1）右膈下脓肿　多继发于化脓性腹膜炎或上腹部大手术后。全身反应如寒战，发热等和局部体征常不如肝脓肿严重但右肩部牵涉性痛较著，深吸气时尤重。X线检查右膈下常有气液面出现，右侧横膈升高，膈肌运动受限。

（2）肝癌　肝癌中心液化坏死继发感染表现与细菌性肝脓肿相近，但起病较慢，肝呈进行肿大坚硬、表面高低不平而无显示压痛。血清甲胎蛋白测定常呈阳性，超声波检查等有助于鉴别。脓肿穿刺病理检查有鉴别意义。

9. 腹腔感染治疗方法

应尽早开始抗感染治疗。经验治疗需选用能覆盖肠道革兰阴性杆菌、革兰阳性菌及厌氧菌的药物。然后根据细菌培养和抗菌药物敏感试验结果选用有效的抗生素。有手术指征者应进行外科处理，并于手术过程中采集病变部位标本做细菌培养及药敏试验。

对于急性期肝局限性炎症，脓肿尚未形成或多发性小脓肿，应给予积极的内科保守治疗，使用抗菌药物，控制炎症，促进炎症的吸收。由于肝脓肿的致病菌以大肠埃希菌和金黄色葡萄球菌最为常见，在未确定病原菌之前，可首选对此两种细菌有效的抗菌药物，然后根据细菌培养和抗菌药物敏感试验结果选用有效的抗菌药物。

（1）轻、中症　头孢曲松 2g，iv，q24h 或头孢西丁 2g，iv，q8h + 甲硝唑 0.5g，iv，q8h，或哌拉西林 / 他唑巴坦 4.5g，iv，q8~6h，或头孢哌酮 / 舒巴坦 2~3g，iv，q8h，或厄他培南 1g，iv，q24h。

（2）重症　亚胺培南 / 西司他丁 0.5g，iv，q6h，或美罗培南 1g，iv，q8h，或比阿培南 0.6g，iv，q8h。

考虑肠球菌或金黄色葡萄球菌感染，加用万古霉素 1g，iv，q12h 或去甲万古霉素 0.8g，iv，q12h 或利奈唑胺 0.6g，iv，q12h 或替考拉宁 400mg，iv，qd（前三剂 400mg，iv，q12h）。

（3）手术治疗时机　对于较大的单个脓肿，应施行切开引流，或可在 B 超引导下穿刺吸脓，可以隔数日反复穿刺吸脓，也可置管引流脓液，待脓肿缩小，无脓液引出后再拔出引流管。病程长的慢性局限性厚壁脓肿，也可行肝叶切除或部分肝切除术。多发性小脓肿不宜行手术治疗，但对其中较大的脓肿，也可行切开引流，对于较大的肝脓肿，估计有穿破可能，或已穿破并引起腹膜炎、脓胸以及胆源性肝脓肿或慢性肝脓肿，在全身应用抗生素的同时，应积极进行脓肿外科切开引流术。对于慢性厚壁肝脓肿和肝脓肿切开引流后脓肿壁不塌陷、留有死腔或窦道长期流脓不愈合，以及肝内胆管结石合并左外叶多发性肝脓肿，且肝叶已严重破坏、失去正常功能者，可行肝叶切除术。

10. 腹腔感染抗菌治疗评价与处理

一旦诊断或疑为腹腔内感染，即应积极给予抗感染治疗。最好在对感染病灶进行外科干预之前，给予足够的抗感染治疗。外科干预推荐通过经皮穿刺引流感染灶。血流动力学稳定，无急性器官功能衰竭的患者，在恰当的抗感染治疗及临床密切监测的情况下，最长可以推迟 24 小时再进行外科干预。一般情况较好，感染部位局限的患者，如阑尾或结肠周围蜂窝织炎，可仅予抗感染治疗，而不进行外科干预，但必须密切监测病情变化。

治疗 4~7 天后，如果患者腹腔内感染的临床征象持续存在或再发，提示初始治疗失败，需进一步行 CT 或超声检查以明确诊断，如果抗菌治疗充分，覆盖了所有可能的病原菌，但仍然无效，需考虑合并有腹腔外的感染或非感染性炎症，对于初始治疗无效或仍有感染灶的患者，需反复留取血培养和组织培养，保证足够送检组织量（至少 1ml 液体或 1g 组织），同时送需氧菌和厌氧菌培养，以提高培养阳性率。

11. 腹腔感染的预后

细菌性肝脓肿患者的预后与其年龄、体质、原发病、脓肿数目、治疗时机、疗程和有无并发症等密切相关。年幼及老年患者的预后较青壮年者差，病死率也高。多发性肝脓肿的病死率明显高于单发性肝脓肿。由大肠埃希菌、葡萄球菌、链球菌、铜绿假单胞菌等细菌引起的肝脓肿病死率较高，对多种药物不敏感的菌种感染者预后也差。全身情况较差和营养不良及有明显肝功能损害者，如低蛋白质血症和高胆红素血症时，病死率更高。有并发症的肝脓肿，如膈下脓肿、脓肿破入腹腔导致弥漫性腹膜炎、胆道出血，或合并脓胸或肺脓肿时，病死率增高。相反，单发性脓肿症状轻微无并发症者，预后良好。

12. 腹腔感染注意事项

如果患者有中毒症状，或存在免疫抑制，需查血培养以明确诊断。医疗保健相关感染和医院获得性感染需革兰染色涂片和血培养，以明确病原菌，且对诊断真菌感染有帮助。如果经验治疗可覆盖常见厌氧菌，社区获得性腹腔内感染的患者无需进行厌氧培养。对于高危患者，应常规对感染部位进行培养。

关于抗菌治疗，轻中度社区获得性腹腔内感染的经验治疗需要覆盖肠道革兰阴性需氧菌和兼性厌氧菌以及肠道革兰阳性链球菌；小肠末端、阑尾和结肠感染，机械性或麻痹性肠梗阻所致胃肠道穿孔，需要覆盖专性厌氧菌；因社区获得性感染的大肠埃希菌对其耐药率较高，不推荐使用氨苄西林/舒巴坦；因脆弱拟杆菌组细菌耐药率上升，不推荐使用头孢替坦和克林霉素；因毒性原因不推荐常规使用氨基糖苷类抗生素；无需覆盖肠球菌属和念珠菌。高危成人社区获得性感染（APACHE 评分＞15 分），不推荐使用喹诺酮类药物；如果没有耐药菌定植的证据，不需常规使用氨基糖苷类抗生素；建议经验性治疗覆盖肠球菌属；没有依据时，不推荐使用抗 MRSA 或抗真菌药。

关于疗程，成人复杂性腹腔内感染除非无法手术治疗，确诊感染的抗菌疗程应为 4~7 天，长疗程不能改善预后；急性胃和邻近空肠穿孔，无抑酸治疗且非恶性肿瘤，且 24 小时内施行手术治疗的，仅需 24 小时的抗需氧革兰阳性球菌的预防性治疗。治疗有效可以口服药物的成人腹腔内感染患者，可以序贯口服完成疗程。

第二十一节　自发性腹膜炎

案例1　患者女性，71岁，主因间断腹胀3年，腹痛4年余，伴右侧胸部疼痛4天入院。患者4年前无明显诱因出现乏力、腹胀、腹痛伴高热，于当地三级医院住院，经保肝、利尿、抗感染等治疗后病情好转出院，出院诊断为“自免肝肝硬化、腹腔积液、腹腔感染”。出院后上述症状时轻时重，间断呕血及黑便，多次反复住院治疗，经查胃镜，明确诊断为肝硬化伴有食管静脉曲张。患者4天前无明显诱因出现右侧胸部疼痛，活动及深呼吸时加重，未予诊治。今日疼痛加重，剧痛难忍，为求进一步系统诊治，收入我科住院治疗。既往史：胆囊结石病史，未规律服用药物治疗。既往输血史，具体不详。入院查体：腹部膨隆，腹壁张力大，右侧腹部压痛、反跳痛，移动性浊音（+++）。实验室检查：血常规：WBC 15.47×10^9/L，中性粒细胞84.6%；C反应蛋白105.2mg/L；降钙素原0.53ng/ml；腹水常规：白细胞13943.00×10^6/L，多核细胞79.4%。入院诊断为肝硬化伴食管静脉曲张、腹腔积液、腹腔感染？自身免疫性肝炎、胆囊结石、胸痛待查等。

问题1：患者收入院后，下一步的治疗方案是什么？

①经验用药前送检细菌学检查，包括腹水和血培养，体温38.5℃以上或寒战时留取，阳性率较高；②留取病原学依据后，综合评估患者原发感染灶和病原菌，给予经验的抗感染治疗；③一般先选择抗菌谱较广且偏重革兰阴性菌的抗菌药，待腹水细菌涂片及培养结果明确致病菌后，可酌情调整为敏感药物。

问题2：患者能否诊断为自发性腹膜炎？如何评估病原菌？

可以。自发性腹膜炎的高危人群包括：严重慢性病如肾病综合征（占儿童革兰阳性菌腹膜炎的2/3)、肝硬化腹水(成人最多见原因)、系统性红斑狼疮，免疫缺陷包括恶性肿瘤及接受化疗、放疗或免疫抑制剂治疗，其他部位感染引起菌血症。由于原发性腹膜炎的原发病灶一般不在腹腔，故原发性腹膜炎诊断一旦确立，应积极寻找原发病灶，根据原发感染部位评估可能的病原菌，一般经验治疗选择抗菌谱较广且偏重革兰阴性菌的抗生素，待腹水细菌涂片及培养结果明确致病菌后，可以调整为敏感抗菌药。

案例2 患者女性，58岁，主因间断腹胀2年，加重半月入院。患者两年前无明显诱因自觉乏力、腹胀、症状逐渐加重，于当地三级医院就诊并住院治疗，住院后查肝功能异常，上腹彩超及CT提示肝硬化、腹腔积液，予以利尿、对症支持治疗后病情好转出院。出院后间断服用保肝药及利尿剂，病情相对稳定。2周前，劳累后自觉腹胀症状加重，伴乏力、食欲下降，于急诊就诊，收入肝胆科住院治疗。既往史：5年前行子宫切除术。入院查体：腹部饱满，腹壁张力可，腹部轻压痛，无明显反跳痛及肌紧张，移动性浊音(+)。实验室检查：血常规：WBC 6.73×10^9/L，中性粒细胞76.6%，血小板计数：59×10^9/L，红细胞计数：2.38×10^{12}/L，血红蛋白98g/L；C反应蛋白45.3mg/L；腹水白细胞：353.0×10^6/L。入院诊断：急性腹膜炎、肝硬化失代偿期、腹腔积液、胆囊结石、子宫切除术后状态。

问题1：对于患者抗感染方案，有什么建议？

患者肝硬化，反复入院，本次入院诊断为急性腹膜炎，常见病原菌以肠道革兰阴性杆菌为主，包括大肠埃希菌、肺炎克雷伯菌、肺炎链球菌、溶血性链球菌、肠球菌、厌氧菌不常见。用药前送检血常规、PCT、腹水常规及培养，经验性给药需覆盖以上常见病原菌，依据治疗效果和病原学回报评估是否需要调整方案。建议：哌拉西林/他唑巴坦4.5g，iv，q8h，或厄他培南1g，iv，q24h。腹水培养出结果后，可根据回报选择敏感的窄谱抗生素。停药时必须达到的标准是临床症状改善，常规抗感染治疗疗程一般为7~10天。

问题 2：患者腹水培养回报为粪肠球菌，氨苄西林敏感。目前应用方案为厄他培南 1g，iv，q24h，患者临床症状变化不大，这时候我们需要调整方案么？

需要调整方案。因为厄他培南对于粪肠球菌不具有抗菌活性，且患者临床症状好转不明显，考虑感染控制欠佳，故应调整方案为哌拉西林 / 他唑巴坦。

知识点

1. 什么是自发性腹膜炎？发病特点是什么

又称自发性细菌性腹膜炎（spontaneous bacterial peritonitis，SBP），是指腹腔内无明显原发感染源的急性或亚急性细菌性腹膜炎。本病临床较常见，占急腹症的 1.2%~2.1%，多见于 10 岁以下患严重慢性病的儿童，成人女性相对多见。严重慢性病如肾病综合征（占儿童革兰阳性菌腹膜炎的 2/3）、肝硬化腹水（成人最多见原因）、系统性红斑狼疮，免疫缺陷包括恶性肿瘤及接受化疗、放疗或免疫抑制剂治疗，其他部位感染引起菌血症的患者为高危人群。发病前常有上呼吸道感染的病史，病原菌经血行、淋巴或女性生殖系统进入腹腔，引起腹膜弥漫性炎症。原发性腹膜炎中来自女性生殖系统感染者也可表现为盆腔或下腹部的局限性腹膜炎。

2. 自发性腹膜炎的致病微生物

常为单一细菌感染。自发性腹膜炎致病菌以肠道革兰阴性杆菌为主，约占全部病例的 2/3。由革兰阳性细菌（肺炎链球菌、肠球菌）引起者不到 1/3。国外文献分析显示，大肠埃希菌最常见为 47%，肺炎克雷伯菌次之为 11%，其他需氧革兰阴性菌占 11%，链球菌占 26%，肠球菌占 5%。厌氧菌不常见，分离率仅 5%。部分原发性腹膜炎是由混合感染所致。胃肠道细菌可经血流、淋巴系统，或直接穿透肠壁进入腹腔而引起感染。肝硬化腹水患者肠壁淤血、运动功能失调，肠道细菌过度繁殖，并较易通过通透性增高的肠黏膜而侵入淋巴或血循环。

3. 自发性腹膜炎的症状

发病前可能有上呼吸道感染病史。或者患有肝硬化腹水、肾炎、肾病综合征等疾病。起病突然，常见症状为高热、腹痛、呕吐。初起时腹痛部位不固定，为持续性疼痛，很快扩散至全腹，但以中下腹为著。膀胱和直肠受炎症刺激可有尿频、尿急和里急后重等相应的症状。腹腔内的炎症可引起肠麻痹，患者自觉腹胀并停止肛门排气排便。这类患者的全身感染中毒症状明显，如果感染没能得到及时控制，进一步发展可出现感染性休克的表现。

4. 自发性腹膜炎的危害

由于早期诊断、早期有效抗生素应用，病死率已大为降低。但肝硬化并发原发性腹膜炎病死率 40%。死亡原因多是原有疾病恶化造成的器官功能衰竭所致。

5. 自发性腹膜炎查体内容

查体时可有高热、脉率增快、气促表现。典型的腹部检查有广泛的压痛、肌紧张和反跳痛。但受原有慢性疾病、体质虚弱等因素的影响，患者的腹部体征往往不够明显，造成严重的全身情况与相对较轻的腹部体征间的不一致，给诊断带来一定的困难。肠鸣音均减弱甚至消失。当腹膜炎引起腹膜腔内的炎性渗出时，腹部叩诊可检出移动性浊音。直肠指检在膀胱直肠陷凹或直肠子宫陷凹有触痛，但无肿块。

6. 自发性腹膜炎实验室及辅助检查

（1）外周血常规　血白细胞总数和中性粒细胞的比例升高，中性粒细胞可出现中毒颗粒及核左移。但在严重感染病例，白细胞计数反而可能下降。不过，中性粒细胞比例总是升高的，并可出现毒性颗粒。

（2）腹水检查　白细胞计数大于 0.3×10^9/L，中性粒细胞比例常大于 80%，但低于此标准亦不能除外感染。呈渗出液改变。如果腹腔穿刺液混浊，无臭味，镜检有大量白细胞，穿刺液涂片发现革兰阳性细菌，即可作出原发性腹膜炎初步诊断。如果穿刺液为脓性稠厚，有臭味，涂片有大量的革兰阴性细菌，在排除了继发性腹膜炎的可能后，也可确立原发性腹膜炎的诊断。但是，腹腔穿刺液涂片检查发现细菌的阳性率不到 50%，所以如果找不到病原菌并不能排除原发性腹膜炎的可能。对这类患者的病情需要做全面的分析，以作出最符合实际的诊断。

（3）细菌学检查　①血培养：有时可发现致病菌。②腹水培养对本病最有价值。腹腔穿刺液涂片发现细菌的阳性率不到50%。还可行腹腔穿刺液细菌培养。多个前瞻性研究显示，当腹水数多形分叶核白细胞（PMN）≥ $250/mm^3$（$0.25 \times 10^9/L$）时，按常规方法进行细菌培养只有50%左右的阳性率；如在床边将腹水放入血培养瓶中孵育，则细菌阳性率可达80%。

（4）影像学检查　腹部X线检查可见常胀气，双侧腹脂线消失。

7. 自发性腹膜炎需要鉴别的疾病

（1）继发性腹膜炎　由腹内脏器炎症、外伤、梗阻、血管栓塞或术后并发症引起。最常见于阑尾穿孔，其次为胃、十二指肠溃疡穿孔。急性阑尾穿孔，有转移性右下腹痛的典型病史，右下腹压痛反跳痛，腹肌紧张，腹腔穿刺液为黄、稠、臭液体。胃、十二指肠溃疡急性穿孔，腹痛为突起剧烈持续性疼痛，腹痛开始出现在上腹部，迅速扩散到全腹，呈板状腹，腹部透视膈下有游离气体。绞窄性肠梗阻腹痛为持续性腹痛阵发性加重，腹部可触及有触痛的包块，腹部平片有肠梗阻的X线征象，腹腔穿刺液为血性，常有腥臭味。而原发性腹膜炎主要见于免疫功能减退患者及婴幼儿，尤其10岁以下女童。继发性腹膜炎腹部体征中“腹膜炎三联征”较原发性明显，腹痛程度重，腹内有原发感染病灶。

（2）结核性腹膜炎　患者多有结核病史或其他部位的结核病灶，可伴有午后潮热、盗汗等结核中毒症状，腹部扪诊呈特征性揉面感。腹水淋巴细胞增多、抗酸染色阳性，血沉增快，血清结核抗体阳性，试验性抗痨治疗有效。

（3）急性阑尾炎　儿童患者尤其应注意鉴别。有转移性右下腹痛，早期可有恶心、呕吐，类似胃肠炎表现。体检麦氏点压痛。超声或CT可有助诊断。

（4）感染性腹泻　也有急性腹痛、恶心、呕吐、高热、腹部压痛等，易误认为腹膜炎。但急性胃肠炎及痢疾等有饮食不当的病史、腹部压痛不重、无腹肌紧张、听诊肠鸣音增强等均有助于排除腹膜炎的存在。

（5）急性肠梗阻　多数急性肠梗阻具有明显的阵发性腹部绞痛、肠鸣音亢进、腹胀，而无肯定压痛及腹肌紧张，易与腹膜炎鉴别。但如梗阻不解除，肠壁水肿淤血，肠蠕动由亢进转为麻痹，临床可出现肠鸣音减弱或消失，易与腹膜炎引起肠麻痹混淆。除细致分析症状及体征，并通过腹部X线摄片和密切观察等予以区分外，必要时需做剖腹探查，才能明确。

（6）急性胰腺炎　水肿性或出血坏死性胰腺炎均有轻重不等的腹膜刺激症状与体征，但并非腹膜感染；在鉴别时，血清或尿淀粉酶升高有重要意义。从腹腔穿刺液中测定淀粉酶值有时能确定诊断。

（7）腹腔内或腹膜后积血　各种病因引起腹内或腹膜后积血，均可出现腹痛、腹胀、肠鸣音减弱等临床表现，但缺乏压痛、反跳痛、腹肌紧张等体征。腹部X线摄片、腹腔穿刺和观察往往可以明确诊断。

（8）生殖系统的感染　有下腹痛、腰骶部疼痛、阴道分泌物增多，分泌物常有异味，妇科查体下腹压痛、宫颈举痛明显、附件压痛，分泌物涂片及影像学检查有助诊断。

（9）急性心肌梗死　可有上腹剧痛，甚至伴有恶心、呕吐。但无真正腹部压痛，更无“腹膜炎三联征”。心肌酶检查及心电图动态演变可以鉴别。

8. 自发性腹膜炎治疗方法

（1）治疗原则　由于原发性腹膜炎的原发病灶不在腹腔，所以诊断一旦确立，先行保守治疗，一般不考虑手术治疗，静脉应用抗生素是最主要的治疗方法，在发病48小时内接受治疗者，病情好转率可达60%以上；若超过48小时治疗者，好转率则仅为20%~30%。加强支持治疗，并应积极治疗原发病。

（2）一般治疗　病情较重患者应卧床休息，予半坐卧位，前倾30°~45°以利炎症性渗出物流向盆腔而易于引流，同时可减轻对膈肌的压迫，改善呼吸和循环。若休克严重则当取平卧位。禁食并可行胃肠减压，可减少胃肠道内容物继续流入腹腔，减少胃肠道内积气、积液，减轻腹部压力。有利于胃肠道功能的恢复和心肺功能的稳定。纠正水、电解质及酸碱平衡紊乱，肠外营养支持治疗，改善病人全身状况及增强免疫力。积极治疗原发病，注意对原有病损器官功能的保护，以防其发生功能衰竭。

（3）腹腔穿刺　如果腹腔渗液较多，大量腹水引起患者呼吸运动受限，可考虑放腹水，但每次不超过3000ml。可间隔1~2天重复进行穿刺放液。

还可在腹腔内放置引流管持续负压吸引引流。难以与继发性腹膜炎区别时可进行剖腹探查，术中如确定为原发性腹膜炎，可在腹腔灌洗后关闭腹腔而不置引流管。

（4）营养疗法和免疫增强剂的使用　可改善患者防御机制。应给予充分的输液，根据电解质检查结果计算应输入氯化钾及钠盐的量，以葡萄糖与脂肪乳提供足够能量，以氨基酸提供氮源维持氮的平衡，必要时可输血浆、白蛋白。

（5）抗感染药物使用　根据患者的临床表现和腹腔穿刺液的性状来估计可能的致病菌。一般先选择抗菌谱较广且偏重革兰阴性菌的抗生素，待腹水细菌涂片及培养结果明确致病菌后，改用敏感抗生素。如可首选三代头孢菌素、β- 内酰胺酶抑剂复合制剂、碳青霉烯类抗生素进行治疗。抗生素治疗应按照大剂量、足疗程的原则进行。同时应注意对原有病损器官的影响。

首选药物：哌拉西林 / 他唑巴坦 4.5g，iv，q8h，或头孢噻肟 2g，iv，q12~8h，或头孢曲松 1~2g，q24h，或厄他培南 1g，iv，q24h。

备选药物：头孢他啶或头孢吡肟 2g，iv，q12~8h，或亚胺培南 / 西司他丁 0.5g，iv，q6h，或美罗培南 1g，iv，q8h，或比阿培南 0.6g，iv，q8h。

腹腔积液细菌培养出结果后，立即选择敏感的窄谱抗生素。停药时必须达到的标准是临床症状改善，常规抗感染治疗疗程一般为 7~10 天。

9. 自发性腹膜炎抗菌治疗评价与处理

明确为原发性腹膜炎者，可采用非手术治疗。根据原发感染灶部位，选择敏感有效或用广谱抗生素控制感染；如经保守治疗 6~8 小时后（一般不超过 12 小时）病情仍迅速发展，腹胀严重，出现全身中毒症状者，或诊断不确定，不能排除继发腹膜炎而病情急剧恶化者应及时行剖腹探查术。如保守治疗有效无需手术干预。

10. 自发性腹膜炎的预后

原发性腹膜炎病人多为免疫能力低下人群，如肝硬化、肾病综合征、肾移植等病人，病情多较危重，预后极差，病死率高，需早期发现、及时治疗。

第二十二节 继发性腹膜炎

案例 1 患者女性，47 岁，主因右下腹疼痛 3 天，加重 1 天入院，自诉于入院前 4 天无明显诱因自觉右下腹疼痛，近 1 日疼痛剧烈伴恶心、呕吐，呕吐物为胃内容物，疼痛剧烈持续无明显缓解，体温 37.8℃。查体：腹部触诊肌紧张、压痛、反跳痛、右下腹麦氏区深压痛，听诊肠鸣音消失。入院查血常规：WBC 17.2×10^9/L，中性粒细胞 93.5%；PCT 10.1ng/ml。腹部彩超：右下腹阑尾区肠管扩张，形成脓肿，提示阑尾炎穿孔。既往体健。入院诊断：急性阑尾炎、继发性腹膜炎。处方：厄他培南，1g，iv drip，q24h。

问题 1：患者最可能的致病菌是什么呢？

患者由于阑尾穿孔引发腹膜炎，对于下消化道穿孔，病原菌应以革兰阴性菌和厌氧菌为主，常见的革兰阴性菌包括大肠埃希菌、克雷伯菌属、肠杆菌属等，厌氧菌包括脆弱拟杆菌、消化链球菌等。

问题 2：医生处方厄他培南的方案合理么？有必要用碳青霉烯类么？

依据患者的感染部位评估病原菌，厄他培南可有效覆盖革兰阴性菌和厌氧菌，尤其对于革兰阴性杆菌有较好的抗菌效果，作为初始方案是合理的。

厄他培南虽然属于碳青霉烯类药物，但与其他同类药物不同之处在于不能够覆盖非发酵菌（铜绿假单胞菌、鲍曼不动杆菌、嗜麦芽窄食单胞菌、伯克霍尔德菌），所以对于不考虑非发酵菌感染的患者，减少了耐药的风险。且厄他培南在抗菌药物分级管理中属于限制级用药，其余碳青霉烯类药物均属于特殊级用药。

案例 2 患者男性，52 岁，主因发现血肌酐升高 5 年余，腹痛腹膜透析液引出混浊 3 周入院。患者 5 年前诊断慢性肾衰竭，对症腹膜透析、口服药物治疗，病情尚平稳，2 年前因腹膜炎入院治疗，对症治疗，病情缓解出院。3

周前患者出现下腹疼痛，腹膜透析液引出混浊，置管部位皮肤稍红，无发热，查血常规：WBC 10.5×10^9/L，中性粒细胞 80.9%；血肌酐 710μmol/l。查体腹部平坦，柔软，无压痛及反跳痛。入院诊断：继发性腹膜炎。处方：头孢哌酮/舒巴坦，1.5g，iv drip，q6h。

问题 1：针对本例患者需要考虑何种致病菌呢?

患者是由于腹膜透析引发的继发性腹膜炎，除腹腔感染常见的革兰阴性菌和厌氧菌以外，还需要考虑置管部位感染常见的革兰阳性菌，包括表皮葡萄球菌、金黄色葡萄球菌等。

问题 2：患者如果是由于置管部位感染导致的腹膜炎，置管需要拔出么?

对于由于置管部位感染导致的腹膜炎，可以首选抗感染治疗，对于治疗的效果可以通过临床症状、血常规、PCT、细菌培养等进行评估，如果治疗 7 天后仍旧不能控制感染，可考虑拔出置管，行血液透析治疗。

知识点

1. 什么是继发性腹膜炎？发病特点是什么

继发性腹膜炎（secondary peritonitis）是继发于腹腔内病变而引起的严重的腹膜腔感染，由腹内脏器穿孔或损伤破裂及手术后等引起，含有细菌和毒素的消化道内容物流入腹腔引起腹膜急性炎症。最常见于急性阑尾炎穿孔，其次为胃、十二指肠溃疡穿孔，急性胆囊炎穿孔、急性出血性坏死性胰腺炎、肠梗阻所致肠坏死等；腹部创伤，术后并发的消化道吻合口瘘及女性生殖器化脓性炎症等，也可引起本病。

2. 继发性腹膜炎的致病微生物

可由多种菌株引起，包括需氧菌和厌氧菌，一般多为混合感染，故毒性较强。致病菌为肠杆菌科细菌（大肠埃希菌最常见，其他如克雷伯菌属、肠杆菌属等）、拟杆菌、铜绿假单胞菌；其他有肠球菌、不动杆菌等。细菌的数量和种类随消化道延伸而增加，在结肠远端最多。食管和胃穿孔时以 G^- 菌为主，随穿孔位置向远处转移，逐渐以 G^- 和厌氧菌为主。

3. 继发性腹膜炎的分类

腹腔炎症超出腹部两个象限时，称为弥漫性腹膜炎，局限于两个象限内为局限性腹膜炎，当已有明确的腹腔内脓肿形成并有明显界限时，称为腹腔脓肿。

4. 继发性腹膜炎的症状

主要为持续性腹痛与感染中毒症状。疼痛的程度与发病的原因、炎症的轻重、年龄、身体素质等有关。疼痛一般都很剧烈，呈持续性。深呼吸、咳嗽、转动身体时疼痛加剧。病人多不愿改变体位。疼痛先从原发病变部位开始，随炎症扩散而延及全腹，但仍以原发病变处为著。

5. 继发性腹膜炎的危害

急性继发性腹膜炎患者往往发病急，病情进展迅速，继而引起全身多个系统器官功能受损，最终可导致休克、MODS，甚至死亡。

6. 继发性腹膜炎查体内容

查体可见患者早期呼吸浅快，呈胸式，晚期呼吸急促，甚至有鼻翼扇动、口唇发绀等。腹胀，腹式呼吸变浅，触诊典型的腹膜炎三联征：腹肌紧张、压痛和反跳痛。肝浊音界可缩小或消失，多量腹腔渗液时，移动性浊音阳性，肠鸣音减弱或消失。感染中毒者出现面色苍白、眼窝凹陷、皮肤干燥、四肢发凉、呼吸急促、口唇发绀、脉细微弱、体温骤升或下降、血压下降、神志恍惚或不清，表示已有重度缺水、代谢性酸中毒及休克。

7. 继发性腹膜炎实验室及辅助检查

（1）外周血常规　白细胞总数升高，中性粒细胞比例增加。病情险恶或机体反应能力低下的重症患者，可有白细胞总数不高，仅中性粒细胞比例升高，甚至有中毒颗粒出现。

（2）腹腔渗液　一般在两侧下腹部髂前上棘内下方作为穿刺点，根据抽出液的性质来判断病因。胃、十二指肠急性穿孔时抽出液呈黄色、浑浊、含胆汁、无臭味。饱食后穿孔时抽出液可含食物残渣。急性重症胰腺炎时抽出液为血性，胰淀粉酶含量高。急性阑尾炎穿孔时抽出液为稀薄脓性略有臭味。绞窄性肠梗阻时抽出液为血性、臭味重。如抽出液为不凝血，应想到有腹腔内出血；如抽出物为全血且放置后凝固，需排除是否刺入血管。抽出液还可作涂片镜检及细菌培养，获得病原菌。

（3）影像学检查　腹部立卧位X线检查示膈下游离气体有助消化道穿孔诊断，小肠普遍胀气并有多个小液平面是肠麻痹征象，孤立的扩张肠管提示肠扭转或闭袢型肠梗阻。B型超声检查可发现肝脏、胆道、胰腺、脾脏等实质性脏器病变，阑尾有无炎症，腹腔内有无积液、脓肿。腹部超声和CT检查有助于发现原发病灶。

8. 继发性腹膜炎需要鉴别的疾病

（1）肠坏死　可有腹胀、呕吐、腹泻及血便。查体可见肠形、腹壁发红，腹部压痛、右下腹包块，肠鸣音减弱或消失，严重者常并发败血症、肠穿孔或腹膜炎等。粪便外观呈暗红或鲜红色，或隐血试验强阳性，可有少量或中等量脓细胞。腹部平片可显示肠麻痹或轻、中度肠扩张。钡剂灌肠检查可见肠壁增厚，显著水肿，结肠袋消失。部分病例尚可见到肠壁间有气体；或可见到溃疡或息肉样病变和僵直。

（2）脾破裂　多有外伤史。出血量大而速度快表现为低血容量性休克；出血量少而慢者，仅左上腹轻度疼痛，随时间的推移，出现休克。腹痛始于左上腹，后涉及全腹，仍以左上腹明显。查体腹部有压痛、反跳痛和腹肌紧张。血常规红细胞、血红蛋白和红细胞压积进行性降低，提示内出血。B超能显示破碎的脾脏，较大的脾包膜下血肿及腹腔内积血。CT检查诊断准确性高。

9. 继发性腹膜炎治疗方法

（1）治疗原则　以手术为主的综合治疗。只有在少数情况下允许采用非手术疗法。如有恶化则应尽早手术，同时冲洗、引流腹腔脓性渗液。

（2）一般治疗　卧床休息，半卧位；禁食、持续胃肠减压；补充血容量，纠正水、电解质和酸碱平衡失调，营养支持；镇痛；抗休克，纠正酸中毒，改善微循环，改善缺氧；器官功能支持。

（3）抗感染药物使用　继发性腹膜炎一经确诊即应抗生素治疗，开始往往依据经验，覆盖需氧菌和厌氧菌。后根据腹腔渗液细菌培养或手术时脓液的细菌培养和药物敏感试验结果，选用有效的抗生素。经验用药可选择三代、四代头孢菌素加甲硝唑，或碳青霉烯类、β- 内酰胺类 /β- 内酰胺酶抑制剂。

上消化道穿孔所致者宜选用三代头孢菌素或广谱青霉素类，如头孢他啶 2g，iv，q8h 或头孢吡肟 1~2g，iv，q8h+ 甲硝唑 0.5g，iv，q8h。下消化道穿孔所致者宜选用替卡西林 / 克拉维酸 3.2g，iv，q6h；或哌拉西林 / 他唑巴坦 4.5g，iv，q8h；或头孢哌酮 / 舒巴坦 2~3g，iv，q8h；或厄他培南 1g，iv，q24h。

说明：青霉素类过敏者使用环丙沙星，静脉滴注，一次 0.4g，每 12 小时 1 次 + 甲硝唑，0.5g，iv，q8h 或克林霉素 0.6~0.9g，iv，q12h。

出现肠球菌往往预示有院内感染发生，肠球菌对多数常用抗菌药物耐药。一些在体外试验中对此类菌株比较敏感的抗菌药物，如万古霉素、替考拉宁、利奈唑胺可作为候选制剂，治疗多重耐药性肠球菌引起的感染。

适当的外科手术后，抗菌药物治疗通常持续 5~7 天，但还要依靠感染的严重程度、临床反应、白细胞计数、C- 反应蛋白等来决定停药时机。

（4）手术治疗　手术适应证：①腹膜炎病情较重，且无局限趋势，或经非手术治疗 6~8 小时后（一般不超过 12 小时），腹膜炎症状及体征不缓解反而加重者；②腹腔内原发病严重，如胃肠道穿孔或胆囊坏疽、绞窄性肠梗阻、腹腔内脏器损伤破裂、胃肠道手术后短期内吻合口漏所致的腹膜炎等；③腹腔内炎症较重，有大量积液，出现严重的肠麻痹或中毒症状，尤其是有休克表现者。

手术治疗应包括下面几方面：①关闭创伤性穿孔，切除病灶和穿孔脏器，以终止对腹腔的持续污染；②肠减压，如在穿孔、憩室、肿瘤等部位近端造瘘；③脓液引流，减少细菌接种，去除过高的炎性细胞因子水平，清除粪便、食物残渣、积血、胆汁、钡剂等；④当局限性腹膜炎脓肿形成时，可以在超声或 CT 引导下行穿刺引流，如果需要再行局部手术引流。

胃、十二指肠溃疡穿孔时间不超过 12 小时，可做胃大部切除术。如穿孔时间较长，腹腔污染严重或病人全身状况不好，只能行穿孔修补术。如胆囊炎症重，解剖层次不清，全身情况不能耐受手术，只宜行胆囊造口术和腹腔引流。坏死的结肠如不能切除吻合，应行坏死肠段外置或结肠造口术。

腹腔感染不严重，原发病灶处理满意时，无需放置腹腔引流管，放置腹腔引流管的指征：①坏死病灶未能彻底清除或有大量坏死组织无法清除；②病灶部位或腹腔内有较多的渗液或渗血；③为预防胃肠道穿孔修补等术后发生渗漏；④已形成局限性脓肿；⑤肝、胆、胰和泌尿系损伤，缝合后为防止胆汁、胰液或尿液渗漏。常用的引流物有硅管、乳胶管或双腔引流管等，引流管的腹腔内段应剪多个侧孔，其大小应与引流管内径接近。将引流管放在病灶附近及最低位，注意防止引流管折曲，保证引流顺畅。严重的感染，要放 2 根以上引流管，术后可做腹腔灌洗。

10. 继发性腹膜炎抗菌治疗评价与处理

继发性腹膜炎治疗手段为以手术为主的综合治疗，包括抗菌药在内的非手术治疗“既是治疗手段，又可作为术前准备”。只有在少数情况下允许采用非手术疗法，对于诊断明确，腹腔内病变严重：腹内各种出血性腹膜炎，血压不稳定者；腹膜炎症状重，积液多，中毒症状明显者非手术治疗腹膜炎的体征不缓解，反而加重者应积极手术治疗。48~72 小时后应对抗菌治疗效果进行评价，治疗有效者表现为体温下降、肠蠕动恢复、症状减轻、血炎性标志物如白细胞计数、中性粒细胞比例、CRP 等下降。

11. 继发性腹膜炎的预后

继发性性腹膜炎病情较危重，因并发症多，病死率较高。

12. 继发性腹膜炎注意事项

该病继发于腹腔内病变或女性生殖器化脓性炎症等，因此预防本病的关键是对引起腹膜炎的原发病能予以及时有效处理。一旦发病应即停止进食，未明确原因及原发感染灶时，切勿滥用止痛药以防掩盖病情。重症继发性腹膜炎一经确诊，在积极充分的准备下，应争取早期手术，以期对原发病变能适当处理，对腹腔内渗出液可给予清除及引流。

保守治疗阶段应密切观察病情进展情况，对于闭合性损伤病人，如有实质脏器包膜下破裂，因早期出血情况不明显，易被忽视，一旦包膜破裂救治不及时，就会危及生命。病情稳定患者应取半卧位，床头抬高 30°~40°，炎性渗出液流至膀胱直肠窝，以减轻中毒现象。内脏出血而置管者，术后 48 小时内渗血逐渐减少，则可拔管。引流管如有阻塞现象，可用少量无菌生理盐水冲洗，必要时更换引流管，引流瓶每日消毒更换。肠蠕动恢复后可拔除胃管解除胃肠减压，按照不同病情供给饮食，尽早给予肠内营养。

第二十三节 急性感染性腹泻

案例 1 患者男性，72 岁，牧民，主因“腹泻 1 天”前来就诊；患者 1 天前无明显诱因出现腹泻，里急后重，次数约 6 次 / 天，大便呈水样，黄色，稀便表面偶有少量血凝块。恶心，无呕吐，腹痛，便后可缓解，乏力，感胸闷气短，无咳嗽，无咳痰，小便量少，发热，体温最高达 39.2℃，无寒战，无周身大汗，无头痛、头晕，在家中自行口服药物治疗（具体不详），症状无缓解，为求进一步治疗急来我院。入院查体：体温：38.0℃，呼吸：19 次 / 分，血压：100/70mmHg。腹平软，左下腹轻压痛，反跳痛阴性，肠鸣音 4 次 / 分，其余无特殊。实验室检查：WBC 11.57×10^9/L，中性粒细胞 79.6%，CRP 130mg/L，查大便常规镜检红细胞 100~200 个 /HP，白细胞 5~10 个 /HP，脓细胞 30~50 个 / HP。初步诊断考虑：急性感染性腹泻。随即给予蒙脱石散 3g，tid，po 止泻治疗及左氧氟沙星 500mg，qd，po 抗感染治疗 3 日，患者痊愈。

问题 1：该患者治疗方案如何评价？

患者老年男性，72 岁，诊断明确，大便次数 6 次，黄色，稀便表面偶有少量血凝块。体温 38.0℃，并伴有里急后重。根据《国家抗微生物治疗指南》：属重度腹泻，病原微生物可能为志贺菌、沙门菌、空肠弯曲菌等，推荐使用的药物有环丙沙星 0.5g，po，bid，或左氧氟沙星 0.5g，po，qd 进行抗感染治疗。患者给予左氧氟沙星 500mg，qd，口服治疗，符合指南推荐。

问题 2：该患者的抗感染治疗疗程应为多久？

根据《国家抗微生物治疗指南》推荐：针对重度腹泻患者，应给予推荐药物抗感染 3 天。

案例 2 患者，男性，41 岁，主因“腹痛、腹泻、发热 3 日”就诊，患者入院前 3 天无诱因出现发热，体温 37.8℃，无畏寒寒战。食欲下降，左下腹痛，腹泻，10 次 / 日左右，开始为黄色稀便，后逐渐变为水样便，自服黄连素效果不佳。进一步询问患者得知其为某单位司机，经常在外就餐。入院查体：体温 37.3℃，呼吸 17 次 / 分，血压 130/80mmHg。腹平软，左下腹压痛，反跳痛阴性，肠鸣音 6 次 / 分，其余无特殊。实验室检查：血常规 WBC 15.5 × 10^9/L，中性粒细胞 85.5%，CRP 30mg/L。便常规镜检红细胞 3~4 个 /HP，白细胞 20 个 /HP。

问题 1：该患者首先考虑哪种疾病，如何处理？

结合该患者情况，患者 24 小时排便 ≥ 3 次，持续时间不超过 2 周，粪便性状为稀便、水样便，并伴有腹痛、发热，便常规镜检可见多个 HBC，WBC 20 个 /HP，患者有不洁食物食用史，根据《成人急性感染性腹泻诊疗专家共识》首先考虑急性感染性腹泻，血常规提示细菌感染可能，给予口服补液，止泻同时可给予抗生素治疗。结合患者可给予诺氟沙星 400mg，po，bid 或左氧氟沙星 0.5g，po，qd，疗程 3~5 天。

问题 2：患者咨询回家后饮食需要注意什么？是否应当禁食？

①可通过多饮含钾、钠等电解质且有一定含糖量的运动饮料，以及进食苏打饼干、肉汤等补充丢失的水分、电解质和能量。

②以含盐的淀粉类熟食为主，补充能量和电解质。饼干、酸奶、汤、熟制蔬菜也可。少吃多餐（建议每日 6 餐），进食少油腻、易消化、富含微量元素和维生素的食物（谷类、肉类、水果和蔬菜），尽可能增加热量摄入。

③避免进食罐装果汁等高渗性液体，以防腹泻加重，最好避免牛奶摄入。

④粪便成形后，饮食可逐渐恢复正常。

⑤该患者目前无严重呕吐，不需要禁食。

知识点

1. 什么是急性感染性腹泻？发病特点是什么

急性感染性腹泻是指各种急性的细菌、病毒、真菌、寄生虫感染引起肠道炎症所致的腹泻。我们也把除霍乱、细菌性和阿米巴性痢疾、伤寒和副伤寒以外的病原微生物或寄生虫导致的腹泻，称为感染性腹泻，为狭义上的感染性腹泻，为《中华人民共和国传染病防治法》中规定的丙类传染病。急性感染性腹泻全年均可发病，但具有明显季节高峰，发病高峰季节常随地区和病原体的不同而异；细菌性腹泻一般夏秋季节多发，而病毒感染性腹泻、小肠结肠炎耶尔森菌腹泻等则秋冬季节发病较多。发病者常有不洁饮食（水）和（或）与腹泻病人、病原携带者、腹泻动物、带菌动物接触史，或有流行地区居住或旅行史，在进食后 24 小时内发病，每天排便数次甚至数十次，多呈糊状或水样便，少数为脓血便。

2. 急性感染性腹泻的致病生物

感染性腹泻可由病毒、细菌、真菌、原虫等多种病原体引起。

（1）常见的细菌性腹泻的病原菌有大肠埃希菌、沙门菌、霍乱弧菌、志贺菌、弯曲杆菌等。

（2）病毒性腹泻中，绝大由轮状病毒（rotavirus）、杯状病毒、肠腺病毒（enteraladenovirus，EAV）、诺如病毒（norovirus）等引起，其他病毒有柯萨奇病毒和埃可病毒等。

（3）真菌性腹泻的主要病原菌为白色念珠菌。

（4）会引起腹泻的寄生虫有肠贾第鞭毛虫、小隐孢子虫、溶组织阿米巴和环孢子虫等，是儿童急性腹泻常见的病因之一。

3. 急性感染性腹泻的分类

急性感染性腹泻根据发病机制分为分泌性腹泻与炎症性腹泻。

4. 急性感染性腹泻的症状

腹泻，大便每日 ≥ 3 次，粪便的性状异常，可为稀便、水样便，亦可为黏液便、脓血便。可伴有恶心、呕吐、腹痛、食欲不振、发热及全身不适等。病情严重者，大量丢失水分引起脱水、电解质紊乱甚至休克。

（1）分泌性腹泻　指病原体所产生的肠毒素作用于肠上皮细胞，引起肠液分泌增多和（或）吸收障碍而导致的腹泻。病人多不伴有发热，粪便性状为稀便或水样便，粪便的显微镜检查多无细胞，或可见少许红、白细胞。属于此类腹泻的除霍乱外，还有肠产毒性大肠埃希菌肠炎、致泻性弧菌肠炎、非 O1/ 非 O139 霍乱弧菌肠炎、轮状病毒肠炎、隐孢子虫肠炎，以及常以食物中毒形式出现的腊样芽孢杆菌腹泻，金黄色葡萄球菌腹泻等。

（2）炎症性腹泻　病原体侵袭上皮细胞，引起炎症而致的腹泻。常伴有发热，粪便多为黏液便或黏液血便，粪便的显微镜检查见有较多的红、白细胞。属于此类感染性腹泻的除细菌性痢疾外，还有侵袭性大肠埃希菌肠炎、肠出血性大肠埃希菌肠炎、弯曲菌肠炎、小肠结肠炎耶尔森菌肠炎等。

5. 急性感染性腹泻的危害

急性感染性腹泻会带来各种不良后果。如腹泻可引起体内电解质和酸碱平衡紊乱，严重脱水、电解质紊乱及酸中毒都会对机体产生严重损害，不及时抢救甚至可危及生命；腹泻还可导致机体抵抗力下降；如果病情重、诊治不及时，还可导致如急性肾功能衰竭、弥漫性血管内凝血、感染性休克、中毒性脑病，也可发生急性心力衰竭、高血钾、中毒性肠麻痹、肠出血、肠套叠等。

6. 急性感染性腹泻查体内容

就诊后应对患者腹泻导致血容量不足的程度进行评估。①轻度脱水：可无症状和体征；②中度脱水：口干、不安或易怒、皮肤弹性下降、眼窝凹陷；③重度脱水：意识丧失、少尿、肢端湿冷、脉搏细速、血压下降或检测不到，发绀。

7. 急性感染性腹泻实验室及辅助检查

（1）粪便常规检查　粪便可为稀便、水样便、黏液便、血便或脓血便。镜检可有多量红、白细胞，病毒性腹泻便常规无脓细胞及红细胞，可有少量白细胞或无细胞。

（2）病原学检查　粪便中可检出霍乱弧菌、痢疾杆菌、伤寒沙门菌、副伤寒沙门菌、肠致泻性大肠埃希菌、非伤寒沙门菌或蓝氏贾第鞭毛虫等，或检出特异性抗原、核酸或从血清检出特异性抗体。

（3）标本的收集　标本以病人粪便为主，水样便采取 1~3ml，成形便采取指甲大小的粪量，亦可用直肠棉拭或采便管由肛门插入直肠内 3~5cm 处采取。

（4）标本的送检　采得的标本应立即接种于培养基。不能立即检查的，要放入碱性蛋白胨水或文腊二氏保存液或插入 Cary–Blair 二氏半固体保存培养基中，标本与保存液比例约为 1∶5。

8. 急性感染性腹泻需要鉴别的疾病

（1）霍乱　由 O1 血清群和 O139 血清群霍乱弧菌感染所致。以剧烈腹泻起病，多数无腹痛，无里急后重；呕吐多为喷射状，不伴恶心；呕吐物及腹泻物呈米泔水样，量多，少数患者有洗肉水样便。脱水严重者常引起肌肉痛性痉挛，皮肤皱瘪，体表温度低于正常。粪便悬滴镜检可发现运动极活泼的弧菌，应进一步作细菌培养，进行鉴别诊断。

（2）伤寒与副伤寒　由伤寒沙门菌以及甲、乙、丙型副伤寒沙门菌感染所致。主要以持续性高热、玫瑰疹、相对缓脉、肝脾肿大及表情淡漠等为特征。伤寒与副伤寒甲、乙型临床表现以高热、全身毒血症状为主，可伴有腹痛，腹泻少见；副伤寒丙型可呈胃肠炎型发作，病程短、预后好，多在 3~5 天内恢复。血肥达反应阳性有助于伤寒诊断；血、骨髓、粪便或尿等标本中培养出伤寒或副伤寒沙门菌即可确诊。

（3）细菌性痢疾　由志贺菌属感染所致。腹泻以脓血便或黏液便较为常见，量少，常有里急后重，多伴有畏寒发热。粪便镜检可发现大量脓细胞、红细胞和巨噬细胞。粪便培养可检出志贺菌。婴幼儿中毒型菌痢或不典型菌痢应通过病原学诊断来鉴别。

（4）阿米巴痢疾　由溶组织内阿米巴感染所致。潜伏期数周至数月，临床表现多无发热，腹痛轻，无里急后重；腹泻每日数次，量多，为暗红色果酱样血便，有腥臭味；镜检白细胞少，红细胞多，有夏科 – 雷登结晶，可找到溶组织内阿米巴滋养体。

（5）非感染性腹泻　过敏性腹泻有接触过敏原史，既往有类似发作；药物性腹泻有服用致泻药物史；酶缺乏性腹泻有遗传病家族史。还有各种内外科疾病引起的症状性腹泻以及器官功能失调性腹泻等，通过详细询问病史，结合相应的检查结果进行鉴别。

9. 急性感染性腹泻治疗方法

（1）治疗原则

①根据临床情况及时补充液体及电解质。

②留取粪便进行粪便常规、细菌培养及药敏试验。

③病毒及细菌毒素（如食物中毒等）引起的腹泻一般不需用抗菌药物。

④结合临床情况给予抗菌药物治疗。临床疗效不满意者可根据药敏试验结果调整用药。病原体不明确的轻中度感染性腹泻，以口服或静脉补液为主，一般不提倡使用抗菌药物。病情严重者应静脉给药，病情好转后并能口服时改为口服。

⑤血便和明确为产志贺毒素大肠埃希菌感染者，避免使用抗菌药物和抗肠蠕动药物。

（2）一般治疗

①尽量卧床休息，对于轻中度脱水患者，应首选口服补液盐治疗。其标准配方含葡萄糖 20g、氯化钠 3.5g、碳酸氢钠 2.5g 和氯化钾 1.5g，溶于 1000ml 饮用水中。口服补液不仅适用于轻、中度脱水患者，重度脱水患者在纠正低血容量性休克后，也可给予口服补液。

②静脉补液适合于重度脱水、不能口服的中度脱水及极少数轻度脱水患者，复方氯化钠注射液和生理盐水都可以应用。

③对于感染性腹泻患者，还应注意及时补钾，腹泻患者多有低钾，但补钾同时应注意是否合并肾功能不全，以免发生高钾血症，通常“见尿补钾”。

（3）抗感染治疗

①轻中度腹泻不推荐抗菌治疗。

②重度腹泻应根据可能的病原菌种类给予经验性抗菌治疗，建议方案：氟喹诺酮类（左氧氟沙星 500mg，po，qd × 3~5 天）或 SMZ/TMP 960mg（2 片），po，bid × 3 天。治疗前和过程中应多送粪便培养，尽可能将经验治疗转为目标治疗（表 3–16）。

表 3–16　急性感染性腹泻的抗感染治疗

疾病	病原	宜选药物	可选药物	备注
病毒性腹泻	轮状病毒，诺如病毒，肠型腺病毒等			对症治疗
细菌性痢疾	志贺菌属	环丙沙星或左氧氟沙星	阿奇霉素，头孢曲松	儿童剂量：阿奇霉素 10mg/（kg · d），qd；严重病例头孢曲松 50~75mg/（kg · d），qd

续表

疾病	病原	宜选药物	可选药物	备注
霍乱（包括副霍乱）	霍乱弧菌，El-Tor霍乱弧菌	阿奇霉素、多西环素或四环素	红霉素	纠正失水及电解质紊乱为首要治疗措施
沙门菌属胃肠炎	沙门菌属	环丙沙星或左氧氟沙星	阿奇霉素	轻症对症治疗
致病性大肠埃希菌肠炎*	肠毒素性、肠致病性、肠侵袭性	第二、三代头孢菌素	SMZ/TMP	轻症对症治疗，无需用抗菌药物
	肠黏附性	抗菌治疗的作用不确定		免疫缺陷可考虑氟喹诺酮类
	肠出血性	不用抗菌药物		不用止泻药
葡萄球菌食物中毒	金黄色葡萄球菌（产肠毒素）			对症治疗
旅游者腹泻	产肠毒素大肠埃希菌、志贺菌属、沙门菌属、弯曲杆菌等	第二、三代头孢菌素，磷霉素		轻症对症治疗。儿童可用阿奇霉素：10mg/（kg·d）顿服或头孢曲松50mg/（kg·d），iv
	副溶血性弧菌	重症患者：氟喹诺酮、多西环素、第三代头孢菌素	SMZ/TMP	轻症对症治疗 抗菌药物不能缩短病程
空肠弯曲菌肠炎	空肠弯曲菌	阿奇霉素	红霉素或环丙沙星	轻症对症治疗，重症及发病4日内患者用抗菌药物
	胎儿弯曲菌	庆大霉素	氨苄西林或亚胺培南	腹泻不常见
抗生素相关性腹泻或假膜性肠炎	艰难梭菌	甲硝唑	甲硝唑无效，或重症时选择万古霉素或去甲万古霉素（口服）	疗程10天停用相关抗菌药物。初次复发仍可选甲硝唑；再次复发选万古霉素
耶尔森菌小肠结肠炎	耶尔森菌属	多西环素+妥布霉素或庆大霉素	SMZ/TMP或环丙沙星	一般只需对症治疗，病情严重或合并菌血症时用抗菌药物。停用去铁胺
阿米巴肠病	溶组织阿米巴	甲硝唑	双碘喹林，巴龙霉素	

续表

疾病	病原	宜选药物	可选药物	备注
隐孢子虫肠炎	隐孢子虫	巴龙霉素	螺旋霉素	
蓝氏贾第鞭毛虫肠炎	贾第鞭毛虫	甲硝唑	阿苯达唑，替硝唑	

* 大肠埃希菌对氟喹诺酮类耐药株达 50% 以上，必须根据药敏试验结果选用。

10. 急性感染性腹泻抗菌治疗评价与处理

对有适应证的社区获得性细菌感染性腹泻病，经验性抗菌治疗可以缩短 1~2 天的病程，如用药 48 小时后病情未见好转，则考虑更换其他抗菌药物。

11. 急性感染性腹泻的预后

经过积极治疗，多数患者预后良好。

12. 急性感染性腹泻注意事项

（1）腹泻的首要治疗是及时补液，纠正酸碱失衡和电解质紊乱，病情严重者应静脉给液，病情好转后改为口服。

（2）经验性抗菌药物被建议用于旅行患者腹泻，而不是常规的急性腹泻，因为旅行患者腹泻中细菌性病原体发生的可能性远高于抗菌药物毒副作用。

（3）抗菌药物通常避免用于社区获得性腹泻，因为大多数社区获得性腹泻是由病毒感染引起。

（4）对腹泻患者要留取粪便做常规检查与便菌培养，在未获取药敏实验结果前结合病情经验用抗菌药物。

（5）对于抗菌药物使用，应注意儿童和妊娠期、哺乳期患者不宜应用氟喹诺酮类。其从肝肾代谢，肝肾功能不全者慎用。氨基糖苷类有肾毒性和耳毒性，儿童及老人慎用，不宜过量。磺胺类药有导致过敏的副作用，有过敏史者禁用。

不推荐使用益生元或益生菌治疗成人急性腹泻。

第二十四节 肾盂肾炎

案例 1 患者女性，48 岁，主因高热、寒战 2 日于急诊就诊。自诉 2 日前因受凉发热，体温最高 39.5℃，在家服用退烧药可降至 38℃左右，后又复升，发热时伴有头痛、腰痛、全身酸痛、食欲不振、恶心。查体右侧肾区有叩痛，余无阳性体征。急诊查血常规 WBC 13.4×10^9/L，中性粒细胞 82.3%；尿常规：尿白细胞 3+、尿白细胞计数 520 个 /μl、高倍视野下白细胞数 15 个 /HP、尿潜血 2+。诊断为急性肾盂肾炎。处方：注射用头孢呋辛 1.5g，iv drip，q12h。

问题 1：肾盂肾炎常见的致病菌有哪些?

尿路感染最常见的细菌为大肠埃希菌，第二位常见分离菌为肠球菌。与尿路结石相关的复杂性尿路感染，大肠埃希菌和肠球菌则较少见，而变形杆菌和假单胞菌则多见。

问题 2：急性肾盂肾炎一定伴有下尿路症状么?

肾盂肾炎一般伴下泌尿道炎症。急性肾盂肾炎多发生于生育年龄的女性，病人常有腰痛、肾区压痛、叩痛、伴寒战、发热，头痛、恶心呕吐等全身症状和体征，以及尿频尿急和尿痛等膀胱刺激征，但部分病人可无尿路刺激征，验血可见白细胞增高。所以，不能因为没有伴发下尿路症状就不考虑肾盂肾炎的感染。

案例 2 患者男性，61 岁，主因乏力、低热、厌食及腰酸腰痛一周于门诊就诊。自诉半年前曾因急性肾盂肾炎于急诊就诊，经治疗好转，后间断复查尿常规，提示细菌尿，但无症状。一周前因受凉后出现尿频、尿急、尿痛，随后出现低热、腰酸腰痛等症状，在家自行服用头孢呋辛酯效果不佳，遂再次于急诊就诊。查体肾区叩痛，BP 140/90mmHg，余无阳性体征。门诊查血常规：WBC 11.2×10^9/L，中性粒细胞 79.7%；尿常规：尿白细胞 4+、尿白细胞计数 240 个 /μl、高倍视野下白细胞数 23 个 /HP、尿蛋白 2+、尿潜血 3+。诊断为慢性肾盂肾炎。处方：哌拉西林 / 他唑巴坦，一次 4.5g，每 8 小时 1 次。

问题 1：慢性肾盂肾炎是什么概念?

以往将病程超过半年或 1 年者为慢性肾盂肾炎，近年来提出肾盂肾盏有瘢痕形成，静脉肾盂造影见到肾盂肾盏变形、积水、肾外形不光滑，或二肾大小不等才称慢性肾盂肾炎。

问题 2：慢性肾盂肾炎的特点是什么?

慢性肾盂肾炎临床表现复杂，容易反复发作，症状较急性期轻，有时可表现为无症状菌尿。半数以上患者有急性肾盂肾炎既往史，其后有乏力、低热、厌食及腰酸腰痛等症状，并伴有尿频、尿急、尿痛等下尿路刺激症状。急性发作表现也时常出现。可出现肾小球功能损害，氮质血症直至尿毒症。肾性高血压很多由慢性肾盂肾炎引起，少数患者切除一侧病肾后，高血压得以改善。

知识点

1. 什么是肾盂肾炎？发病特点是什么

肾盂肾炎（nephropyelitis）是指肾盂、肾盏及间质炎症，大都由细菌感染引起，肾盂肾炎又称上尿路感染，一般伴下泌尿道炎症。急性肾盂肾炎多发生于生育年龄的女性，病人常有腰痛、肾区压痛、叩痛、伴寒战、发热，头痛、恶心呕吐等表现，以及尿频尿急和尿痛等膀胱刺激征，但部分病人可无尿路刺激征，验血可见白细胞增高。一般无高血压或氮质血症。病人尿液混浊，可有肉眼血尿，尿常规镜检有多量白细胞或脓细胞，可有少许红细胞及管型，蛋白少许至中等量。

2. 肾盂肾炎的致病微生物

引起尿路感染最常见的细菌为大肠埃希菌；而复杂性尿路感染的病原菌以大肠埃希菌多见（30%~50%），也可为肠球菌属、变形杆菌属、克雷伯菌属、铜绿假单胞菌等；医院获得性尿路感染的病原菌尚有葡萄球菌属、念珠菌属等。大肠埃希菌具有 O、H、K 三种抗原，具有大量 K 抗原的大肠埃希菌容易引起肾盂肾炎。第二位常见分离菌为肠球菌。与尿路结石相关的复杂性尿路感染，大肠埃希菌和肠球菌则较少见，而变形杆菌和假单胞菌则多见。

3. 肾盂肾炎的分类

根据临床病程及疾病，肾盂肾炎可分为急性及慢性两期，慢性肾盂肾炎是导致慢性肾功能不全的重要原因。

4. 肾盂肾炎的症状

（1）急性肾盂肾炎　本病可发生于各种年龄，但以育龄妇女最多见，起病急骤，主要有下列症状。

①一般症状：高热、寒战，体温多在38~39℃，也可高达40℃。热型不一，一般呈弛张型，也可呈间歇或稽留型。伴头痛、全身酸痛，热退时大汗等。

②泌尿系症状：患者有腰痛，多为钝痛或酸痛，程度不一，少数有腹部绞痛，沿输尿管向膀胱方向放射，体检时在上输尿管点（腹直肌外缘与脐平线交叉点）或肋腰点（腰大肌外缘与十二肋交叉点）有压痛，肾叩痛阳性。患者常有尿频、尿急、尿痛等膀胱刺激症状。儿童患者的泌尿系症状常不明显，起病时除高热等全身症状外，常有惊厥、抽搐发作。

③胃肠道症状：可有食欲不振、恶心、呕吐，个别患者可有中上腹或全腹疼痛。

（2）慢性肾盂肾炎　慢性肾盂肾炎时临床表现复杂，容易反复发作，症状较急性期轻，有时可表现为无症状菌尿。半数以上患者有急性肾盂肾炎既往史，其后有乏力、低热、厌食及腰酸腰痛等症状，并伴有尿频、尿急、尿痛等下尿路刺激症状。急性发作表现也时常出现。以往将病程超过半年或1年者为慢性肾盂肾炎，近年来提出肾盂肾盏有瘢痕形成，静脉肾盂造影见到肾盂肾盏变形、积水、肾外形不光滑，或二肾大小不等才称慢性肾盂肾炎。

5. 肾盂肾炎的危害

慢性肾盂肾炎可有肾小管功能损害，如浓缩功能减退，低渗、低比重尿，夜尿增多及肾小管性酸中毒等。至晚期，可出现肾小球功能损害，氮质血症直至尿毒症。肾性高血压很多由慢性肾盂肾炎引起，一般认为患者高肾素血症及一些缩血管多肽的释放和血管硬化、狭窄等病变有关。少数患者切除一侧病肾后，高血压得以改善。

6. 肾盂肾炎查体内容

查体可有肾区压痛、叩痛。

7. 肾盂肾炎实验室及辅助检查

急性期时可有急性炎症的发现，如血白细胞数升高，中性粒细胞的有百分比增高，下列检查对诊断更有重要意义。

（1）尿常规检查　是最简便而可靠的检测泌尿道感染的方法。宜留清晨第一次尿液待测，凡每个高倍视野下超过 5 个（> 5 个 /HP）白细胞称为脓尿。

（2）尿细胞学检查　清洁中段尿培养菌落计数大于 10^5CFU/ml 有临床意义。

（3）X 线检查　由于急性泌尿道感染本身容易产生膀胱输尿管反流，故静脉或逆行肾盂造影宜在感染消除后 4~8 周后进行，急性肾盂肾炎以及无并发症的复发性泌尿道感染并不主张常规做肾盂造影。对慢性或久治不愈患者，视需要分别可作尿路平片、静脉肾盂造影、逆行肾盂造影、排尿时膀胱输尿管造影，以检查有无梗阻、结石、输尿管狭窄或受压、肾下垂、泌尿系先天性畸形以及膀胱输尿管反流现象等。此外，还可了解肾盂、肾盏形成及功能，以与肾结核、肾肿瘤等鉴别。肾血管造影可显示慢性肾盂肾炎的血小管有不同程度的扭曲。必要时可作肾 CT 扫描或核磁共振扫描，以排除其他肾脏疾患。

（4）同位素肾图检查　可了解分肾功能、尿路梗阻、膀胱输尿管反流及膀胱残余尿情况。急性肾盂肾炎的肾图特点为高峰后移，分泌段出现较正常延缓 0.5~1.0 分钟，排泄段下降缓慢。慢性肾盂肾炎分泌段斜率降低，峰顶变钝或增宽而后移，排泄段起始时间延迟，呈抛物线状。但上述改变并无明显特异性。

（5）超声波检查　是目前应用最广泛，最简便的方法，它能筛选泌尿道发育不全、先天性畸形、多囊肾、肾动脉狭窄所致的肾脏大小不匀、结石、肿瘤及前列腺疾病等。

8. 肾盂肾炎需要鉴别的疾病

（1）肾结核　泌道生殖道结核常同时伴发，它是最常见的肺外结核，多系血行性感染，急性期有发热（低热）、盗汗乏力、腰痛、尿频、尿急、尿痛、血尿等症状，约 20% 病例可无临床表现，又称寂静型尿感，数年后肾实质破坏，结核的肉芽肿，干酪样变先累及髓质、乳头区，继而乳头坏死，肾盂肾盏变形，皮质变薄，偶可累及肾周围组织，后期肾功能受损，膀胱挛缩。肺部 X 线检查，前列腺、副睾、盆腔结核的检出有助于此病的诊断。尿液检查有血尿（镜下血尿或肉眼血尿）、脓尿、阳性皮肤试验（PPD）、尿结核培养，检出率高达 90% 以上，而静脉肾盂造影仅能发现较晚期的病例，近年来聚合酶链反应（PCR）检测尿结核分枝菌的脱氧核糖核酸已广泛应用于诊断中，其特异性，阳性率高达 95%。

（2）慢性肾小球肾炎　如有浮肿、大量蛋白尿则鉴别不难。肾盂肾炎的尿蛋白量一般在 1~2g/d 以下，若大于 3g 则多属肾小球病变。但本病与隐匿性肾炎较难鉴别，后者尿常规中有较多红细胞，而肾盂肾炎则以白细胞为主。此外，尿培养，长期观察患者有无低热、尿频等症状亦有助鉴别。晚期肾炎继发泌尿道感染，鉴别困难，此时可详细病史，结合临床特点加以分析。

（3）前列腺炎　50 岁以上的男性因有前列腺增生、肥大，放置导尿管、膀胱镜检等易得此病。急性前列腺炎除畏寒发热，血白细胞总数升高外，腰骶和会阴部疼痛，以致从立不安，尿频、尿痛，尿液检查有脓细胞，与急性膀胱炎易相混淆。慢性前列腺炎除尿检异常外临床症状多不明显。前列腺按摩得到的前列腺液检查，白细胞数＞ 10 个 /HP，B 超前列腺有助于鉴别诊断。

9. 肾盂肾炎治疗方法

（1）治疗原则　给予抗菌药物前留取清洁中段尿，做细菌培养及药敏试验。初治时按常见病原菌给药；获知药敏试验结果后，必要时调整用药。对于伴发热等全身症状明显的患者宜注射给药，疗程至少 14 天，一般 2~4 周；热退后可改为口服给药。反复发作性尿路感染患者疗程需更长，常需 4~6 周。对抗菌药物治疗无效的患者应进行全面尿路系统检查，若发现尿路解剖畸形或功能异常者，应予以矫正或相应处理。

（2）一般治疗　目的在于缓解症状，防止复发，减少肾实质的损害。应鼓励患者多饮水、勤排尿，以降低髓质渗透压，提高机体吞噬细胞功能，冲洗掉膀胱内的细菌。

有发热等全身感染症状应卧床休息。服用碳酸氢钠可碱化尿液，减轻膀胱刺激症状，并对氨基糖苷类抗生素、青霉素、红霉素及磺胺等有增强疗效作用，但可使四环素、呋喃妥因的药效下降。有诱发因素者应治疗，如肾结石、输尿管畸形等。抗感染治疗最好在尿细菌培养及药物敏感试验下进行。

（3）药物治疗　急性肾盂肾炎经验性治疗宜选用氨苄西林或阿莫西林或第一、二、三代头孢菌素，也可根据病情选择哌拉西林 / 他唑巴坦或氨苄西林 / 舒巴坦或阿莫西林 / 克拉维酸或氟喹诺酮类或碳青霉烯类。根据病原治疗见表 3–17。

表 3–17　肾盂肾炎的病原治疗

疾病	病原菌	宜选药物	可选药物	备注
肾盂肾炎	大肠埃希菌、肺炎克雷伯菌等肠杆菌科细菌（ESBL 阴性）	第二代或第三代头孢菌素	氟喹诺酮类 * 或氨苄西林 / 舒巴坦或阿莫西林 / 克拉维酸	
	大肠埃希菌、肺炎克雷伯菌等肠杆菌科细菌（ESBL 阳性）	哌拉西林 / 他唑巴坦或氨苄西林 / 舒巴坦或阿莫西林 / 克拉维酸	碳青霉烯类或法罗培南	
	腐生葡萄球菌（非 MRS）	苯唑西林 氯唑西林	第一、二代头孢菌素或氟喹诺酮类	
	腐生葡萄球菌（MRS）	糖肽类		
	肠球菌属	氨苄西林，阿莫西林 阿莫西林 / 克拉维酸	糖肽类	重症者可联合氨基糖苷类
	铜绿假单胞菌	头孢他啶或头孢吡肟 ± 氨基糖苷类	环丙沙星或哌拉西林 / 他唑巴坦 ± 氨基糖苷类或亚胺培南，美罗培南	
	念珠菌属	氟康唑	两性霉素 B	

* 注：我国大肠埃希菌等对氟喹诺酮类耐药率达 50% 以上，选用该类药物治疗应参照药敏结果。

10. 肾盂肾炎抗菌治疗评价与处理

应早期、及时、足量和合理的抗生素应用，根据中段尿培养结果及时调整抗菌药物，结合症状及临床化验室检查及时评估抗菌药物疗效，及时调整抗菌药物方案。

11. 肾盂肾炎的预后

经过积极治疗，多数患者预后良好。

12. 肾盂肾炎注意事项

如果初始治疗失败，微生物学检查结果尚未回报，或者作为临床严重感染的初始治疗，需考虑能够有效覆盖假单胞菌的抗菌药物，如酰氨基青霉素（哌拉西林）或碳青霉烯类抗菌药物，必要时可联用氨基糖苷类。一般推荐疗程为2周。根据临床情况，疗程有时需延长至21天。对于长期留置导尿管或尿路支架管的患者，应尽量缩短治疗时间，以避免细菌耐药。

第二十五节　下尿路感染

案例1　患者女性，56岁，主因尿频、排尿烧灼感且伴有血尿2日，加重1日，于门诊就诊。患者自诉约2年前曾发生过反复泌尿系感染，服用诺氟沙星（具体用法疗程不详）治愈后，未再复发。本次发病在家服用诺氟沙星无缓解，且逐渐加重，患者体温不高，门诊查尿常规：尿白细胞2+、尿蛋白2+、尿红细胞计数4800个/μl、尿葡萄糖（-）、尿潜血3+、NIT（+）；血常规正常。诊断为下尿路感染，处方：呋喃妥因片100mg，po，tid。

问题1：下尿路感染最常见的细菌有哪些？

下尿路感染最常见的细菌为大肠埃希菌。单纯性下尿路感染，病原菌主要为大肠埃希菌（70%~95%）、腐生葡萄球菌（5%~19%）、链球菌，偶见奇异变形杆菌、肺炎克雷伯菌、肠杆菌属、枸橼酸菌属及肠球菌属等。复发性尿路感染的病原菌可为上述任何一种。妊娠期无症状菌尿的常见病原菌为需氧革兰阴性杆菌和溶血葡萄球菌。医院获得性尿路感染的病原菌尚可为葡萄球菌属、念珠菌属等。

问题 2：尿常规及尿培养的标本如何留取？

应尽量留取清洁中段尿，要求尿尽量停留在膀胱中 4~6 小时以上。

案例 2　患者女性，32 岁，主因尿频、尿急、尿痛 2 日，于门诊就诊。患者自诉因坐在瓷砖地上做卫生，随后出现尿路症状，既往无泌尿系感染病史。门诊查尿常规：尿白细胞 1+、尿蛋白 –、尿葡萄糖（–）、尿潜血 –、NIT（+），诊断为下尿路感染，处方：头孢氨苄 0.25g，q8h，口服。

问题 1：对于一个急性单纯性下尿路感染初发患者，应该选用何种药物治疗？

治疗宜选用毒性小、口服方便，价格较低的抗菌药物，疗程通常为 3~5 天。

问题 2：对于反复发作的下尿路感染患者，我们还需要考虑别的原因么？

对于反复发作的泌尿系感染和抗菌药物治疗无效的患者应进行全面尿路系统检查，若发现尿路解剖畸形或功能异常者，应予以矫正或相应处理。对于老年女性患者，还应该排除妇科方面疾病。

案例 3　患者女性，26 岁，主因尿频、尿急、尿痛 2 日，于门诊就诊。自诉 2 日前无明显诱因出现尿道烧灼痛、尿频、尿急、尿不尽感，偶有尿失禁，每小时小便约 5~6 次，每次尿量不多，甚至只有几滴。体温不高，无其他不适。门诊查血常规正常，尿常规：尿白细胞 1+、尿白细胞计数 100 个 /μl、尿潜血 1+。诊断为急性膀胱炎，处方：复方磺胺甲噁唑片 2 片加碳酸氢钠片 1.0g，po，bid，连服 3 天。

问题 1：服用碳酸氢钠是什么作用呢？

碳酸氢钠或枸橼酸钾等碱性药物，能够降低尿液酸度，缓解膀胱痉挛，减轻尿路刺激症状，利于感染的恢复。另外，碳酸氢钠碱化尿液可以预防复方磺胺甲噁唑片导致的结晶尿。

问题 2：患者自己没有磺胺过敏史，但是姐姐曾经因服用复方磺胺甲噁唑片导致剥脱性皮炎，仍然要处方复方磺胺甲噁唑片么？如果换可以换什么药呢？

患者可能存在家族遗传对磺胺的过敏体质，且其姐姐的不良反应还是相当严重的。故可以调整为其他口服药：呋喃妥因 100mg，po，tid，疗程 3~7 天或者磷霉素氨丁三醇 3g，po，隔日一次，服用 1~3 次。

案例 4 患者女性，53 岁，主因尿频、尿急、尿痛加重 3 日，于门诊就诊。自诉尿频、尿急、尿痛症状长期存在，反复发作，本次发病明显症状加重，伴有全身乏力，轻度腰痛，无发热及其他阳性症状。门诊查血常规正常，尿常规：尿白细胞 3+、尿白细胞计数 210 个 /μl、尿潜血 2+。诊断为急性膀胱炎，处方：阿莫西林 / 克拉维酸，1.2g，iv drip，q8h。

问题 1：膀胱炎都是细菌引起来的么？都可以用抗菌药物治疗么？

膀胱炎不全是由于细菌引起的，按发生原因膀胱炎分为感染性和非染性。非感染性膀胱炎包括间质性膀胱炎、化学性膀胱炎、放射性膀胱炎等。感染性膀胱炎包括特异性和非特异性感染。特异性感染是指结核性膀胱炎，需要抗结核药物治疗；非特异性膀胱炎多由细菌引起，需要抗菌药物治疗。

问题 2：非特异性膀胱炎常见致病菌有哪些？

常见的非特异性膀胱炎的致病菌是革兰阴性杆菌，约占 70% 以上，大肠埃希菌、变形杆菌居多。其次为革兰阳性球菌，常见的为粪肠球菌和葡萄球菌所致。真菌少见，以念珠菌居多，多见于留置尿管患者。

知识点

1. 什么是下尿路感染？发病特点是什么

下尿路感染（lower urinary tract infection）是指膀胱和尿道由细菌感染引发的炎症病变。尿道炎时可不出现膀胱炎，但是有膀胱炎时，一定会有尿道炎。

膀胱炎分为急性膀胱炎和复发性膀胱炎，是最常见的尿路感染，约占尿路感染总数的 50%~70%。其主要症状为尿频、尿急、下腹痛、排尿痛、血尿等，而缺乏全身中毒症状，本病有自限倾向，约 40% 可在 7~10 天内自愈，但再次发生很常见，大多数（80% 以上）是重新感染，绝大多数是由革兰阴性菌引致，女性发生率是男性的 10 倍。

急性单纯性下尿路感染病原菌 80% 以上为大肠埃希菌；而复杂性尿路感染的病原菌以大肠埃希菌多见（30%~50%），也可为肠球菌属、变形杆菌属、克雷伯菌属、铜绿假单胞菌等；医院获得性尿路感染的病原菌尚有葡萄球菌属、念珠菌属等。非特异性膀胱炎的致病菌多为革兰阴性杆菌，约占 70% 以上，大肠埃希菌、变形杆菌、铜绿假单胞菌居多。其次为革兰阳性球菌，常见的为粪肠球菌和葡萄球菌所致。真菌少见，以念珠菌居多，多见于留置尿管患者。

2. 下尿路感染的分类

下尿路感染分为单纯性下尿路感染和复杂性下尿路感染。按照来源可以分为社区获得性下尿路感染和医院获得性下尿路感染。

膀胱炎按发生原因分为感染性和非染性。非感染性膀胱炎包括间质性膀胱炎、化学性膀胱炎、放射性膀胱炎等。感染性膀胱炎包括特异性和非特异性感染。特异性感染是指结核性膀胱炎；非特异性膀胱炎常见病原菌有肠杆菌科菌、肠球菌和葡萄球菌。其临床表现有急性与复发性两种。前者发病突然，后者症状迁延，反复发作，临床症状与急性膀胱炎相似。

3. 下尿路感染的症状

（1）急性膀胱炎　具有发病“急”、炎症反应“重”、病变部位“浅”的特点。局部症状重而全身反应轻微。临床表现为突然起病，排尿时尿道有烧灼痛、尿频、尿急、尿不尽感，严重时类似尿失禁，尿频、尿急常特别明显，每小时可达 5~6 次以上，每次尿量不多，甚至只有几滴，排尿终末伴有下腹疼痛。全身症状轻微，部分病人有疲乏感，常无发热。尿液外观混浊，有时出现肉眼血尿。

（2）复发性膀胱炎　尿频、尿急、尿痛症状长期存在，且反复发作，但不如急性期严重，尿中有少量或中量脓细胞、红细胞。

4. 下尿路感染的危害

急性膀胱炎如果及时治疗的话，症状可很快消失，但不规范治疗及反复，易上行导致肾盂肾炎，并且急性发作膀胱炎易转为复发性。

5. 下尿路感染的查体内容

查体可见耻骨上膀胱区轻压痛，部分患者可见轻度腰痛。通过妇科检查和男科检查，除外妇科疾病和前列腺疾病。

6. 下尿路感染的实验室及辅助检查

（1）尿常规检查　包括尿液理学检查、尿生化检查和尿沉渣检查。不同单位使用的检查方法不同，化验单上有说明，应用最普遍的是尿液的化学分析仪检查和尿沉渣人工镜检。

①尿液的理学检查：尿液外观浑浊对诊断症状性菌尿的敏感性为90.4%，特异性为66.4%。

②尿生化检查：尿液生化检查用于诊断尿路感染的敏感性较低，阴性结果对除外尿路感染的特异性较高。尿液生化检查包含有8~11项检查，其中与尿路感染相关的常用指标包括：亚硝酸盐（nitrite，NIT）：正常值为阴性。阳性见于大肠埃希菌等革兰阴性杆菌引起的下尿路感染，尿液中细菌数＞10^5/ml时多数呈阳性反应，阳性反应程度与尿液中细菌数成正比。应注意尿中有大量淋巴细胞时该结果为阴性。白细胞酯（leukocyte esterase，LEU）：正常值为阴性，尿路感染时为阳性。尿蛋白：正常定性为阴性，定量＜100mg/24h。尿路感染可有蛋白尿，通常＜2g/24h。

③尿沉渣检查：离心尿尿沉渣中WBC数1~2个/HP表示非离心尿中WBC数为10个/mm^3。有症状的女性患者尿沉渣显微镜检诊断细菌感染的敏感性60%~100%，特异性49%~100%。尿WBC也可见于非感染性肾疾病。镜下血尿（正常情况下尿红细胞数＜3个/HP）见于40%~60%的膀胱炎患者，对诊断尿路感染缺乏敏感性，但特异性较高。

（2）尿培养　治疗前的中段尿标本培养是诊断尿路感染最可靠的指标。

关于尿培养细菌菌落计数数量的说明：美国感染疾病学会（IDSA）和欧洲临床微生物学和感染疾病学会（ESCMID）规定的尿路感染细菌培养标准为：

急性非复杂性膀胱炎中段尿培养≥ 10^3CFU/ml；急性非复杂性肾盂肾炎中段尿培养≥ 10^4CFU/ml；女性中段尿培养≥ 10^5CFU/ml、男性中段尿培养或女性复杂性尿路感染导尿标本≥ 10^4CFU/ml。但是目前没有一个固定的数值可以用于在任何情况下诊断所有类型的尿路感染，需要根据临床情况具体分析。

（3）影像学检查　年龄小于45岁的男性尿路感染患者通常不需要进一步的影像学检查。因为阳性发现极少，故不推荐对女性单纯性膀胱炎施行静脉尿路造影或膀胱镜检查。反复发作的尿路感染、合并无痛血尿或怀疑合并有泌尿系结石或梗阻时，推荐进行进一步的影像学检查。泌尿系超声作为首选项目，可以发现合并的尿路梗阻、积脓、结石等病变。在超声有阳性发现时，螺旋CT是进一步明确病变的有效检查，优于MRI。尿路平片（KUB）和静脉尿路造影（IVU）可以发现上尿路结石和畸形。

（4）侵入性检查　出血明显时，须作膀胱镜检查，但必须在感染急性期后或在感染得到充分治疗后进行。

7. 下尿路感染需要鉴别的疾病

（1）女性有尿路感染症状时应考虑是否存在阴道炎、生殖器溃疡或淋病。通过妇科检查可以明确，如果患者存在阴道分泌物或外阴炎症常可鉴别，盆腔双合诊可以除外盆腔肿块和盆腔炎。

（2）有下尿路症状并存在脓尿，但尿培养阴性的患者应考虑有无淋病链球或解脲支原体感染。

（3）对有下尿路症状但没有感染证据的女性患者，应与引起下尿路症状的其他疾病如膀胱过度活动等相鉴别。

（4）青年男性的尿路感染症状需与前列腺炎引起的下尿路症状相鉴别，中老年男性需与前列腺增生等疾病引起的下尿路症状相鉴别。

（5）缺乏充分感染依据的膀胱刺激征患者应除外有无膀胱原位癌的存在。

（6）对一般抗菌药物治疗无效的尿路感染应除外有无泌尿系结核。

8. 下尿路感染治疗方法

（1）治疗原则　给予抗菌药物前留取清洁中段尿，做细菌培养及药敏试验。初治时按常见病原菌给药；获知药敏试验结果后，必要时调整用药。

急性单纯性下尿路感染初发患者，治疗宜用毒性小、口服方便，价格较低的抗菌药物，疗程通常为3~5天。

对抗菌药物治疗无效的患者应进行全面尿路系统检查，若发现尿路解剖畸形或功能异常者，应予以矫正或相应处理。

（2）一般治疗 卧床休息，多饮水，避免刺激性食物，热水坐浴可改善会阴部血液循环，减轻症状。碳酸氢钠或枸橼酸钾等碱性药物，能降低尿液酸度，缓解膀胱痉挛，黄酮哌酯盐（泌尿灵）可解除痉挛，减轻尿路刺激症状。

（3）药物治疗 对有下尿路感染的患者首先施行经验性抗菌药物治疗，宜选用SMZ/TMP或呋喃妥因或磷霉素氨丁三醇或阿莫西林/克拉维酸，如是孕妇适宜选择呋喃妥因或头孢克肟。也可选用磷霉素氨丁三醇或阿莫西林/克拉维酸。膀胱炎的病原治疗药物选择见表3-18。

提倡单次大剂量或3日短疗程治疗。头孢唑林敏感时，可选用头孢呋辛、头孢克肟、头孢克罗、头孢地尼口服。合并念珠菌感染首选氟康唑。对于老年人的下尿路感染和复杂的下尿路感染患者，仍建议采用5~7天疗程。

表3-18 膀胱炎的病原治疗

疾病	病原菌	宜选药物	可选药物	备注
膀胱炎	大肠埃希菌（ESBL阴性）	呋喃妥因或磷霉素氨丁三醇或SMZ/TMP	头孢氨苄或头孢拉定	
	大肠埃希菌（ESBL阳性）	阿莫西林/克拉维酸 氨苄西林/舒巴坦	呋喃妥因 或磷霉素氨丁三醇	
	腐生葡萄球菌	苯唑西林或氯唑西林或SMZ/TMP	第一、二代头孢菌素或磷霉素	
	肠球菌属	氨苄西林或阿莫西林 阿莫西林/克拉维酸	呋喃妥因、糖肽类 或磷霉素氨西三醇	

9. 下尿路感染抗菌治疗评价与处理

结合症状及实验室化验及时评估抗菌治疗效果，对于反复发作的膀胱炎应重视病原学检测，应在抗菌药应用前或停用抗菌药2~3天后清晨留取尿培养，依据药敏结果调整抗菌药物。由于大肠埃希菌对氟喹诺酮类耐药率较高，故不推荐首选，可依据药敏培养结果应用。久治不愈的且普通细菌培养阴性的膀胱炎应警惕结核菌感染。

10. 下尿路感染的预后

经过积极治疗，多数患者预后良好。

11. 下尿路感染注意事项

对单剂疗法和 3 日疗法的患者，要加强预防复发的措施。若症状和尿脓细胞持续存在，细菌培养仍为阳性，应考虑细菌耐药可能，应根据药敏结果及时调整更适合的抗菌药物，延长用药时间以期达到早日治愈的目的。对于久治不愈或反复发作的慢性膀胱炎，要做详细全面的泌尿系检查，积极寻找并解除梗阻因素，控制原发病灶，使尿路通畅。对神经系统疾患所引起的尿潴留和膀胱炎，根据其功能障碍类型进行治疗。糖尿病患者应积极控制血糖。复发性膀胱炎常伴有结石、畸形或其他梗阻因素，为非单纯性膀胱炎，首要问题是纠正尿路的复杂因素。

注意个人卫生，穿着透气宽松衣裤、勤换洗内裤、保持局部卫生；多喝水，养成及时排尿习惯；以及性交前后都要彻底局部清洗，并排空膀胱等措施可有效预防膀胱炎的发生。

第二十六节　细菌性前列腺炎

案例 1　患者男性，54 岁，主因高热伴寒战 1 日于急诊就诊。自诉昨日无明显诱因突发高热，体温最高 38.9℃，伴有寒战、尿频、尿急、尿痛及会阴部疼痛，自发热开始排尿困难。查体：耻骨上压痛，直肠指诊前列腺肿胀饱满，触痛明显，局部温度升高，余无阳性体征。急诊查血常规：WBC 10.8×10^9/L，中性粒细胞 78.9%；前列腺液（EPS）：白细胞 21 个 /HP，pH 8.1，白细胞计数、颗粒细胞均明显增多，镜下可见红细胞，白细胞每高倍视野 13 个 /HP。诊断为急性细菌性前列腺炎。处方：左氧氟沙星注射液，0.5g，iv drip，qd。

问题 1：诊断为前列腺炎，都可以应用抗菌药物么？

前列腺炎是常见的男性生殖系统疾病，其病因复杂，并非所有前列腺炎都由感染所致，部分患者与自身免疫有关。前列腺炎分为四型：Ⅰ型：急性细菌性前列腺炎（ABP）；Ⅱ型：慢性细菌性前列腺炎（CBP）；Ⅲ型：慢性非细菌性前列腺炎（CNP）、前列腺痛（PD）；Ⅳ型，无症状性前列腺炎。细菌性前列腺炎主要指Ⅰ型和Ⅱ型，属于前列腺感染性疾病的范畴，可以应用抗菌药物。

问题 2：细菌性前列腺炎常见的病原菌有哪些？

急性细菌性前列腺炎的主要病原体中大肠埃希菌最常见，其次为金黄色葡萄球菌、肺炎克雷伯菌、变形杆菌、假单胞菌属等，绝大多数为单一病原菌感染。但常规细菌学检查大约只有 20% 的患者查出细菌。慢性细菌性前列腺炎主要病原体为葡萄球菌属，其次为大肠埃希菌、棒状杆菌属及肠球菌属等。

案例 2　患者男性，61 岁，主因排尿不畅于门诊就诊。自诉近 2 个月出现盆骶疼痛、排尿异常，表现为尿频、尿急、排尿不畅、尿线分叉、尿后沥滴、夜尿增多、会阴部坠胀不适等症状。查体：可触及耻骨上膨隆的膀胱，直肠指诊前列腺有压痛、硬度不均。门诊查血常规：WBC 7.6×10^9/L，中性粒细胞 67.5%；前列腺液（EPS）：白细胞 15 个 /HP，pH7.9，颗粒细胞明显增多，白细胞每高倍视野 11 个 /Hp。诊断为慢性细菌性前列腺炎。处方：左氧氟沙星注射液，一次 0.5g，每日 1 次。

问题 1：慢性前列腺炎和急性前列腺炎的病原菌一样么？

急性细菌性前列腺炎主要病原体为：肠道致病菌，大肠埃希菌最常见，其次为金黄色葡萄球菌、肺炎克雷伯菌、变形杆菌、假单胞菌属等，绝大多数为单一病原菌感染。慢性细菌性前列腺炎主要致病因素为病原体逆行感染，病原体主要为葡萄球菌属，其次为大肠埃希菌、棒状杆菌属及肠球菌属等。

问题 2：慢性前列腺炎服药的疗程和急性前列腺炎一样么?

不完全一样，急性前列腺炎疗程至少 4 周。慢性前列腺炎的是疗程是 4~6 周。

知识点

1. 什么是前列腺炎？发病特点是什么

前列腺炎（prostatitis）是常见的男性生殖系统疾病，居 50 岁以下人群生殖系统疾病的首位，51 岁以上人群的第 2 位。其病因复杂，并非所有前列腺炎都由感染所致，部分患者与自身免疫有关，而细菌性前列腺炎用常规方法对查出病原体者仅占少数，加之临床表现复杂，导致治疗存在一定的盲目性，往往偏重抗生素治疗。

2. 细菌性前列腺炎的致病微生物

急性细菌性前列腺炎的病原体多为肠杆菌科细菌，大肠埃希菌最常见，少数可为淋病奈瑟菌或沙眼衣原体。但常规细菌学检查大约只有 20% 的患者查出细菌。慢性细菌性前列腺炎主要致病因素为病原体逆行感染，病原体除大肠埃希菌或其他肠杆菌科细菌外，亦可为肠球菌属、葡萄球菌属、铜绿假单胞菌等。

3. 前列腺炎的分类

按传统的 Meares-Stamey“四杯法”前列腺炎分为：急性细菌性前列腺炎（ABP）、慢性细菌性前列腺炎（CBP）、慢性非细菌性前列腺炎（CNP）、前列腺痛（PD）。1995 年美国国立卫生研究院（NIH）制定了新的分类方法：Ⅰ型相当于传统分类中的 ABP；Ⅱ型相当于传统分类中的 CBP；Ⅲ型慢性前列腺炎 / 慢性骨盆疼痛综合征，相当于传统分类中的 CNP 和 PD；Ⅳ型，无症状性前列腺炎。细菌性前列腺炎主要指Ⅰ型和Ⅱ型，属于前列腺感染性疾病的范畴。

4. 前列腺炎的症状

（1）急性细菌性前列腺炎　发病突然，有寒战和高热，伴有尿频、尿急、尿痛及会阴部疼痛。出现排尿困难或急性尿潴留。

（2）慢性细菌性前列腺炎　临床表现为前列腺炎症候群，包括盆骶疼痛，排尿异常和性功能障碍。盆骶疼痛位于耻骨上、腰骶、会阴部或后尿道肛门区坠胀不适。疼痛可向尿道、精索、睾丸、腹股沟、腹内侧部放射，酷似急腹症，或肾绞痛，往往导致误诊。排尿异常表现为尿频、尿急、尿痛、排尿不畅、尿线分叉、尿后沥滴、夜尿增多，排尿后或大便时尿道流出乳白色分泌物等。上述症状可因前列腺炎所致，也可因泌尿生殖道其他疾病所引起。持续时间往往超过 3 个月。

5. 前列腺炎的危害

前列腺炎可能导致性功能障碍发生，包括性欲减退、早泄、射精痛、勃起减弱及阳痿。

6. 前列腺炎查体内容

体检时可发现耻骨上压痛、不适感，有尿潴留者可触及耻骨上膨隆的膀胱。直肠指诊前列腺肿胀饱满，触痛明显，局部温度升高，形成脓肿者有波动感。

7. 前列腺炎实验室及辅助检查

（1）前列腺液（EPS）检查　正常的 EPS 中白细胞＜ 10 个 /HP，卵磷脂小体分布均匀，pH 6.3~6.5，红细胞和上皮细胞不常在或偶见。前列腺炎时 pH 值常大于 7.8，白细胞计数及颗粒细胞增多。白细胞每高倍视野 10 个或 15 个表示有炎症存在。若未能按摩出前列腺液，按摩后取尿标本检查，若白细胞≥ 10 个 /HP，而常规尿标本白细胞计数不增多，可诊断为前列腺炎。

（2）病原学检查　前列腺液培养阳性需排除尿道细菌污染或共生菌的可能，反复前列腺液培养到同一菌种，可认定为致病菌，但阴性结果不能排除细菌性前列腺炎。假阴性结果可能为厌氧菌、L- 型细菌、沙眼衣原体、支原体，阴道滴虫等，需要作特殊培养或 PCR 检查才能发现。慢性前列腺炎推荐“两杯法”或“三杯法”病原体定位试验。

（3）精液检查　前列腺炎可能出现精液容量和质量异常，如白细胞增多、精液不液化或液化时间延长、血精和精子活动力减低，异型精子增多，精浆嗜中性多形核白细胞 – 弹性蛋白酶增高，有时可以找到病原体。

（4）免疫学改变　免疫学改变与细菌持久存在有密切关系。前列腺炎患者前列腺内免疫球蛋白比正常人增高超过100倍，IgA持续增高提示持续感染，治愈后4~5个月IgG恢复正常，而IgA降低需更长时间。

（5）B超检查　前列腺炎患者B超检查多无异常发现，部分患者有前列腺回声不均，前列腺结石或钙化，高龄患者可发现腺体增生、前列腺周围静脉丛扩张等表现，还可发现前列腺结石，以及表现为较小的、无声影的强回声灶的淀粉样小体。但目前仍然缺乏B超诊断前列腺炎的特异性表现，也无法利用B超对前列腺炎进行分型。

（6）内镜检查　对长期不愈的排尿困难或刺激症状患者，内镜检查膀胱颈、后尿道可见假息肉，黏膜充血、绒毛样改变、泡状水肿等炎症改变，精阜充血，肉芽或假息肉形成，阻塞在前列腺腺管口的小结石，前列腺增生或膀胱颈挛缩等。

（7）尿动力学检查　尿流率检查可以了解患者排尿状况，有助于前列腺炎与排尿障碍相关疾病进行鉴别；可以发现膀胱尿道功能障碍。明确排尿期间有无后尿道压力增高、膀胱出口有无梗阻，逼尿肌、括约肌协同有无失调等情况存在。

（8）其他实验室检查　在部分非细菌性慢性前列腺炎中也会出现PSA升高的情况，提示与自身免疫反应有关。尿细胞学检查在与膀胱原位癌等鉴别方面具有一定价值。

（9）CT和MRI　对鉴别精囊、射精管等盆腔器官病变有潜在应用价值，对于前列腺炎本身的诊断价值仍不清楚。

8. 前列腺炎需要鉴别的疾病

（1）急性细菌性前列腺炎需要鉴别的疾病

①急性细菌性膀胱炎：无明显全身症状，主要表现为下尿路刺激症状，即尿频、尿急、尿痛、尿道灼感，严重时可伴有肉眼血尿。

②急性肾盂肾炎：表现为严重的全身及下尿路症状，同时伴有腰痛，肾区叩痛明显。影像学检查有助于鉴别诊断。

③急性尿潴留：可继发于急性前列腺炎，表现为严重的排尿困难，尿线变细、排尿不尽感，甚至完全无法排尿，可伴有小腹胀痛、膨隆，压迫腹部尿意

更加明显。导尿或超声检查可发现膀胱内大量尿液。

④其他：还需鉴别的包括前列腺增生、膀胱过度活动症等。

（2）慢性细菌性前列腺炎需要鉴别的疾病 良性前列腺增生、睾丸附睾和精索疾病、膀胱过度活动症、神经源性膀胱、腺性膀胱炎、性传播疾病、膀胱肿瘤、前列腺癌、中枢和外周神经病变等。

9. 前列腺炎治疗方法

（1）急性细菌性前列腺炎

①治疗原则：主要是抗生素、对症和支持治疗。伴尿潴留者采用细管导尿或耻骨上膀胱穿刺造瘘引流尿液，伴前列腺脓肿者采取外科引流。

②一般治疗：卧床休息 3~4 天，适当饮水，禁酒和刺激性食物。可热水坐浴或会阴部热敷，保持大便通畅。禁性生活。

（2）慢性细菌性前列腺炎

①治疗原则：以口服抗生素治疗为主，选择敏感药物，疗程 4~6 周，其间应进行阶段性的疗效评价。疗效不满意者，改用其他敏感抗生素。可选用 α 受体阻滞剂改善排尿症状和疼痛。植物制剂、非甾体抗炎镇痛药和 M 受体阻滞剂等也能改善相应症状。

②一般治疗：戒酒，忌辛辣刺激食物；避免憋尿、久坐，注意保暖，加强体育锻炼。

③其他治疗

前列腺按摩：是传统的治疗方法之一，适当的前列腺按摩可促进前列腺腺管排空，增加局部的药物浓度，缓解慢性前列腺炎的症状。联合其他治疗可有效缩短病程。

生物反馈治疗：生物反馈合并电刺激治疗可使盆底肌松弛，使之趋于协调，同时松弛外括约肌，缓解慢性前列腺炎的会阴部不适及排尿症状。

热疗：利用多种物理手段所产生的热效应，增加前列腺组织血液循环，加速新陈代谢，有利于消炎和消除组织水肿，缓解盆底肌肉痉挛等。经尿道、经直肠及会阴途径，应用微波、射频、激光等物理手段进行热疗。对于未婚及未生育者不推荐使用。

手术治疗：经尿道膀胱颈切开术、经尿道前列腺切除术等手术对于慢性前列腺炎很难起到治疗作用，仅在合并前列腺相关疾病有手术适应证时选择上述手术。

（3）急、慢性前列腺炎的药物治疗　在前列腺组织和前列腺液中可达到有效浓度的抗菌药物有氟喹诺酮类、SMZ/TMP、大环内酯类、四环素类等。在急性感染期，氨基糖苷类、头孢菌素类也能渗入炎性前列腺组织，达到一定药物浓度。经验治疗药物选择见表 3–19。

表 3–19　急慢性前列腺炎经验治疗

疾病	病原菌	宜选药物	可选药物	备注
急性细菌性非复杂性前列腺炎（无冶游史）	大肠埃希菌等肠杆菌科细菌	β– 内酰胺类 / β– 内酰胺酶抑制剂，第二、三代头孢菌素，SMZ/TMP	厄他培南	
急性细菌性非复杂性前列腺炎，小于 35 岁（有冶游史）	淋病奈瑟菌 沙眼衣原体	头孢曲松联合多西环素或米诺环素		应常规检测 HIV 及梅毒
慢性细菌性前列腺炎	肠杆菌科细菌 葡萄球菌 肠球菌 铜绿假单胞菌等	SMZ/TMP 哌拉西林 / 他唑巴坦	环丙沙星、左氧氟沙星	磺胺疗程 1~3 月，其他药物 4~6 周 关注有无前列腺结石或尿液返流

细菌性前列腺炎治疗较困难，疗程较长，急性者需 4 周，慢性者需 1~3 个月，一般为 4~6 周。

10. 细菌性前列腺炎抗菌治疗评价与处理

治疗 48~72 小时后，以及治疗足疗程后，应及时复查相关化验，结合临床症状进行抗菌治疗疗效评估，以决定是否需要调整抗菌药，避免长期应用广谱抗菌药物。

11. 细菌性前列腺炎的预后

经过积极治疗，多数患者预后良好。

12. 细菌性前列腺炎注意事项

急性细菌性前列腺炎抗菌治疗必要而紧迫。慢性细菌性前列腺炎治疗目的主要是缓解症状和提高生活质量，疗效评价应以症状改善为主。

第二十七节 盆腔炎

案例 1 患者女性，23 岁，主因“下腹坠痛伴恶心、呕吐 10 小时”入院。患者 10 小时前突然出现下腹坠痛，伴有恶心呕吐，自服胃药（具体品种不详）后未见缓解，疼痛加剧。门诊查体：T 36.5℃，BP 90/60mmHg，急性病容，阴道清洁度Ⅱ。后穹隆饱满、触痛，宫颈举痛、摇摆痛，子宫及双附件区压痛。实验室检查：尿 HCG（-），WBC 22.7×10^9/L，中性粒细胞 76.1%，CRP 11.39mg/L。B 超示盆腔游离液体 5.6cm×3.7cm，子宫右上方见 5.2cm×3.2cm 囊实相间一不均质回声团。患者平素月经规律，结婚 1 年未孕，为求进一步诊治入院。入院诊断：急性盆腔炎。入院后随即行后穹隆穿刺抽出淡黄色积液，脓液行细菌培养，同时给予左氧氟沙星 500mg，iv，qd+甲硝唑 500mg，iv，q8h，治疗 3 日后，复查血常规 WBC 12.6×10^9/L，中性粒细胞 69.7%。治疗 14 天复查血常规 WBC 9.4×10^9/L，中性粒细胞 65.5%，CRP 5.19mg/L。B 超示盆腔游离液体及不均质回声团均消失。7 天后行子宫输卵管造影示双侧输卵管通畅。细菌培养结果：未见细菌生长。

问题 1：该患者的抗感染治疗方案是否合理？

患者为已婚青年女性，主因下腹坠痛入院，查体宫颈举痛，子宫压痛，附件压痛。WBC 22.7×10^9/L，中性粒细胞 76.1%，CRP 11.39mg/L。结合 B 超结果，根据《盆腔炎症性疾病诊治规范》，满足盆腔炎性疾病（PID）诊断最低标准，应给予经验性治疗。根据《国家抗微生物治疗指南》：常见致病菌包括淋病奈瑟菌、沙眼衣原体，其他如金黄色葡萄球菌、链球菌、大肠埃希菌、消化链球菌、脆弱拟杆菌、产气荚膜梭状芽孢杆菌等，治疗方案应必须对淋病奈瑟菌和沙眼衣原体有效，治疗方案抗菌谱应覆盖厌氧菌。该患者同时给予左氧氟沙星 500mg，iv，qd+ 甲硝唑 500mg，iv，q8h。可有效覆盖以上菌群并符合《盆腔炎症性疾病诊治规范》推荐，患者治疗 14 天，疗程符合指南推荐，各项指标恢复正常，治疗方案合理有效。

问题 2：针对该患者，治疗中还需注意什么？

该患者属性活跃期女性，根据《盆腔炎症性疾病诊治规范》：PID 患者出现症状前 60 天内接触过的性伴侣很可能感染淋病奈瑟菌及沙眼衣原体，应进行检查及相应治疗。如 PID 患者检测出性传播疾病（STD）相关病原微生物，性伴侣需要同时接受治疗。需告知该患者治疗期间，必须避免无保护性交。

案例 2　患者，女性，46 岁，已婚，主因：月经不规则伴白带增多半年，加重 1 周。患者半年前出现月经周期不定，或长或短，经量时多时少，兼有经期腹痛，以“月经不调”治疗，口服“乌鸡白凤丸”对症治疗，疗效不佳，1 周前出现白带增多现象，并伴有腰痛，下腹部隐痛，感觉全身乏力。今日来我院就诊，就诊时精神状态欠佳，睡眠欠佳，饮食欠佳，查体：T 36.4℃，腹部形态正常，下腹部压痛，无反跳痛，肝、脾、胆囊肋下未触及，未触及包块及肿块，移动性浊音阴性，腹水征阴性，双肾区及双侧输尿管走行区无叩击痛。全腹肠鸣音正常，3~4 次 / 分，未闻及气过水声。妇科查体：阴道有脓性分泌物伴异味，宫颈充血，表面有脓性分泌物附着，宫颈举痛和宫体压痛阳性。初步诊断：急性盆腔炎。

问题 1：针对该患者应鉴别的疾病有哪些？

①阑尾炎：转移性右下腹痛，麦氏征阳性，据病史、体征及相关检查可资鉴别。

②急性胰腺炎：多为腹左上区持续性剧痛，并伴有束带状牵引痛，血尿淀粉酶及其同工酶测定可诊断。

③肾绞痛：疼痛在腰部或胁腹部，向会阴部放射，伴有排尿困难及血尿等症状。

问题 2：针对该患者需要进一步检查的项目有哪些？

①血液检查：血常规、血沉、C- 反应蛋白等。

②阴道分泌物检查阴道分泌物涂片等。

③影像学检查：B 超。

④必要时还可进行阴道后穹窿穿刺、子宫内膜活检病理、腹腔镜检查等。

知识点

1. 什么是盆腔炎？发病特点是什么

盆腔炎（pelvic inflammatory disease，PID）是女性上生殖道感染引起的一组疾病，包括子宫内膜炎、输卵管炎、输卵管卵巢脓肿和盆腔腹膜炎。多发生在性活跃期、有月经的妇女以及产后、流产后和妇科手术后，初潮前、绝经后和无性生活的女性很少发生。炎症可局限于一个部位，也可同时累及多个部位。需要注意的是，与急性盆腔炎不同，慢性盆腔炎是指女性内生殖器及其周围结缔组织、盆腔腹膜的慢性炎症。目前治疗慢性盆腔炎的主要措施是注意休息、避免劳累、物理疗法，必要时可进行手术治疗。长期或反复多种抗菌药物的联合治疗对于慢性盆腔炎并无显著疗效，所以如果不是再次感染导致的盆腔炎急性发作，应避免使用抗菌药物治疗，以免抗菌药物的滥用。

2. 盆腔炎的致病微生物

盆腔炎性疾病的病原体通常分为外源性病原体和内源性病原体，往往是两种病原体的混合感染。外源性病原体包括淋病奈瑟菌、沙眼衣原体及支原体，支原体分人型支原体、生殖道支原体和解脲支原体三种；内源性病原体来自原寄居在阴道内的微生物群，包括需氧菌和厌氧菌，可以为需氧菌或厌氧菌的单独感染，但以需氧菌和厌氧菌的混合感染多见。常见致病菌为以下几种。

（1）需氧菌　常见致病菌为：葡萄球菌、链球菌、大肠埃希菌。

（2）厌氧菌　消化链球菌、脆弱拟杆菌、消化球菌、产气荚膜梭状芽孢杆菌。

（3）支原体　人型支原体和解脲支原体。

（4）衣原体　沙眼衣原体。

（5）特殊病原体　淋病奈瑟菌、结核分枝杆菌、梅毒螺旋体等。

3. 盆腔炎的分类

按感染部位可分为子宫内膜炎、子宫肌炎、输卵管炎、输卵管卵巢脓肿、盆腔结缔组织炎、盆腔腹膜炎以及盆腔脓肿等，以输卵管炎最常见。

4. 盆腔炎的症状

典型症状为下腹痛伴发热。腹痛表现为持续性，性交或活动后加重，病情严重者可出现寒战、高热、头痛、食欲缺乏。阴道分泌物增多。如有腹膜炎，可有恶心、呕吐、腹胀、腹泻等消化道症状。形成脓肿可有局部压迫症状：如排尿困难、里急后重、排便困难等。盆腔炎性疾病后遗症的症状多为以下几种表现：没有全身症状或全身症状轻微，有时有低热、乏力；抵抗力下降时有急性或亚急性发作；下腹部坠胀、疼痛以及腰骶部酸痛，性交后、月经前后、劳累后以及受凉后发作；月经量增多、月经失调以及不孕等。

5. 盆腔炎的危害

盆腔炎性疾病若处理不及时、彻底可能引起盆腔炎反复发作、慢性盆腔痛、不孕症和异位妊娠等盆腔炎性疾病后遗症，既往称慢性盆腔炎。

6. 盆腔炎查体内容

（1）体格检查　轻者妇科检查时可仅有宫颈举痛或子宫压痛或附件压痛；重者出现急性病容，体温升高，心率加快，下腹部压痛、反跳痛、肌紧张甚至肠鸣音减弱或消失。

（2）妇科检查　阴道分泌物脓性伴异味，宫颈充血、水肿、表面脓性分泌物覆盖或自宫颈口流出，宫颈举痛明显，宫体压痛，子宫两侧组织增厚压痛明显，一侧或两侧输卵管增粗、压痛，附件区包块有压痛，子宫及包块活动受限等。盆腔炎性疾病后遗症的体征常有子宫后位，因与周围粘连导致活动差或不活动，子宫一侧或两侧输卵管呈条索状，有输卵管积水可在附件区扪及边界不清的囊性包块，可有轻压痛。

7. 盆腔炎实验室及辅助检查

（1）病原学检查　阴道分泌物检查、血液培养及药物敏感试验等。

（2）宫颈黏液脓性分泌物检查　涂片、抗原检测、培养以及核酸扩增检测可发现致病微生物并可通过药敏试验指导用药。

（3）阴道后穹窿穿刺　可抽出脓性液体。

（4）血液检查　血常规、血沉、C 反应蛋白等。

（5）影像学检查　B 超尤其阴道超声检查或核磁共振检查显示输卵管形态异常、盆腔炎性包块，伴或不伴有盆腔积液。

（6）子宫内膜活检病理证实子宫内膜炎。

（7）腹腔镜检查　对盆腔炎性疾病的诊断特异性高，并可采集标本进行病原学诊断。缺点是患者不容易接受，对轻的输卵管炎不敏感，而且对子宫内膜炎无法诊断，临床应用有一定局限性。

8. 盆腔炎诊断标准

根据《盆腔炎症性疾病诊治规范》，诊断标准如下。

（1）PID 诊断的最低标准　在性活跃女性及其他存在性传播感染（STI）风险者，如排除其他病因且满足以下条件之一者，应诊断 PID 并给予 PID 经验性治疗：①子宫压痛；②附件压痛；③子宫颈举痛。下腹疼痛同时伴有下生殖道感染征象时，诊断 PID 的可能性增加。

（2）PID 诊断的附加标准　①口腔温度≥ 38.3℃；②子宫颈或阴道脓性分泌物；③阴道分泌物显微镜检查有白细胞增多；④红细胞沉降率升高；⑤ C-反应蛋白水平升高；⑥实验室检查证实有子宫颈淋病奈瑟菌或沙眼衣原体感染。大多数 PID 患者有子宫颈脓性分泌物或阴道分泌物镜检有白细胞增多。如果子宫颈分泌物外观正常，并且阴道分泌物镜检无白细胞，则诊断 PID 的可能性不大，需要考虑其他可能引起下腹痛的病因。如果有条件，应积极寻找致病微生物，尤其是与 STI 相关的病原微生物。

（3）PID 诊断的特异性标准　①子宫内膜活检显示有子宫内膜炎的组织病理学证据；②经阴道超声检查或 MRI 检查显示输卵管管壁增厚、管腔积液，可伴有盆腔游离液体或输卵管卵巢包块；③腹腔镜检查见输卵管表面明显充血、输卵管水肿、输卵管伞端或浆膜层有脓性渗出物等。

9. 盆腔炎需要鉴别的疾病

（1）盆腔炎性疾病的鉴别诊断　盆腔炎性疾病应与异位妊娠流产或破裂、卵巢囊肿蒂扭转或破裂以及急性阑尾炎等急腹症鉴别。

（2）盆腔炎性疾病后遗症的鉴别诊断　盆腔炎性疾病后遗症常与子宫内膜异位症、卵巢肿瘤以及盆腔静脉曲张有相似表现，需鉴别。

（3）盆腔结核的鉴别诊断　盆腔结核应注意与子宫内膜异位症、盆腔炎性疾病后遗症、卵巢肿瘤鉴别。另外，宫颈结核需与宫颈癌相鉴别。

10. 盆腔炎治疗方法

《抗菌药物临床应用指导原则》中给出如下原则。

（1）采取血、尿、宫颈管分泌物和盆腔脓液等标本做病原学检测。

（2）发热等感染症状明显者，应全身应用抗菌药物。

（3）盆腔炎病原大多为需氧菌、厌氧菌、沙眼衣原体及支原体等某些病原体的混合感染，建议治疗时应尽量覆盖上述病原微生物。获知病原菌检查结果后，结合治疗反应调整用药。

（4）抗菌药物剂量应足够，疗程宜 14 天，以免病情反复发作或转成慢性。症状严重者初始治疗时宜静脉给药，病情好转后可改为口服。

（5）抗菌药物治疗

静脉药物治疗：①静脉给药 A 方案：单药治疗：二代头孢菌素或三代头孢菌素类抗菌药物静脉滴注，根据具体药物的半衰期决定给药间隔时间，如头孢替坦 2g，q12h，静脉滴注；或头孢西丁 2g，q6h，静脉滴注；或头孢曲松 1g，q24h，静脉滴注。联合用药：如所选药物不覆盖厌氧菌，需加用硝基咪唑类药物，如甲硝唑 0.5g，q12h，静脉滴注。为覆盖非典型病原微生物，可加用多西环素 0.1g，q12h，口服 ×14 天；或米诺环素 0.1g，q12h，口服 ×14 天；或阿奇霉素 0.5g，qd，静脉滴注或口服，1~2 天后改为口服 0.25g，qd，5~7 天。②静脉给药 B 方案：氧氟沙星 0.4g，q12h，静脉滴注；或左氧氟沙星 0.5g，qd，静脉滴注。为覆盖厌氧菌感染，可加用硝基咪唑类药物，如甲硝唑 0.5g，q12h，静脉滴注。③静脉给药 C 方案：氨苄西林钠 / 舒巴坦钠 3g，q6h，静脉滴注；或阿莫西林 / 克拉维酸钾 1.2g，q6h~q8h，静脉滴注。为覆盖厌氧菌，可加用硝基咪唑类药物，如甲硝唑 0.5g，q12h，静脉滴注。为覆盖非典型病原微生物，可加用多西环素 0.1g，q12h，口服 ×14 天，或米诺环素 0.1g，q12h，口服 ×14 天；或阿奇霉素 0.5g，qd，静脉滴注或口服，1~2 天后改为口服 0.25g，qd × 5 天。④静脉给药 D 方案：林可霉素剂 0.9g，q8h，静脉滴注；加用硫酸庆大霉素，首次负荷剂量为2mg/kg，q8h，静脉滴注或肌内注射，维持剂量1.5mg/kg，q8h；两种药物均可采用每日1次给药。

非静脉药物治疗：①非静脉给药A方案：头孢曲松250mg，肌内注射，单次给药；或头孢西丁2g，肌内注射，单次给药。单次肌内给药后改为其他二代或三代头孢菌素类药物，口服给药，共14天。如所选药物不覆盖厌氧菌，应加用硝基咪唑类药物，如甲硝唑0.4g，q12h，口服；为治疗非典型病原微生物，可加用多西环素0.1g，q12h，口服（或米诺环素0.1g，q12h，口服）；或阿奇霉素0.5g，qd，口服，1~2天后改为0.25g，qd，5~7天。②非静脉给药B方案：氧氟沙星0.4g，q12h，口服；或左氧氟沙星0.5g，qd，口服；为覆盖厌氧菌可加用甲硝唑0.4g，q12h，口服，共14天。

11. 盆腔炎抗菌治疗评价与处理

对于抗生素治疗的患者，应在72小时内随诊，明确有无临床症状的改善如退热，腹膜刺激症减轻，宫颈举痛、子宫压痛、附件压痛减轻等。在此期间病情无好转的患者需进一步检查，重新评价，必要时手术治疗。对沙眼衣原体或淋病奈瑟菌感染的盆腔炎性疾病患者，在治疗结束后4~6周时复查病原体。

对于抗结核治疗的患者疗效评价：患者一般情况有无改善，如体重增加、症状减轻或消失；局部病灶有无缩小或消失；子宫内膜病理检查、月经血培养、动物接种，连续3次能否转阴；随访2年以上有无复发。

12. 盆腔炎的预后

经过正确及时的抗生素治疗，绝大多数盆腔炎性疾病可以彻底治愈。若未得到及时正确的诊断或治疗，可能会发生盆腔炎性疾病后遗症，主要包括慢性盆腔痛、异位妊娠、不孕、盆腔炎性疾病反复发作等。

13. 盆腔炎注意事项

（1）注意个人卫生与性生活卫生，严禁经期房事，平时保持外阴、阴道清洁，积极治疗阴道炎、宫颈炎等妇科炎症性疾病，防止人工流产及分娩后感染。

（2）急性盆腔炎治疗务必彻底，以免转为慢性盆腔炎。

（3）慢性盆腔炎患者平时应注意劳逸适度，以防慢性盆腔炎复发。加强营养，进食清淡饮食，避免生冷、辛辣刺激品，多饮水。

第二十八节　宫颈炎

案例 1　患者男性，25 岁，近期出差。主诉有 2 天排尿困难、尿痛和大量黄色分泌物。他承认出差期间曾经接触性服务人员，且没有保护措施。他的妻子正在备孕，目前没有任何症状。送检该男性尿道分泌物革兰染色，回报可见细胞内有革兰阴性双球菌。进一步培养提示为淋病奈瑟菌。

问题 1：该名男性患病，妻子在备孕状态，虽然目前没有症状，是不是也需要检查和治疗呢?

对于女性，子宫颈内通常是泌尿生殖器淋球菌感染的主要部位，多数患淋病妇女会出现宫颈异常，表现为子宫颈内脓性分泌物、红斑、易剥脱、异位区水肿。在女性群体中，该病潜伏期长短不一，且表现易和其他妇科疾病混淆。有些女性虽然没有发病，但依然是淋球菌的携带者，也应该进行治疗。患该病可导致不孕和慢性骨盆痛、流产、胎膜早破、早产和急性绒膜羊膜炎等。综上，对他的妻子进行检查和治疗是非常有必要的。

问题 2：妻子应该进行什么检查，可以比较简单直接的排除患病呢?

应行子宫颈分泌物的培养，80% 以上的女性淋病患者有阳性表现，是比较简单和特异性高的诊断手段。

案例 2　患者女性，24 岁，主因阴道分泌物脓性，性交后出血于妇科门诊就诊。自诉约 1 周前出现阴道分泌物增加，未予重视，后性交后出血且分泌物变成脓性。妇科查体可见宫颈呈糜烂样改变，宫颈肥大，宫颈口有脓性分泌物覆盖。诊断宫颈炎。进行性传播疾病病原体筛查，给予微波治疗。

问题 1：该患者如何诊断? 还需要注意检查什么项目?

患者临床体征较符合急性宫颈炎的表现。急性宫颈炎表现为：阴道分泌物增多，性状表现为黏液脓性，外阴瘙痒、腰骶部及下腹坠痛、性交后出血，累及尿道则出现尿频、尿急、尿痛等症状。妇科检查发现宫颈充血、水肿、宫颈表面附着脓性分泌物，严重者自宫颈管排出黏液脓性分泌物并容易出现接触性出血，触动宫颈有疼痛感；但衣原体感染者20%~70%宫颈检查无异常发现。如为淋病奈瑟菌感染累及尿道、尿道旁腺和前庭大腺，则可见尿道口、阴道口充血、水肿以及多量脓性分泌物，还可有发热，血白细胞升高等表现。

慢性宫颈炎多无症状，部分患者出现阴道分泌物增多、脓性，性交后出血等。妇科检查可见宫颈呈糜烂样改变，宫颈口有脓性分泌物覆盖，有些表现为宫颈息肉或宫颈肥大。宫颈息肉一般为单个，也可为多个，红色、质软而脆，蒂位于宫颈外口或宫颈管内。宫颈肥大是慢性炎症的长期刺激导致宫颈腺体及间质增生的表现。当慢性宫颈炎症累及宫骶韧带甚至盆腔腹膜时，患者可出现腰骶部酸痛或腹坠。

急性宫颈炎还应注意是否同时有子宫内膜炎等上生殖道感染和阴道感染。可进行宫颈细胞学检查、阴道镜检查、宫颈活检病理检查。如反复发作可考虑宫腔镜检查，与慢性宫颈炎与子宫黏膜下肌瘤、子宫内膜息肉、宫颈上皮内瘤变或早期宫颈癌鉴别。

问题 2：急性宫颈炎常见什么病原菌呢？

性传播疾病的高危人群多见淋病奈瑟菌及沙眼衣原体，内源性病原体多见葡萄球菌、链球菌、厌氧菌以及人型支原体。其他病原体还包括生殖道支原体、单纯疱疹病毒等。

知识点

1. 什么是宫颈炎？发病特点是什么

宫颈炎（cervicitis）是指发生于宫颈管上皮、腺体及其周围组织的感染，它是育龄妇女的常见病，临床上常见的急性宫颈炎是宫颈管黏膜炎，常由于各种原因导致宫颈损伤，细菌侵袭形成炎症，或化脓菌直接感染，或高浓度的酸性或碱性溶液冲洗阴道，或是阴道异物感染所致。慢性宫颈炎有多种表现。如宫颈糜烂、肥大、息肉形成、宫颈腺体囊肿、宫颈内膜炎等，其中以宫颈糜烂最为多见。

2. 宫颈炎的致病微生物

（1）急性宫颈炎　①性传播疾病的病原体：淋病奈瑟菌及沙眼衣原体，主要见于性传播疾病的高危人群；②内源性病原体：葡萄球菌、链球菌及厌氧菌以及人型支原体，但也有部分宫颈炎患者的病原体不清楚。淋病奈瑟菌及沙眼衣原体是最常见的两种病原体。其他病原体包括生殖道支原体、单纯疱疹病毒等。

（2）慢性宫颈炎　葡萄球菌、链球菌、大肠埃希菌及厌氧菌等，在病毒性感染中人乳头瘤病毒（HPV）感染最常见。此外，子宫颈衣原体与支原体感染发生率近年来较以往明显升高。

3. 宫颈炎的分类

宫颈炎有急性和慢性两种，以慢性宫颈炎多见。急性宫颈炎常与急性子宫内膜炎或急性阴道炎同时存在，多发生于产褥感染或感染性流产。

4. 宫颈炎的症状

（1）急性宫颈炎　患者出现阴道分泌物增多，性状表现为黏液脓性，外阴瘙痒、腰骶部及下腹坠痛、性交后出血，累及尿道则出现尿频、尿急、尿痛等症状。也可有发热，血白细胞升高等表现。

（2）慢性宫颈炎　多无症状，部分患者出现阴道分泌物增多、脓性、性交后出血等。当慢性宫颈炎症累及宫骶韧带甚至盆腔腹膜时，患者可出现腰骶部酸痛或腹坠。

5. 宫颈炎的危害

急性宫颈炎若治疗不及时，可引起上生殖道炎症，也可导致慢性宫颈炎，对于育龄期女性可能影响受孕。

6. 宫颈炎查体内容

（1）急性宫颈炎　妇科查体可见宫颈充血、水肿、宫颈表面附着脓性分泌物，严重者自宫颈管排出黏液脓性分泌物并容易出现接触性出血，触动宫颈有疼痛感；但衣原体感染者 20%~70% 宫颈检查无异常发现。如为淋病奈瑟菌感染累及尿道、尿道旁腺和前庭大腺，则可见尿道口、阴道口充血、水肿以及多量脓性分泌物。

（2）慢性宫颈炎　妇科查体可见宫颈呈糜烂样改变，宫颈口有脓性分泌物覆盖，有些表现为宫颈息肉或宫颈肥大。宫颈息肉一般为单个，也可为多个，红色、质软而脆，蒂位于宫颈外口或宫颈管内。宫颈肥大是慢性炎症的长期刺激导致宫颈腺体及间质增生的表现。

7. 宫颈炎实验室及辅助检查

（1）宫颈管分泌物涂片作革兰染色，高倍（×400）显微镜下宫颈涂片每个视野中多形核白细胞＞30个，或油镜下可见每个视野多形核白细胞＞10个。

（2）宫颈刮片巴氏染色Ⅱ级（有炎症反应）。

（3）宫颈管分泌物的细菌培养　淋病奈瑟菌阳性可明确淋病诊断。

（4）酶联免疫吸附试验、PCR 检查及 DNA 探针可检测沙眼衣原体抗原，阳性率达 75%~95%。

（5）核酸杂交及核酸扩增检测性传播疾病病原体。

（6）膜式液基超薄细胞学检测系统（TCT）　TCT 检测是宫颈防癌细胞学检查技术，利用先进的液基细胞保存技术和计算机控制的过滤技术，利用收集到采样器上的细胞涂片诊断霉菌感染、细菌感染、人乳头瘤病毒感染及疱疹病毒感染等。

8. 宫颈炎需要鉴别的疾病

急性宫颈炎注意是否同时有子宫内膜炎等上生殖道感染和阴道感染。宫颈细胞学检查、阴道镜检查、宫颈活检病理检查以及宫腔镜检查技术可用于慢性宫颈炎与子宫黏膜下肌瘤、子宫内膜息肉、宫颈上皮内瘤变或早期宫颈癌鉴别。

9. 宫颈炎治疗方法

（1）治疗原则　急性宫颈炎注意针对病原体的治疗，治疗期间避免性生活，抗生素的剂量和疗程必须足够，治疗淋菌性宫颈炎需同时治疗衣原体感染；慢性宫颈炎治疗前应排除宫颈上皮内瘤变和宫颈癌，局部治疗前应先治疗急性发作的盆腔炎及阴道炎等。

（2）药物治疗

①沙眼衣原体宫颈炎：多西环素 100mg，口服，每日 2 次，连服 7 天；阿奇霉素 1g，口服，单剂量或红霉素 500mg，口服，每日 4 次，连服 7 天；氧氟沙星 300mg，口服，每日 2 次，连服 7 天；左氧氟沙星 500mg，口服，每日 1 次，连服 7 天；莫西沙星 400mg，口服，每日 1 次，连服 7 天。

②急性淋菌性宫颈炎：头孢曲松钠 250mg，单剂量，肌内注射；头孢克肟 400mg，单次口服。如同时合并衣原体感染，应同时治疗衣原体；需要强调的是性伴侣应同时接受治疗。

③葡萄球菌、链球菌感染：头孢曲松钠 250mg，单次肌内注射；头孢克肟 400mg，单次口服；合并厌氧菌感染加用甲硝唑 400mg，每日 2 次，连服 7 天。

④轻症患者可局部用药，0.5%~1.0% 新霉素棉塞，每日一次，5~10 次为一疗程。

（3）物理治疗及手术治疗　物理治疗具有疗程短、疗效好的优点，目前应用很广泛。适用于炎症较严重和炎症浸润较深的病例，常用手段有电熨术、激光治疗或冷冻疗法。缺点是复发率高。其他方法包括波姆灯治疗、红外线凝结法、高能聚焦超声等。波姆灯照射至糜烂面呈均匀的灰白色为止，术后需使用抗菌药物 10 天，禁盆浴 2 周，禁性生活 1 个月。红外线凝结法是用红外线照射糜烂创面，使局部组织凝固、坏死、脱落，形成非炎性表浅溃疡，肉芽组织形成，并最终为新生鳞状上皮覆盖而达到治疗目的。对于宫颈重度糜烂，糜烂面较深及乳头状糜烂或用上述各种治疗方法久治不愈的患者可考虑宫颈锥形切除术或宫颈息肉手术摘除。慢性宫颈炎的物理治疗和手术治疗均应在月经干净后 3~7 天内进行。

10. 宫颈炎抗菌治疗评价与处理

对于抗生素治疗的患者，应在 72 小时内随诊，明确有无临床症状的改善如下腹及腰骶部坠痛、阴道分泌物的性质、宫颈病变的变化等。在此期间病情无好转的患者需进一步检查，重新评价，积极寻找病原学，并定期复查。尤其是沙眼衣原体或淋病奈瑟菌感染，在治疗结束后 4~6 周时复查病原体。

11. 宫颈炎的预后

经过积极治疗，多数患者预后良好。

12. 宫颈炎注意事项

治疗期间避免性生活，保持外阴清洁。避免慢性宫颈炎的过度治疗（对没有合并感染的宫颈内膜外移的药物及物理治疗，特别是宫颈环形电切术治疗慢性宫颈炎等），应针对具体的病理改变给予不同的处理。

第二十九节 阴道感染

案例 1 患者女性，32 岁，主因外阴瘙痒、烧灼感，分泌物增多 3 日于妇科门诊就诊。自诉 3 日前，无明显诱因出现上述症状，分泌物为灰白色稀糊状，有腥臭味，未予特别治疗，因症状逐渐加重就诊。检查：阴道分泌物 pH7.5；Whiff（氨试验）阳性。诊断为细菌性阴道炎。处方：甲硝唑阴道栓 200mg，每日 1 次，疗程 7 天。

问题 1：阴道炎可有多种病原体引起，不都是细菌，该患者的细菌感染依据是什么？

对于细菌性阴道病（BV），以下 4 项中符合 3 项者即可诊断。

①阴道分泌物为均质、稀薄、白色非炎性分泌物。

②阴道分泌物 pH ＞ 4.5（由于厌氧菌产氨所致）。

③ Whiff（氨试验）阳性，取少量阴道分泌物于玻璃片上，加入 10% 氢氧化钾液 1~2 滴，若产生一种烂鱼样腥臭味即为阳性。

④线索细胞阳性，悬滴法在高倍显微镜下见到 20% 以上的线索细胞。

该患者符合前三项，故可以诊断为细菌性阴道病，可以应用抗菌药。

问题 2：患者按医嘱服用药物，但是当月月经期后又出现类似症状，该如何治疗呢？

细菌性阴道病复发较常见，可有周期性复发，且常在月经期后出现。可给予替硝唑 1g，每天 1 次，共 10 天，长程疗法可减少复发。同时选用恢复阴道正常菌群的制剂，治疗无效者可局部应用硼酸明胶胶囊 600mg，睡前1次。应告知患者定期复诊，接受治疗。性生活注意清洁卫生。

案例2 患者女性，27岁，主因外阴、阴道、性交痛及尿痛于妇科门诊就诊。自诉约1周前，性交后出现阴道不适，未予重视，后症状逐渐加重，陆续出现上述症状。分泌物增多且为白色豆渣样。妇科查体可见外阴水肿，小阴唇内侧、阴道黏膜红肿并附着白色块状薄膜，个别处可见溃疡，阴道pH 3.2，送阴道分泌物镜检，回报可见真菌菌丝。诊断为真菌性阴道炎。处方：咪康唑栓400mg，每晚1次，共使用3天。

问题1：如何判断该患者是细菌感染还是真菌感染？

真菌性阴道炎需要与以下几种疾病相鉴别。

①滴虫性阴道炎：外阴瘙痒，灼热感及白带增多，为两者的共同表现，但滴虫性阴道炎的白带稀，黄色，泡沫状，有腥臭，分泌物镜检可找到滴虫。

②老年性阴道炎：多见于老年妇女，阴道分泌物增多呈黄水状，阴道黏膜充血，有出血点，镜检找不到假菌丝。

③细菌性阴道炎：临床症状轻微，白带多，稀薄，均质性，有鱼腥味，分泌物镜检有线索细胞存在。

④外阴湿疹：有明显瘙痒，但白带不多，外阴有红斑、糜烂、渗液、结痂、脱屑及搔痕，分泌物镜检也查不到假菌丝。

该患者从形状看与细菌性阴道炎相似，分泌物pH偏酸性，且镜下可见真菌菌丝，符合真菌性阴道炎的诊断。

问题2：该病是否容易复发，规范的治疗程序是什么？

该病如治疗不当或生活不注意是较易复发的。

规范的治疗是：①积极去除诱因。当阴道内糖原增多、酸度增加、局部免疫力下降时，最适合假丝酵母菌繁殖造成此症。孕妇、糖尿病、大量雌激素治疗、免疫功能低下，应用广谱抗菌药、免疫抑制剂、糖皮质激素等药物，肥胖者也会因局部湿度增加引起假丝酵母菌繁殖而致念珠菌性阴道炎。穿着紧身、透气性差的衣裤增加会阴部的温度和湿度，易于发病。

②规范化应用抗真菌药物。首次发作或首次就诊是规范化治疗的关键时期。③性伴侣无需常规治疗。但复发性外阴阴道假丝酵母菌病（VVC）患者的性伴侣应同时检查，必要时给予治疗。④不主张阴道冲洗。⑤急性期间避免性生活。⑥同时治疗其他性传播疾病。⑦治疗应个体化。⑧长期口服抗真菌药物应注意监测肝、肾功能及其他有关毒副作用。

知识点

细菌性阴道病

1. 什么是细菌性阴道病？发病特点是什么

细菌性阴道病（bacterial vaginosis，BV）的发生是由于阴道菌群失调，乳酸杆菌减少而导致其他病原如加德纳菌、各种厌氧菌、弯曲弧菌等的大量繁殖，BV 实际上是以加德纳菌为主的一种混合感染，为育龄妇女最常见的阴道炎。BV 可有周期性复发，常在月经期后出现。本病多发生于 15~44 岁的妇女，在不同人群中发病率不同，一般在 10%~25%，但在性工作者中高达 61%，故被认为是性传播疾病之一。

2. 细菌性阴道病的致病微生物

细菌性阴道病时，阴道内能产生过氧化氢的乳杆菌减少，导致其他细菌大量繁殖。主要危险因素包括妊娠、宫内防止节育环、阴道冲洗、多个性伴侣等。病原菌有加德纳菌、厌氧菌（弯曲杆菌属、普雷沃菌、紫单胞菌、类杆菌、消化链球菌等）和动弯杆菌属以及人型支原体，其中以厌氧菌居多，厌氧菌数量可增加 100~1000 倍。

3. 细菌性阴道病的症状

大约 10%~40% 的细菌性阴道病患者无明显自觉症状，有症状者主要表现为阴道分泌物增多，呈稀薄均质状或稀糊状，为灰白色或灰黄色，有鱼腥臭味，性交后加重，可伴有轻度外阴瘙痒或烧灼感，有的人可发生下腹部疼痛，性交困难或尿痛，有体征者仅占 7% 左右。也有 10%~15% 病人出现小泡沫状白带。

4. 细菌性阴道病的危害

细菌性阴道病复发较常见，可有周期性复发，常在月经期后出现。是性传播疾病之一。

5. 细菌性阴道病查体内容

多数患者外阴和阴道黏膜无充血及红斑等炎症表现，查体可见阴道黏膜轻度水肿，发红，偶可见出血点，阴道分泌物增多，分泌物呈灰白色，均匀一致，常黏附于阴道壁，但黏度很低，容易将分泌物从阴道壁拭去。

6. 细菌性阴道病实验室及辅助检查

（1）氨试验　取少量阴道分泌物于玻璃片上，加入 10% 氢氧化钾液 1~2 滴，若产生一种烂鱼样腥臭味即为阳性。

（2）线索细胞　悬滴法在高倍显微镜下见到 20% 以上的线索细胞。线索细胞即阴道脱落的表层细胞表面贴附大量颗粒状物（即加德纳菌等），细胞边缘不清。革兰染色可见正常阴道粗大杆菌被球杆菌替代。

7. 细菌性阴道病治疗方法

（1）治疗指征　有症状的患者、妇科和产科手术前患者、无症状孕妇。

（2）药物治疗方案　如表 3-20 所示。

表 3-20　细菌性阴道病经验用药选择

病原	宜选药物	用药途径	备注
厌氧菌或阴道加德纳菌	甲硝唑 替硝唑 克林霉素	全身和（或）局部 全身 全身或局部	
念珠菌	制霉菌素 咪康唑 克霉唑 氟康唑	局部 局部 局部 全身	14 天疗程
滴虫	甲硝唑 替硝唑	全身和（或）局部 全身	宜单次口服大剂量（2g） 宜单次口服大剂量（2g）

（3）妊娠期和哺乳期细菌性阴道病的治疗　①妊娠期：首选方案：甲硝唑 500mg，口服，每日 2 次，共 7 天。替换方案：林可霉素 300mg，口服，每日 2

次，共 7 天。妊娠期应用甲硝唑需执行知情选择原则。②哺乳期：选择局部用药，尽量避免全身用药。

8. 细菌性阴道病抗菌治疗评价与处理

通过临床症状改善、阴道分泌物检测可判断治疗效果。

9. 细菌性阴道病的预后

经过积极治疗，多数患者预后良好。

10. 细菌性阴道病注意事项

治疗后若症状消失，无需随访。细菌性阴道病复发较常见，对症状持续或者症状反复出现者，应告知患者复诊，接受治疗。可选择与初次治疗不同的药物。对妊娠合并细菌性阴道病患者需要随访治疗效果。

外阴阴道假丝酵母菌病

1. 什么是外阴阴道假丝酵母菌病？发病特点是什么

外阴阴道假丝酵母菌病（vulvovaginal candidiasis，VVC）曾称外阴阴道念珠菌病，由假丝酵母菌引起的常见外阴阴道炎症。是女性最常见的阴道感染疾病之一，发病率仅次于细菌性阴道病，居阴道感染性疾病的第 2 位。

当阴道内糖原增多、酸度增加、局部免疫力下降时，最适合假丝酵母菌繁殖造成此症。孕妇、糖尿病、大量雌激素治疗、免疫功能低下，应用广谱抗菌药、免疫抑制剂、糖皮质激素等药物，肥胖者也会因局部湿度增加引起假丝酵母菌繁殖而致念珠菌性阴道炎。穿着紧身、透气性差的衣裤增加会阴部的温度和湿度，利于发病。

2. 外阴阴道假丝酵母菌病的致病微生物

80%~90% 病原体为白假丝酵母菌，10%~20% 是其他假丝酵母菌（如光滑假丝酵母菌、近平滑假丝酵母菌、热带假丝酵母菌）和球拟酵母菌等，近年来光滑假丝酵母菌发生率有升高趋势，约占阴道假丝酵母菌分离率的 10%，可能与长期应用抗真菌药及治疗不规范有关。白假丝酵母菌为机会致病菌，

10%~20% 非孕妇女及 30% 孕妇阴道中有此菌寄生，但菌量极少且呈酵母相即为芽生孢子，所以并不引起症状。

3. 外阴阴道假丝酵母菌病的症状

外阴、阴道瘙痒、灼痛，坐卧不宁，性交痛及尿痛。部分患者阴道分泌物增多。分泌物特征为白色稠厚呈凝乳状或豆渣样。

4. 外阴阴道假丝酵母菌病的分类

临床上假丝酵母菌性阴道炎分为单纯性和复杂性。单纯性假丝酵母菌性阴道炎约占 90%，为偶发、轻中度感染，患者免疫功能正常，病原菌为白色假丝酵母菌；复杂性假丝酵母菌性阴道炎包括重症、每年发作≥ 4 次、非假丝酵母菌所致，或糖尿病未控制、免疫低下、恶性肿瘤、妊娠等。

5. 外阴阴道假丝酵母菌病的危害

如果治疗不规范，容易复发难治。

6. 外阴阴道假丝酵母菌病查体内容

查体可见外阴红斑、水肿，常伴有抓痕；小阴唇内侧、阴道黏膜红肿并附着白色块状薄膜，擦除后露出红肿黏膜面，急性期还可见糜烂及溃疡。

7. 外阴阴道假丝酵母菌病实验室及辅助检查

对于有阴道炎症状或体征的妇女，在阴道分泌物中找到假丝酵母菌的芽生孢子或假丝菌丝即可确诊。但直接镜检 30%~50% 为阴性，可用玻片滴 10% 氢氧化钾或生理盐水与少许阴道分泌物混合，在光镜下检查见到白色假丝酵母菌芽孢和菌丝即可确诊。10% 氢氧化钾检出率高于生理盐水。若有症状而多次湿片法检查为阴性，或者为顽固病例，可采用培养法。

8. 外阴阴道假丝酵母菌病需要鉴别的疾病

（1）滴虫性阴道炎　外阴瘙痒，灼热感及白带增多，为两者的共同表现，但滴虫性阴道炎的白带稀，黄色，泡沫状，有腥臭，分泌物镜检可找到滴虫。

（2）老年性阴道炎　多见于老年妇女，阴道分泌物增多呈黄水状，阴道黏膜充血，有出血点，镜检找不到假菌丝。

（3）细菌性阴道炎　临床症状轻微，白带多，稀薄，均质性，有鱼腥味，分泌物镜检有线索细胞存在。

（4）外阴湿疹 有明显瘙痒，但白带不多，外阴有红斑，糜烂，渗液，结痂，脱屑及搔痕，分泌物镜检也查不到假菌丝。

在临床和实验室对假丝酵母菌感染也须作鉴别，因为有外阴瘙痒，灼热感及白带增多等并非均是假丝酵母菌感染，许多病原体均可引起几乎相似的症状或体征，所以必须进行鉴别。

9. 外阴阴道假丝酵母菌病治疗方法

（1）治疗原则 ①积极去除 VVC 的诱因。②规范化应用抗真菌药物。首次发作或首次就诊是规范化治疗的关键时期。③性伴侣无需常规治疗。但复发性 VVC 患者的性伴侣应同时检查，必要时给予治疗。④不主张阴道冲洗。⑤急性期间避免性生活。⑥同时治疗其他性传播疾病。⑦强调治疗的个体化。⑨长期口服抗真菌药物应注意监测肝、肾功能及其他有关毒副作用。

（2）一般治疗 若有糖尿病应积极治疗控制血糖；及时停用广谱抗生素、雌激素及皮质类固醇激素。勤换内裤，用过的内裤、毛巾均应用开水烫洗。

（3）药物治疗

①单纯性 VVC：首选阴道用药，下述方案任选一种，具体方案如下。

咪康唑栓 400mg，每晚 1 次，外用，共 3 天。

咪康唑栓 200mg，每晚 1 次，外用，共 7 天。

克霉唑栓 500mg，外用，单次用药。

克霉唑栓 100mg，每晚 1 次，外用，共 7 天。

制霉菌素泡腾片 10 万 U，每晚 1 次，外用，共 14 天。

制霉菌素片 50 万 U，每晚 1 次，外用，共 14 天。

对于不能耐受局部用药者、未婚女性及不愿采取局部用药者可选用口服用药，方案如下。

伊曲康唑：200mg，2 次 / 天，口服，共 1 天。

氟康唑：150mg，顿服，口服，共 1 次。

②复杂性 VVC：无论局部用药还是口服用药均应延长治疗时间。首选口服用药。症状严重者，局部应用低浓度雌激素软膏或唑类霜剂。

伊曲康唑：200mg，2 次 / 天，口服，共 2 天。

氟康唑：150mg，顿服，口服，3 天后重复一次。

外用药在治疗单纯性 VVC 方案基础上，延长疗程为 7~14 天。

③妊娠期 VVC：早孕期权衡利弊慎用药物。可选择对胎儿无害的唑类药物，以阴道用药为宜，而不选用口服抗真菌药物治疗。局部治疗为主，以 7 日疗法效果为佳。

④复发性 VVC：治疗原则包括强化治疗和巩固治疗。根据分泌物培养和药物敏感试验选择药物。在强化治疗达到真菌学治愈后，给予巩固治疗半年。

强化治疗可在口服或局部用药方案中任选一种，具体方案如下。

伊曲康唑 200mg，2 次 / 天，口服，共 2~3 天。

氟康唑 150mg，口服，3 天后重复 1 次。

咪康唑栓 400mg，每晚 1 次，外用，共 6 天。

咪康唑栓 200mg，每晚 1 次，外用，共 7~14 天。

克霉唑栓 500mg，外用，3 天后重复 1 次。

克霉唑栓 100mg，每晚 1 次，外用，共 7~14 天。

⑤巩固治疗：目前国内外没有成熟的方案，下列方案仅供参考。

可口服氟康唑 150mg，1 次 / 周，长达 6 月；也可在每月复发前给予局部用药。

10. 外阴阴道假丝酵母菌病抗菌治疗评价与处理

阴道 pH 值恢复到正常妇女的状态，临床症状消失，白带涂片检查（–）才能算真正治愈，若症状消失，白带涂片检查（–），阴道 pH 值未恢复到正常妇女，则也仍易复发。

11. 外阴阴道假丝酵母菌病的预后

经过积极治疗，多数患者预后良好。

12. 外阴阴道假丝酵母菌病注意事项

治疗期间定期复查监测疗效及药物副作用，一旦发现副作用立即停药。

应在治疗结束后 7~14 天和下次月经后进行随访，两次阴道分泌物真菌学检查阴性为治愈。对复发性 VVC 在治疗结束后 7~14 天，1 月、3 月和 6 月各随访一次。

滴虫性阴道炎

1. 什么是滴虫性阴道炎？发病特点是什么

滴虫性阴道炎（trichomonas vaginitis ）是由阴道毛滴虫引起的阴道炎。是最常见的阴道炎症之一。

2. 滴虫性阴道炎的致病微生物

滴虫性阴道炎是由毛滴虫引起，寄生人体的毛滴虫有阴道毛滴虫、人毛滴虫和口腔毛滴虫，分别寄生于泌尿生殖系统、肠道和口腔；阴道毛滴虫引起滴虫性阴道炎。

3. 滴虫性阴道炎的症状

潜伏期为 4~28 日，25%~50% 患者感染初期无症状。主要症状是阴道分泌物增多及外阴瘙痒。间或有灼热、疼痛、性交痛等。滴虫阴道炎的分泌物的特点是稀薄脓性、黄绿色、泡沫状、有臭味。若有其他细菌混合感染则排出物呈脓性，可有臭味，瘙痒部位主要为阴道口及外阴。若尿道口有感染，可有尿频、尿痛，有时可见血尿。少数患者阴道内有滴虫存在而无炎症反应，称为带虫者。

4. 滴虫性阴道炎的危害

是一种主要通过性传播的寄生虫疾病，具有传染性。

5. 滴虫性阴道炎查体内容

妇科检查时可见阴道黏膜充血、水肿、散在出血斑点，宫颈红斑水肿及点状出血使之呈特征性的草莓样外观，后穹窿有多量灰黄色、黄白色稀薄液体或黄绿色脓性白带，常呈泡沫状，为特征性改变。带虫者阴道黏膜可无异常发现。

6. 滴虫性阴道炎实验室及辅助检查

（1）悬滴法　取阴道分泌物用悬滴法检查，在镜下可找到活动的滴虫，在染色涂片中亦可见到。此方法敏感性为 60%~70%。对于可疑患者多次湿片法未发现可送培养，准确性达 98% 左右。

（2）涂片染色法　将分泌物涂片，自然干燥后可用不同染色方法，如革兰染色、瑞特染色、姬姆萨染色、PAS 染色和利什曼染色。除毛滴虫外，还能同时看到阴道内存在的其他微生物。也可用吖啶橙染色，荧光显微镜检查。

（3）培养法　将阴道分泌物加入培养基内，置 37℃温箱中培养 48 小时，每隔 72 小时接种 1 次，取培养混匀液 1 滴涂片，染色镜检。适于高度怀疑而悬滴或涂片阴性者。

（4）免疫学方法　检测阴道毛滴虫特定的抗原。常用的免疫学方法有荧光抗体检查法、ELISA 法、胶乳凝集法等，其阳性率较涂片法高，但临床较少应用。

7. 滴虫性阴道炎治疗方法

（1）患者的治疗　治疗滴虫阴道炎主要是硝基咪唑类药物。滴虫阴道炎经常合并其他部位的滴虫感染，故不推荐局部用药。

①推荐方案：全身用药，甲硝唑 2g，单次口服；或替硝唑 2g，单次口服。

②替代方案：全身用药，甲硝唑 400mg，口服，每日 2 次，共 7 天。对于不能耐受口服药物或不适宜全身用药者，可选择阴道局部用药，但疗效低于口服用药。

（2）性伴侣的治疗　对性伴侣应进行治疗，并告知患者及性伴侣治愈前应避免无保护性交。

（3）对硝基咪唑类药物过敏或不耐受者的治疗　对硝基咪唑类药物过敏或不耐受的患者，可以选择硝基咪唑类以外的药物治疗，但疗效较差。

（4）妊娠期的治疗　滴虫阴道炎与孕妇发生早产、胎膜早破及分娩低出生体质量儿存在相关性。对孕妇滴虫阴道炎进行治疗，可缓解阴道分泌物增多症状，防止新生儿呼吸道和生殖道感染，阻止阴道毛滴虫的进一步传播，但临床中应权衡利弊，知情选择。妊娠期滴虫阴道炎的治疗可选择甲硝唑（美国 FDA 认证的 B 级药物，需患者知情选择）400mg，口服，每 2 次，共 7 天。

8. 滴虫性阴道炎抗菌治疗评价与处理

临床症状、妇科检查及阴道分泌物 pH 值和阴道滴虫检查是评价治疗效果的指标，治疗后滴虫检查阴性时于下次月经干净后可继续治疗一疗程，以巩固疗效。

9. 滴虫性阴道炎的预后

经过积极治疗，多数患者预后良好。

10. 滴虫性阴道炎注意事项

（1）患者服用甲硝唑 24 小时内或在服用替硝唑 72 小时内应禁酒。

（2）有复发症状的病例多数为重复感染，为避免重复感染，内裤及洗涤用的毛巾应煮沸 5~10 分钟以消灭病原体，并应对其性伴侣进行治疗。同时应注意有无其他性传播疾病。

（3）随访　治疗后无症状患者无需随访。对于甲硝唑 2g 单次口服，治疗失败且排除再次感染者，增加甲硝唑疗程及剂量仍有效。若为初次治疗失败，可重复应用甲硝唑 400mg，每日 2 次，连服 7 日；或替硝唑 2g，单次口服。

第三十节　骨关节感染

案例 1　患儿女性，15 岁，主因发热伴全身多关节、肌肉疼痛 7 天入院。患者自诉入院前 1 周受凉后发热，最高至 40℃，伴有全身乏力，右上肢肌肉及肩关节疼痛，不能抬举。自服“退热药”（具体不详）后，仍间断发热，最高至 37.5℃，未予重视。入院前 2 天，患者出现四肢肿胀，并肩背部疼痛不能翻身，不能行走，体温再次升至 38.5℃，并伴有寒战、胸闷、气短，急诊查血常规：WBC 16.5×10^9/L，中性粒细胞 87.2%。为求进一步诊治，收入院治疗。入院完善各项检查，初步诊断为：

发热待查：肺部感染、血性感染、结缔组织病；脓毒症；右上肢静脉血栓；右下肢肌间静脉血栓。入院后给予美罗培南 0.5g，q8h 抗感染治疗，3 天后血培养回报为 MRSA，加用万古霉素 0.5g，q6h，经治疗 3 天，体温仍居高不下，继续完善实验室及影像学检查，右侧肩关节核磁平扫提示右侧肱骨化脓性骨髓炎，骨科干预引流脓液 350ml 左右，继续抗感染治疗，后患者逐渐好转，痊愈出院。

问题 1：患者应用抗菌药物能够覆盖 MRSA，为何治疗效果不佳呢?

患者应用万古霉素虽然能够覆盖耐甲氧西林的金黄色葡萄球菌，但是由于患者右肩部存在大量脓液，抗菌药物不能达到感染部位，局部浓度不能达到抗感染效果，故抗感染效果不佳，引流脓液后，继续应用此方案，患者逐渐好转。

问题 2：该患者应用抗菌药物的疗程是多少?

对于急性骨髓炎，抗菌药物应继续使用至体温正常、症状消退后 2 周左右。大多可逐渐控制毒血症，少数可不用手术治疗。如经治疗后体温不退，或已形成脓肿，则药物应用需与手术治疗配合进行

案例 2　患者男性，68 岁，主因双膝关节疼痛 10 余年，右膝疼痛加重伴活动受限 3 个月入院。患者 6 月前无明显诱因出现左膝疼痛加重伴活动受限，自服止痛药（具体不详），略有缓解。3 月前患者右膝关节疼痛加剧，经休息减少负重，症状未见减轻，为求进一步诊治收入骨科住院治疗。患者既往体健，否认内科病史，无手术外伤史。入院诊断：膝关节病、双膝骨性关节炎。入院后经评估择期行右膝关节置换术。术前预防使用头孢唑林 1 剂，术后未再用。术后第 1 天，患者出现间断寒战，伴发热，体温最高 38.6℃，留取不同部位 2 套血培养。查血常规：WBC 15.8×10^9/L，中性粒细胞 84.5%。，考虑手术相关血流感染，经验性给予氨苄西林 / 舒巴坦联合庆大霉素治疗。3 天后 2 套血培养均回报铜绿假单胞菌，对头孢他啶、哌拉西林、亚胺培南、环丙沙星和庆大霉素敏感。

问题 1：对于该患者，下一步的抗感染方案应该如何制定呢?

根据患者的血培养及药敏实验，我们应该针对铜绿假单胞菌给予治疗，结合患者长时间没有膝关节的相关症状（红、肿、热、痛、触痛），可以首选内科治疗，故目前制定方案为：给予头孢他啶，静脉滴注，2g q8h+ 庆大霉素。

问题 2：患者的假体是否需要取出呢？

可以首选内科治疗，如果疗效不佳，可考虑外科干预，评估是否需要取出人工关节。

知识点

骨髓炎

1. 什么是骨髓炎？发病特点是什么

骨髓炎（osteomyelitis）是指细菌感染骨髓、骨皮质和骨膜而引起的炎症，临床多见的是化脓性细菌感染，即化脓性骨髓炎。急性骨髓炎的发病率近年来明显下降，从发病就呈现亚急性症状的患者有增加的趋势。

2. 骨髓炎的致病微生物

急性骨髓炎常发生于儿童长管状骨干骺端，常见的致病菌是金黄色葡萄球菌。其次为 A 组链球菌，偶有大肠埃希菌、铜绿假单胞菌感染。老年患者可由革兰阴性杆菌引起，长期留置导尿管的患者可由铜绿假单胞菌引起。

3. 骨髓炎的分类

按病情的发展可分为急性和慢性骨髓炎。

4. 骨髓炎的症状

临床上一般在发病后 4 星期内，死骨未形成前为急性期；以后为慢性期。

（1）急性骨髓炎　发病突然，因感染程度、部位不同而有不同的表现。一般有中毒症状如发冷、寒战、体温急剧上升，高达 39~40℃，脉搏加速，全身虚弱，患肢剧痛，肿胀，不敢活动。临床表现因年龄而不同。成人症状不典型，较轻，病程缓慢，容易误诊。儿童症状则较重。与之相反，婴幼儿全身症状大多较轻，易被忽视。

（2）慢性骨髓炎　急性骨髓炎治疗不彻底，引流不畅，在骨内遗留脓肿或死骨时，即转为慢性骨髓炎。临床上进入慢性炎症期时，有局部肿胀，骨质增厚，表面粗糙，有压痛。如有窦道，伤口长期不愈，偶有小块死骨排出。有时伤口暂时愈合，但由于存在感染病灶，炎症扩散，可引起急性发作，有全身发冷发热，局部红肿，经切开引流，或自行穿破，或药物控制后，全身症状消失，局部炎症也逐渐消退，伤口愈合，如此反复发作。全身健康较差时，也易引起发作。由于炎症反复发作，多处窦道，对肢体功能影响较大，有肌肉萎缩；如发生病理骨折，可有肢体短缩或成角畸形；如发病接近关节，多有关节挛缩或僵硬。

（3）各种罕见的骨髓炎

①静脉吸毒和有静脉内装置患者可出现胸锁关节区域感染。

②跟骨骨髓炎通常由铜绿色假单胞菌引起，常发生于微小的无严重伤害的刺伤。

③胸骨骨髓炎病原菌常为凝固酶阴性葡萄球菌，可发生于心脏外科手术后。

5. 骨髓炎的危害

骨髓炎急性期可有败血症，脓毒血症，骨骺分离，病理骨折，化脓性关节炎，转移脓肿至其他部位，如肝、肺脓肿等并发症。

6. 骨髓炎查体内容

查体可见干骺端持续性剧烈疼痛和深压痛。慢性骨髓炎查体可见有患肢变形畸形、功能障碍、窦道瘘管，少部分病人晚期恶变。

7. 骨髓炎实验室及辅助检查

（1）实验室检查

①血常规：急性期白细胞计数升高，中性粒细胞＞80%，并有核左移或中毒颗粒。慢性期可以白细胞正常或升高，贫血。

② C 反应蛋白：在感染数小时内增加，在充分治疗 1 周内恢复正常。

③血沉：增高，但在随访中发现血沉变化很缓慢。

④血培养：明确病原菌。

⑤分泌物培养：明确病原菌。

（2）辅助检查

① X 线检查：在早期常无骨质改变，一般在发病后 2 周才开始显示病变。

但早期摄片可作为对照；早期是无骨质改变的 X 线征，并不能排除骨髓炎，应该以临床表现为根据，否则会延误诊断和治疗。2~3 周以后，X 线表现骨质疏松，一般在干骺端处有一模糊区和明显的骨膜反应，并可见到肿胀的软组织阴影，数周以后出现骨破坏现象，周围骨萎缩，死骨和骨壳形成，以后出现硬化的死骨阴影。

② CT：可以早期发现病变部位。具有非常好的分辨率，甚至在 X 线平片检查呈正常时也可揭示骨髓破坏、骨膜反应、骨破坏、关节损伤及软组织涉及情况。CT 检查不仅可提供卓越的皮质骨解析度和相当好的周围软组织评估，而且在死骨鉴别和引导针吸活检中也非常有用，但其易受骨或金属引起伪影的影响而发生图像衰减。

③磁共振成像：软组织评估中较 CT 检查更具优势，可揭示早期骨水肿，因此在感染早期诊断中最为有用，但 MRI 检查对治疗反应的评估帮助不大，因为在抗菌治疗几个月后，其仍显示为持续的骨髓水肿。

④放射性骨扫描：亚甲基二膦酸盐可结合至骨代谢活性增加区域，因此在急性骨髓炎早期检测中具有高度敏感性。

⑤局部穿刺：对早期诊断具有重要价值，作涂片和培养，其结果大部分是可靠的。

8. 骨髓炎需要鉴别的疾病

（1）急性风湿热　患者多有慢性病容、心悸、杂音，合并游走性关节肿胀、疼痛和活动受限，白细胞计数增高以单核为主，总数少于骨髓炎。

（2）蜂窝织炎　肿胀及压痛虽较广泛，但常局限于患区一侧或以该侧最显著。周身症状较骨髓炎为轻。

（3）化脓性关节炎　全身症状与骨髓炎相似，局部肿胀、压痛多在关节处，肌肉痉挛，患肢轻度屈曲，关节活动明显受限，早期 X 线摄片可表现关节间隙增宽，关节穿刺往往可明确诊断。

9. 骨髓炎治疗方法

（1）急性骨髓炎

①治疗原则：关键是早期诊断，早期控制感染防止炎症扩散。一旦形成脓肿，应及进切开引流，防止死骨形成，使病变在早期治愈。

②一般治疗：包括充分休息与良好护理，注意水、电解质平衡，少量多次输血，预防发生压疮及口腔感染等，给予易消化的富于蛋白质和维生素的饮食，使用镇痛剂，使患者得到较好的休息。局部固定用适当夹板或石膏托限制活动，抬高患肢，以防止畸形，减少疼痛和避免病理骨折。

③抗菌药物使用原则：及时采用足量而有效的抗菌药物，开始可选用广谱抗菌药物，常用二种以上联合应用，以后再依据细菌培养和药物敏感试验的结果及治疗效果进行调整。抗菌药物应继续使用至体温正常、症状消退后 2 周左右。大多可逐渐控制毒血症，少数可不用手术治疗。如经治疗后体温不退，或已形成脓肿，则药物应用需与手术治疗配合进行。

在留取血、感染骨标本、关节腔液进行病原学检查后开始经验治疗。经验治疗应选用针对金黄色葡萄球菌的抗菌药物。获病原检查结果后，根据治疗反应和药敏试验结果调整用药。

应选用骨、关节腔内药物浓度高且不易产生耐药性的抗菌药物。慢性感染患者应联合应用抗菌药物，并需较长疗程。用药期间应注意可能发生的不良反应。不宜局部应用抗菌药物。

急性化脓性骨髓炎疗程 4~6 周，急性关节炎疗程 2~4 周；可采用注射和口服给药的序贯疗法。药物选择见表 3-21。

④切开减压引流：这是防止病灶扩散和死骨形成的有效措施。如联合应用大量抗生素治疗不能控制炎症或已形成脓肿，应及早切开引流，以免脓液自行扩散，造成广泛骨质破坏。手术除切开软组织脓肿外，还需要在患骨处钻洞开窗，去除部分骨质，暴露髓腔感染部分，以求充分减压引流。早期可行闭式滴注引流，伤口愈合较快。

（2）慢性骨髓炎　一般采用手术、药物的综合疗法，即改善全身情况，控制感染与手术处理。由于重病长期卧床，尤其在血源性急性发作后，极需改善全身情况。除用抗菌药物控制感染外，应增进营养，必要时输血，手术引流及其他治疗。

药物应用宜根据细菌培养及药物敏感试验，采用有效的抗菌药物。如有急性复发，宜先按急性骨髓炎处理，加强支持疗法与抗菌药物的应用，必要时切开引流，使急性炎症得以控制。

无明显死骨，症状只偶然发作，而局部无脓肿或窦道者，宜用药物治疗及热敷理疗，全身休息，一般一、二周后症状可消失，无需手术。如有死骨、窦道及空洞、异物等，则除药物治疗外，应手术根治。

表 3-21　骨髓炎病原学治疗

病原	宜选药物	可选药物	备注
金黄色葡萄球菌			
甲氧西林敏感株	苯唑西林、氯唑西林，阿莫西林 / 克拉维酸，氨苄西林 / 舒巴坦	头孢唑林，头孢呋辛	β- 内酰胺类过敏患者可选用利奈唑胺或糖肽类
甲氧西林耐药株	糖肽类 ± 磷霉素或利福平，利奈唑胺	SMZ/TMP，达托霉素，氨基糖苷类	SMZ/TMP、氨基糖苷类不宜单独应用
A 组溶血性链球菌	青霉素、阿莫西林或阿莫西林 / 克拉维酸或氨苄西林 / 舒巴坦	第一代头孢菌素，红霉素、林可霉素类、头孢曲松	
肠球菌属	氨苄西林或青霉素 ± 氨基糖苷类	糖肽类或利奈唑胺或达托霉素	
肠杆菌科细菌	氟喹诺酮类，氨苄西林 / 舒巴坦，阿莫西林 / 克拉维酸	第三代头孢菌素，哌拉西林或哌拉西林 / 他唑巴坦，氨基糖苷类	根据药敏试验结果选药，大肠埃希菌对氟喹诺酮类耐药者多见
铜绿假单胞菌	环丙沙星或哌拉西林或抗铜绿假单胞菌头孢菌素 ± 氨基糖苷类	抗铜绿假单胞菌 β- 内酰胺类 /β- 内酰胺酶抑制剂或碳青霉烯类 ± 氨基糖苷类	根据药敏试验结果选药，通常需联合用药。磷霉素通常与其他药物联合
拟杆菌属等厌氧菌	甲硝唑	克林霉素，β- 内酰胺类 /β- 内酰胺酶抑制剂	

10. 骨髓炎抗菌治疗评价与处理

对于大部分血源性骨髓炎，抗生素治疗就已足够。除了与假体相关的感染和慢性骨髓炎外，通常单一抗生素治疗即已足够。作为一般抗菌原则，如果静脉用药，抗菌治疗应持续 4~6 周。如果应用喹诺酮类药物，应尽早改为口服。

11. 骨髓炎的预后

急性骨髓炎严重者可发生感染性休克，甚至有死亡。急性骨髓炎治疗不彻底，引流不畅，在骨内遗留脓肿或死骨时，即转为慢性骨髓炎。

12. 骨髓炎注意事项

（1）慢性骨髓炎患者窦道流出液中分离出的微生物不一定能准确反映感染的病原体，可能误导临床用药，需要客观分析。

（2）对所有的骨与关节感染病例，均可考虑抗菌和手术联合治疗，但对血源性骨髓炎通常不需进行手术。无论何种病例，抗生素治疗 1 周后如果感染体征没有减轻，应考虑并发症，如皮下、骨膜下或髓内脓肿，死骨形成等的存在，或有植入物。在大多数情况下，手术干预解决这些问题较更换抗生素更有效、更彻底。

（3）克林霉素具有良好的骨渗透性和口服生物利用度，对于敏感细菌感染，推荐长期口服治疗，可单独或联合应用。因具有良好的口服生物利用度，喹诺酮类药物近年来得到广泛应用，发现其对铜绿假单胞菌、粘质沙雷菌、金黄色葡萄球菌引起的感染，较传统药物更有优势。

化脓性关节炎

1. 什么是化脓性关节炎？发病特点是什么

化脓性关节炎（suppurative arthritis），是关节腔内细菌感染引起。化脓性关节炎多发生在小儿。多为单个关节，亦有几个关节同时受侵犯的病例。发病率较化脓性骨髓炎低。

2. 化脓性关节炎的致病微生物

最常见的致病菌为金黄色葡萄球菌，其次为溶血性链球菌、肺炎链球菌、脑膜炎奈瑟菌、大肠埃希菌等。淋球菌性关节炎致病菌是淋球菌。

3. 化脓性关节炎的分类

最常受侵犯的关节是髋关节和膝关节，其次为肘、肩、踝关节。

4. 化脓性关节炎的症状

一般无明显先驱症状，发病较快，全身不适，发热，关节疼痛，肿胀，活动受限。局部稍有灼热感，表浅关节可有波动感。

5. 化脓性关节炎的危害

如诊断或治疗不当，可能造成残疾或其他严重后果。

6. 化脓性关节炎查体内容

查体可见局部稍有灼热感，表浅关节可有波动感。

7. 化脓性关节炎实验室及辅助检查

（1）实验室检查

①血常规：白细胞正常或升高。

② C- 反应蛋白：在感染数小时内增加，在充分治疗 1 周内恢复正常。

③血沉：增高，但在随访中发现血沉变化很缓慢。

④关节液：涂片检查及细菌培养，明确病原菌。

（2）辅助检查　X 线摄片检查：在早期由于关节液增加而关节囊肿胀，间隙增宽，骨端逐渐有脱钙现象。如关节面软骨有破坏，则关节间隙变窄。有时可并发骨骺滑脱或病理性脱位。较晚期，关节面下骨质呈反应性增生，骨质硬化，密度增加。最后关节软骨完全溶解，关节间隙消失，呈骨性或纤维性强直，或并发病理性脱位。

8. 化脓性关节炎需要鉴别的疾病

（1）急性血源性骨髓炎　主要病变及压痛在干骺端，不在关节处。关节活动早期影响不大。关节液穿刺和分层穿刺可以明确诊断。

（2）关节结核　起病缓慢，常有午后低热、夜间盗汗、面颊潮红等全身症状，局部皮温略高，但关节肿而不红。

（3）风湿性关节炎　多发性游走性疼痛，血清抗“O”呈阳性，关节液无脓细胞及致病菌，可资鉴别。

9. 化脓性关节炎治疗方法

（1）治疗原则　早期诊断，及时正确处理，以保全生命与肢体，尽量保持关节功能。

（2）一般治疗

①局部固定：用皮肤牵引或石膏托将患肢固定于功能位。局部固定可使患肢得到休息减轻疼痛、防止关节面受压变形和关节畸形。

②功能锻炼：为防止关节内粘连尽可能保留关节功能，可作持续性关节被动活动。在对病变关节进行了局部治疗后即可将肢体置于下（上）肢功能锻炼器上作24小时持续性被动运动，开始时有疼痛感，很快便会适应。至急性炎症消退时，一般在3周后再即可鼓励病人做主动运动。没有下（上）肢功能锻炼器时应将局部适当固定，用石膏托固定或用皮肤牵引以防止或纠正关节挛缩。3周后再开始锻炼，关节功能恢复往往不甚满意。

（3）手术治疗

①病灶清除术：按关节手术标准切口切开关节囊，吸尽脓性渗出液，用刮匙刮尽黏附在关节滑膜和软骨面上的纤维蛋白素和坏死组织。

②关节切开引流术：适用于较深的大关节，穿刺插管难以成功的部位，如髋关节，应该及时作切开引流术。切开关节囊，放出关节内液体，用盐水冲洗后，在关节腔内留置2根管子后缝合切口，按上法作关节腔持续灌洗。关节切开后以凡士林油布或碘仿纱条填塞引流，往往引流不畅而成瘘管，目前已很少用。

（4）药物治疗　同骨髓炎。

10. 化脓性关节炎抗菌治疗评价与处理

治疗需全身应用抗菌药物。静脉疗程为2~4周。并不需要在关节腔内注射抗菌药物，其可能造成化学性滑膜炎。

11. 化脓性关节炎的预后

经过积极治疗，多数患者预后良好。

12. 化脓性关节炎注意事项

（1）关节腔内有异物要手术清除。

（2）脓液多时要引流并清除异物。

（3）后遗症处理　后遗症如关节强直于非功能位或有陈旧性病理性脱位

者，须行矫形手术，以关节融合术或截骨术最常采用。为防止感染复发、术前、术中和术后都须使用抗菌药物。此类患者作人工全膝关节置换术感染率高，须慎重考虑。早期足量应用有效抗菌药物，然后根据关节液细菌培养和药物敏感试验的结果调整抗菌药物。

第三十一节 皮肤及软组织感染

案例 1 患者男性，49 岁，因右腘窝红肿伴疼痛 1 周于门诊就诊。患者于 1 周前右腘窝部位出现红肿，皮肤破溃范围逐渐扩大，并出现疼痛、全身乏力、肌肉酸痛等症状。发病前局部有蚊子叮咬史。患者既往体健，近 1 个月工作劳累。查体：体温 38.5℃，右腘窝处可见一 6cm × 9cm 皮肤红斑肿胀，局部皮温高，有压痛，皮损中心有波动感，边界不清。血常规：WBC 18.5 × 10^9/L，中性粒细胞 90%，ESR 35mm/h。收入院后给予头孢唑林，静脉滴注，2g，每 8 小时一次；局部给予 33% 硫酸镁湿敷；莫匹罗星软膏外用，同时抽吸脓液减压，并送细菌培养。

问题 1：患者的方案是否恰当，药物选择是否合理?

该患者为中年男性，蚊子叮咬后出现发热，皮肤局限性红肿热痛 1 周，白细胞、中性粒细胞比例均增加，血沉加快。以上特征符合腘窝脓肿的诊断标准。对于皮肤脓肿，常见病原菌大多为金黄色葡萄球菌，结合患者既往体健，无基础疾病，考虑为甲氧西林敏感，选择头孢唑林联合局部减压和外用药物治疗，是合理的。

问题 2：如何评估目前治疗是否有效？疗程怎么控制呢?

评估疗效的依据包括：体温、局部红肿热痛情况、局部波动感、血常规、血沉等。如上述表现有好转趋势，提示抗感染治疗有效。

疗程：蜂窝织炎的疗程一般为 5~10 天，考虑患者单药青霉素治疗，且局部已有脓肿形成，因此 10 日疗程较为恰当。

案例 2　患者男性，67 岁，来社区医院常规查体，无特殊主诉。自诉糖尿病 15 年，无规律服用降糖药，无常规监测血糖。查体有时血糖偏高，也没有规范医治过，近 3 年，反复发生足部溃疡。查体：足底溃疡伴炎症反应，可挤出脓液。患者自诉不感觉此部位疼痛，故未意识到溃疡加重。

问题 1：该患者存在感染么，需要抗菌药物治疗么？

患者伤口开放且被沾染，对于感染性伤口是需要抗菌药物治疗的。鉴别开放伤口是否感染需要评估病变部位红肿、疼痛、脓性分泌物等症状、体征，该患者表现均提示感染。所以，考虑该患者存在感染，需要抗菌药物治疗。

问题 2：针对该患者，抗菌药物该如何选择呢？

①应尽快给予评估和治疗，明确是否波及至骨髓，以免感染扩散，发展成骨髓炎或者是意外截肢。②给予经验治疗前，应仔细询问患者近期有无应用抗菌药物（90 天内），如有应用，仔细询问品种和用法，利于评估有无耐药菌，给予何种药物治疗。③该患者是一位高龄糖尿病患者，既往血糖控制不佳，无其他基础疾病。如感染比较局限，范围＜ 2cm，可给予氯唑西林 0.5g，po，qid 或左氧氟沙星 0.5g，po，qd。如溃疡、炎症范围≥ 2cm 且累及筋膜，可给予氨苄西林 / 舒巴坦 0.5g，po，tid 或阿莫西林 / 克拉维酸钾 625mg，po，tid。

知识点

1. 什么是皮肤及软组织感染？发病特点是什么？

皮肤及软组织感染（SSTI）又称皮肤及皮肤结构感染（SSSI），是各种致病菌侵犯表皮、真皮和皮下组织引起的炎症性疾病。皮肤及软组织感染包括毛囊炎、疖、痈、淋巴管炎、急性蜂窝织炎、烧伤创面感染、手术后切口感染及压疮感染等。发病原因主要基于以下几方面：①生理性皮肤屏障不全，如小儿、老年人；②疾病导致的皮肤屏障破坏，如大疱性皮肤病、足癣等；③创伤导致的皮肤屏障破坏，如刀割伤、手术切口、动物咬伤等；④机体抵抗力下降，如长期应用糖皮质激素、免疫抑制剂，或糖尿病、艾滋病患者等。

2. 皮肤及软组织感染的致病微生物

引起 SSTI 的常见病原菌有金黄色葡萄球菌、溶血性链球菌。在院内获得 SSTI 中，主要是金黄色葡萄球菌感染，且耐甲氧西林金黄色葡萄球菌（MRSA）比例较高。常见浅表局限性 SSTI，其病原菌相对简单且明确，主要是金黄色葡萄球菌和 A 组链球菌。在特殊来源感染或条件致病的情况下，如糖尿病患者、中性粒细胞减少、药瘾者、手术后伤口感染、艾滋病患者以及动物和人咬伤的情况下，其 SSTI 相关的致病菌就十分复杂，条件性或少见的致病菌常常成为感染的主要病原菌，甚至存在多种细菌混合感染的可能。毛囊炎、疖、痈及创面感染的最常见病原菌为金黄色葡萄球菌；淋巴管炎及急性蜂窝织炎主要由 A 组溶血性链球菌引起，压疮感染常为需氧菌与厌氧菌的混合感染。

3. 皮肤及软组织感染的分级、分类诊断

通常按照病情严重程度将 SSTI 分为 4 级。1 级：无发热，一般情况良好，但须除外蜂窝织炎；2 级：有发热，一般情况较差，但无不稳定并发症；3 级：中毒症状重，或至少有一个并发症，或有肢残危险；4 级：脓毒症，或感染危及生命。皮肤及软组织感染病灶广泛并伴发热等全身症状，或有合并症者，属复杂性皮肤及软组织感染；不伴以上情况者为单纯性皮肤及软组织感染。按照院内外感染来源，可以分为社区获得性 SSTI 和院内 SSTI 两大类。

4. 皮肤及软组织感染的症状

（1）疼痛　是感染的必有症状，某些部位则疼痛剧烈，如手指感染使人夜不能寐。

（2）肿胀　首先是局部肿胀，皮肤发红，用手触之皮肤轻微发热并有硬结。这是由于局部感染后血液循环增加之故，大量液体渗入组织间隙后而引起肿胀。

（3）发热　小的感染可能不发热；较大感染可有低热，甚至高热和寒战，同时脉搏加快。

（4）化脓　组织感染坏死液化成脓，形成一个或数个脓泡，破溃后流出脓液。

5. 皮肤及软组织感染的危害

如延误诊断或治疗不当，可有感染扩散、致残或其他严重后果。

6. 皮肤及软组织感染查体内容

查体检要全面仔细，除注意局部红、肿、热、痛等共同表现外，还应注意皮损性质、溃疡形成状况及坏死程度，及早判断有无并发症、是否需外科紧急处理。

7. 皮肤及软组织感染实验室及辅助检查

（1）外周血常规　白细胞总数不高或偏高，重症患者可有中性粒细胞总数和比例上升。

（2）分泌物培养　抗感染治疗前行涂片及培养。可取来自溃疡或创面的分泌物、活检组织、穿刺组织、血液等标本。标本获得以确保分离鉴定的细菌是真正的致病菌为原则。单纯 SSTI 可以不作常规细菌鉴定，但对病程迁延、反复发作或抗菌药物治疗无效时，应尽量作细菌学检查。除重视细菌分离、培养和鉴定外，应正确分析临床微生物检测结果及其意义。如取材时是否发生来自皮肤正常菌群的污染；其分离的细菌是污染、定植或 SSTI 的致病菌；分离的细菌与皮肤感染发生发展是否存在必然的联系；细菌药敏试验提供的敏感抗菌药物能否在感染局部发挥作用等。

（3）血培养　考虑感染扩散者可进行血培养，以明确病原菌，指导临床用药。

8. 皮肤及软组织感染需要鉴别的疾病

（1）皮肤结核　此病最常发生于四肢指端，常累及手指和手背。皮肤病变通常为孤立性的，表现为直径 1~5cm 紫罗兰色或棕红色的无痛性硬结，向周围延伸生长，可能存在中央消退和萎缩，可排出脓性引流物。可行结核涂片、培养、X-pert、病理等检查鉴别。

（2）非结核分枝杆菌（NTM）感染　多发生于外伤及手术操作后，NTM 皮损常表现为多样性，可表现为溃疡、斑块、毛囊炎、红斑状丘疹以及结节。

软组织常表现为局限性蜂窝织炎、脓肿或单个轻微触痛结节。可通过 T-sp、X-pert、病理、分子生物学检测等进一步检查明确诊断。

（3）单纯疱疹病毒感染　多发生于免疫抑制状态，临床表现为瘙痒和疼痛，继之出现水泡性病变。活组织检查，特异性 IgM 抗体，PCR 检测病毒 DNA 可以明确诊断。

（4）皮肤血管炎　是一类有皮肤表现的血管炎，以血管壁及周围炎症细胞浸润为特征，可表现为红斑、丘疹、紫癜、皮下结节、水疱、血疱、坏死、溃疡等多种皮肤损害可行皮肤活检明确诊断。

9. 皮肤及软组织感染治疗方法

（1）治疗原则　皮肤、软组织感染中病灶小而表浅、数量少者，只需局部用药。病灶广泛，并伴发热等全身症状时宜同时全身应用抗菌药物。轻症感染患者可口服给药，严重感染患者可静脉给药。分级及治疗原则见图 3-1。

（2）一般治疗　局部用药以消毒防腐剂（如碘伏）为主，少数情况下亦可用某些主要供局部应用的抗菌药物，如莫匹罗星等。

（3）药物治疗　如表 3-22 所示。

10. 皮肤及软组织感染抗菌治疗评价与处理

（1）外用抗菌治疗　外用抗生素在防治 SSTI 中占有较重要地位，理想的外用抗菌药物应具备：①广谱高效，尤其对常见耐药菌株如 MRSA 亦有很强的抗菌作用；②不易产生耐药性，尤其是具有独特的抗菌机制且无系统制剂的抗菌药物，可以有效避免交叉耐药性产生，减少院内感染耐药菌株发生率；③局部应用可以保持较高的抗菌活性，不受局部环境因素的影响；④抗菌药物及其基质不影响创面的愈合；⑤广谱抗菌同时，能有效维护皮肤微生态；⑥不易发生过敏反应。

外用莫匹罗星软膏符合上述 6 条标准，是理想的外用抗菌药物。外用夫西地酸乳膏也有较强抗菌作用，但该药物有静脉给药剂型。传统的外用抗菌制剂如红霉素软膏、新霉素软膏或氧氟沙星乳膏，因渗透性差、容易产生交叉或多重耐药，不宜选择或不作为首选。同时，要加强对外用抗菌药物耐药发生情况的监测。

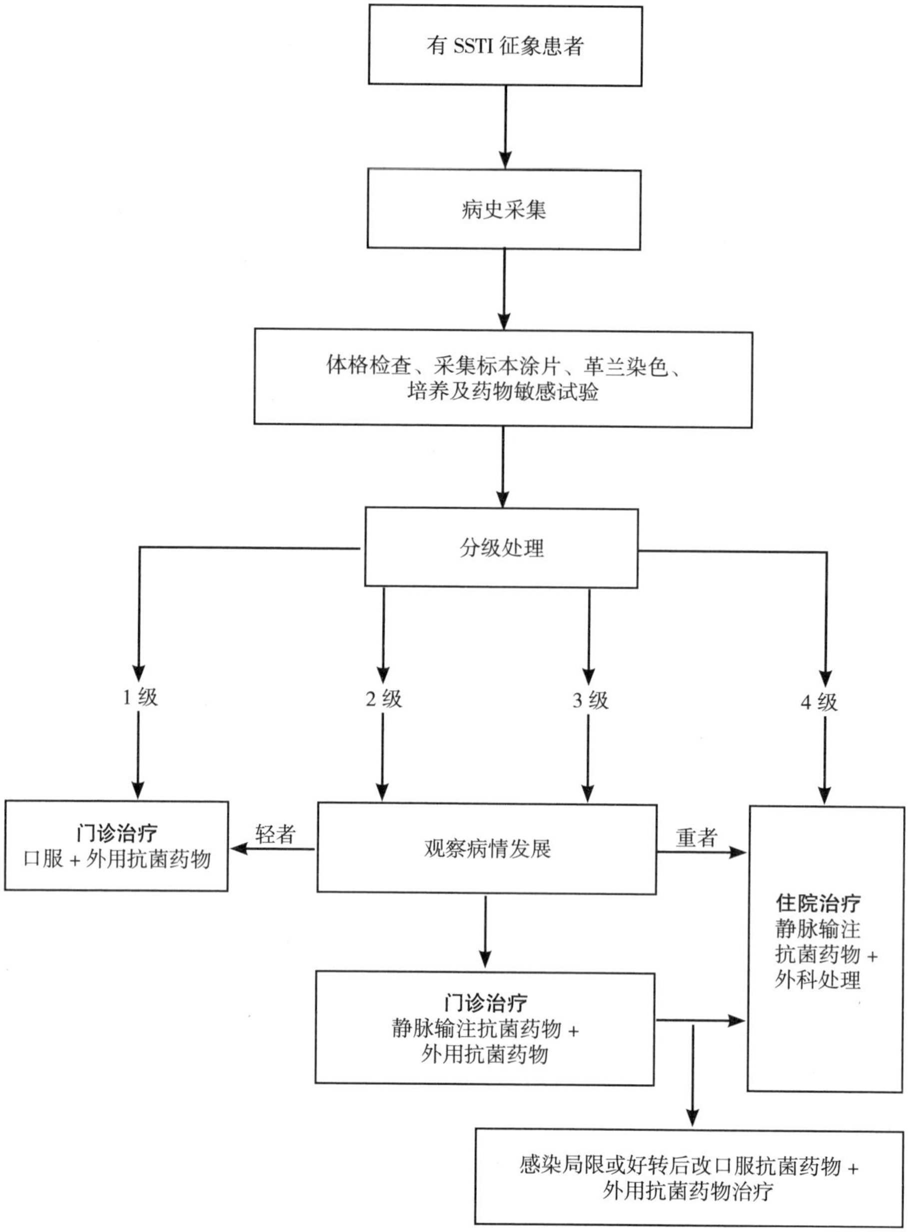

图 3-1　皮肤及软组织感染分级治疗路径

表 3-22　常见皮肤及软组织感染药物选择

感染	伴随情况	病原体	宜选	备选
毛囊炎		金黄色葡萄球菌、念珠菌、铜绿假单胞菌	多可自愈，不需抗菌治疗	金黄色葡萄球菌感染可局部用莫匹罗星，念珠菌感染可局部使用抗真菌药物如克霉唑、咪康唑
疖，痈	病情轻	金黄色葡萄球菌	局部治疗为主，莫匹罗星软膏、鱼石酯软膏	SMZ/TMP，多西环素、米诺环素；病情复杂可用糖肽类或利奈唑胺
	病情重，伴脓毒症	金黄色葡萄球菌	耐酶青霉素如苯唑西林或头孢唑林或头孢呋辛 针对 MRSA 可选糖肽类	SMZ/TMP、多西环素、米诺环素；针对 MRSA 感染可用糖肽类或利奈唑胺或替加环素
脓疱病		金黄色葡萄球菌，A 组溶血性链球菌	莫匹罗星软膏局部使用，青霉素，耐酶青霉素如苯唑西林	SMZ/TMP，多西环素、米诺环素，针对 MRSA 感染可用糖肽类或利奈唑胺
淋巴管炎，急性蜂窝织炎		A 组溶血性链球菌	青霉素，阿莫西林	头孢唑林等第一代头孢菌素，红霉素，克林霉素，阿莫西林 / 克拉维酸，头孢曲松
烧伤创面感染		金黄色葡萄球菌、铜绿假单胞菌、A 组溶血性链球菌、肠杆菌、肠球菌等	根据感染情况选择苯唑西林，或头孢唑林，或哌拉西林 / 他唑巴坦，或头孢哌酮 / 舒巴坦	伴脓毒症者，碳青霉烯类 + 糖肽类或利奈唑胺
手术切口感染	不涉及消化道和女性生殖道的手术	金黄色葡萄球菌为主	轻症，不伴毒血症状：仅需通畅引流；伴全身毒血症状：须通畅引流，氨苄西林 / 舒巴坦，或阿莫西林 / 克拉维酸，或头孢唑林，或头孢呋辛	怀疑 MRSA 感染：糖肽类或利奈唑胺；重症可选碳青霉烯类 + 糖肽类或利奈唑胺或达托霉素或替加环素

续表

感染	伴随情况	病原体	宜选	备选
手术切口感染	涉及消化道和女性生殖道的手术	金黄色葡萄球菌，肠杆菌科细菌、拟杆菌属等	轻症，不伴毒血症状：仅需通畅引流；伴全身毒血症状：哌拉西林 / 他唑巴坦或第三代头孢或头孢哌酮 / 舒巴坦 + 甲硝唑	怀疑 MRSA 感染：万古霉素或去甲万古霉素或替考拉宁；重症可选碳青霉烯类 + 糖肽类或达托霉素或替加环素
动物咬伤	猫、猪，狗、蝙蝠、鼠等咬伤	多杀巴斯德菌，金黄色葡萄球菌等多种细菌	阿莫西林 / 克拉维酸	多西环素、头孢呋辛、克林霉素
气性坏疽		产气荚膜梭菌等	克林霉素 + 大剂量青霉素	头孢曲松，红霉素，头霉素类，多西环素
糖尿病足	溃疡，表浅炎症小于 2cm	金黄色葡萄球菌多见，少数为链球菌	SMZ/TMP 或氟喹诺酮类或米诺环素口服	第二代或三代头孢菌素
	溃疡，表浅炎症大于 2cm，且累及筋膜	常为混合感染，金黄色葡萄球菌、A 组溶血性链球菌、B 组链球菌、大肠埃希菌、厌氧菌	阿莫西林 / 克拉维酸 +SMZ/TMP，或氟喹诺酮类口服	伴有毒血症状者，静脉使用哌拉西林 / 他唑巴坦或碳青霉烯类；怀疑 MRSA 时使用糖肽类或利奈唑胺或达托霉素
坏死性筋膜炎		A、C、G 组溶血性链球菌、梭菌属、厌氧菌、MRSA 或混合感染	大剂量青霉素 + 克林霉素	亚胺培南或美洛培南，若怀疑伴有 MRSA 感染加用糖肽类或达托霉素或利奈唑胺
葡萄球菌性烫伤样综合征		产毒素金黄色葡萄球菌	苯唑西林，第一代头孢如头孢唑林	青霉素过敏或针对 MRSA 可选糖肽类或利奈唑胺

（2）系统抗菌治疗　应根据病史、临床表现，结合分级诊断，尤其是可能的诱因或危险因素，选择针对常见或可能致病菌的抗菌药物 1~2 种。对于致病菌比较复杂的 SSTI，应根据分离的致病菌种类，结合药物敏感试验选择抗生素。

11. 皮肤及软组织感染的预后

经过积极治疗，多数患者预后良好。严重感染者要注意全身状况如发热、乏力、萎靡及是否有感染性休克征象，避免因为治疗不当引发重症感染，预后不佳。

12. 皮肤及软组织感染注意事项

（1）细菌鉴定　应重视 SSTI 特别是复杂性 SSTI 的致病细菌分离鉴定，对病程迁延、反复发作或抗菌药物治疗无效的患者更应作细菌学检查。可取溃疡或创面分泌物、活检或穿刺组织、血液等标本，根据病情可同时取创面和血标本，并做药敏试验。标本采集的原则是确保分离鉴定的细菌是真正致病菌。对于复杂 SSTI，应尽早获得细菌鉴定结果。

（2）应正确分析临床微生物检测结果及其意义，如取材时是否发生来自皮肤正常菌群的污染，分离菌株是污染菌、定植菌还是致病菌，分离菌株与皮肤感染发生发展是否存在必然联系，药敏试验提示的敏感抗菌药物能否在感染局部发挥作用等。

（3）有脓肿形成时须及时切开引流。

（4）SSTI 发生与皮肤屏障功能障碍关系十分密切，对生理性皮肤屏障功能障碍，如小儿应注意养成良好的卫生习惯，避免创伤。对老年患者，要教育正确的生活方式，特别是洗涤用品的使用，防止因过度洗涤加重皮肤屏障功能障碍，并应在洗涤后外用保湿润肤剂。应合理治疗原发皮肤病，减轻瘙痒和控制搔抓，防止长期外用超强度糖皮质激素制剂，及时恢复皮肤屏障；减少或避免不必要的对皮肤有创的检查和治疗。

第三十二节　败血症

案例 1　患者女性，62 岁，主因“尿频、尿急、尿痛伴发热、畏寒 5 天”入院。患者 5 天前无明显诱因出现尿频、尿痛、尿急，每天大于 10 次，每次尿量少，伴发热、寒战、乏力，体温最高达 39.1℃。入院查体体温：38.5℃；下腹部压痛，膀胱区饱满，叩诊浊音，其余无特殊。实验室检查：血常规 WBC 17.90 × 10^9/L；中性粒细胞 79.9%，CRP37.6mg/L，PCT0.24ng/ml。尿常规：白细胞计数 1102.6/μl、白细胞（2+），尿蛋白（+），尿葡萄糖（2+）。患者发现血糖升高 10 年，既往未给予规律治疗，入院查随机血糖 24.5mmol/L。入院诊断：泌尿道感染，2 型糖尿病。入院后立即抽取血培养、尿培养，随即给予哌拉西林 / 他唑巴坦 4.5g，iv，q8h 抗感染治疗。入院第 2 日，患者体温达 39.0℃，出现感染性休克，急查 WBC 21.7 × 10^9/L；中性粒细胞 78.3%，CRP 47.3mg/L，PCT：4.58ng/ml。再次抽取血培养，并补液、降糖等抢救后生命体征恢复平稳，抗感染治疗方案维持不变，入院第 4 天，患者体温最高 36.9℃，WBC 11.3 × 10^9/L；中性粒细胞 75.3%，CRP 20.4mg/L，PCT 0.12ng/ml。入院第 5 天，患者体温最高 36.8℃，该日血培养、尿培养均回报：肺炎克雷伯肺炎亚种，ESBL 阳性。败血症诊断明确。敏感药物：头孢替坦、哌拉西林 / 他唑巴坦、阿米卡星、亚胺培南、厄他培南、复方新诺明。继续抗感染治疗方案不变。之后分别于入院第 6 日和入院第 15 日复查了血常规，白细胞和中性粒细胞及炎性指标恢复正常，体温也一直维持正常，再次血培养转阴，入院后第 17 天，患者超声心动图检查未发现异常，病情稳定，给予出院。

问题 1：该病例中血培养结果应如何解读？

通常，血培养阳性并不可确认其为致病菌，还需具体分析：培养结果为金黄色葡萄球菌、链球菌、大肠埃希菌、粘质沙雷菌等肠杆菌科细菌、铜绿假单胞菌、白色念珠菌为致病菌；若培养结果为凝固酶阴性的葡萄球菌则应根据患者病情评价是否为致病菌：2 份以上血培养为同一致病菌可认定为致病菌；血培养报阳时间小于24小时为致病菌可能性大；有留置PICC导管、静脉高营养等侵袭性操作时，为致病菌可能性较大；患者有败血症的易感因素或存在皮肤软组织、肝脏、骨关节等部位迁移脓肿灶时。该病例中血培养结果为肺炎克雷伯菌，属革兰阴性肠杆菌科细菌，为致病菌。另外，患者入院后立即同时进行了血培养及尿培养，而血培养及尿培养结果均为肺炎克雷伯菌，因此可以判断为该菌所致的血流感染。

问题2：该患者抗感染疗程应为多长时间？

根据《抗菌药物临床应用指导原则》，血流感染疗程应根据病情复杂程度决定，一般需用药至体温恢复正常后7~10天，复杂性的血流感染需全身使用抗菌药物4~6周。该患者排除心内膜炎；无修复植入物；初次血培养后2~4天重复检查细菌不再生长；初始有效治疗后72小时内退热；无迁徙病灶。属非复杂性血流感染，因此需用药至少至体温恢复正常后7~10天。

案例2　患者女性，52岁。主因“不明原因高热3天”入院。患者1年前确诊为左乳癌，1月前行左乳癌改良根治术，随后静脉穿刺插管，完成术后第1个疗程化疗后带管出院，于出院后第11天，即颈内静脉插管后第21天，间断出现寒战、高热3天，遂到医院就诊。查体：体温37.3℃，心率100次/分钟，呼吸20次/分钟，血压100/60mmHg，WBC 11.74×10^9/L，中性粒细胞83.5%，CRP 31.4mg/L，PCT 0.33ng/ml，随即给予哌拉西林/他唑巴坦4.5g，iv，q8h抗感染治疗，继续观察，入院后第2天出现寒战、高热，体温最高达42℃，患者诉恶心、胸闷，急查血常规：WBC 23.83×10^9/L，中性粒细胞85.1%，随即拔除颈内静脉插管及抽取导管血、外周血做导管尖端及导管血、外周血细菌培养，结果回报为表皮葡萄球菌，考虑患者确诊为败血症，根据细菌培养及药敏结果，维持之前抗感染治疗方案不变。同时给予降温、支持治疗，患者未再出现寒战、发热，体温降至正常，入院后第6天复查WBC 5.02×10^9/L，中性粒细胞46.3%，精神食欲好，未诉不适，超声心动图检查未发现异常，再次血培养为阴性，住院13天，跟踪随访50天，患者情况良好。

问题 1：该患者初始治疗方案是否正确？

血流感染常病情危急，一旦临床高度怀疑血流感染，应即按患者原发病灶、免疫功能状况、发病场所及其他流行病学资料综合考虑其可能的病原，经验性选用适宜的抗菌药物治疗。该患者为乳腺癌术后化疗患者，免疫功能抑制，静脉置管期间出现高热，寒战。且无其他部位感染证据，初步考虑为导管相关性血流感染。根据《国家抗微生物治疗指南（第二版）》，对于导管相关性败血症，如患者免疫功能抑制，可能病原体为表皮葡萄球菌、金黄色葡萄球菌、假单胞菌属或肠杆菌科细菌，可选用万古霉素联合具抗铜绿假单胞菌活性的头孢菌素或亚胺培南或三代头孢＋氨基糖苷类。该患者初始选用哌拉西林/他唑巴坦进行治疗，选药合理。但培养确诊为表皮葡萄球菌后应改用苯唑西林或头孢唑林治疗。

问题 2：该患者是否可以确诊为导管相关性败血症？

具备下述任1项，即可证明导管为感染来源：①有一次半定量导管培养阳性（每导管节段≥15CFU）或定量导管培养阳性（每导管节段≥1000CFU），同时外周静脉血培养阳性，并与导管节段培养为同一菌；②从导管和外周静脉同时抽血做定量培养，两者菌落计数比≥5∶1；③从导管和外周静脉同时抽血做定量培养，中心静脉导管血培养阳性结果出现时间比外周血培养至少早2小时；④外周血和导管出口部位脓液培养均阳性，并为同一种菌。该患者拔出导管并做导管尖端及外周静脉血血培养，结果培养均为阳性且为同一菌，因此，该患者导管相关性败血症确诊。

知识点

1. 什么是败血症？发病特点是什么

败血症是指致病菌或条件致病菌侵入血循环，并在血中生长繁殖，产生毒素而发生的急性全身性感染。败血症伴有多发性脓肿而病程较长者称为脓毒血症。败血症的易感人群为：免疫功能低下者，包括：接受免疫抑制治疗、肿瘤放化疗、获得性免疫缺陷综合征（AIDS）、中性粒细胞减低或缺乏；新生儿和婴幼儿；老年人；糖尿病、脏器功能不全等严重的基础疾病。败血症感染可来源于呼吸、泌尿、消化道、皮肤和软组织原发局部感染；各种手术后的局部引流不够，某些侵入性医疗器械的应用，包括留置中心静脉导管、留置导尿、气管切开、插管与人工气道等为败血症易感因素。败血症的发生受病原菌的致病力、患者的免疫力和医疗措施三方面因素的影响。其中病原菌的致病力应考虑侵入细菌的种类、毒力、数量和侵入的门户。

2. 败血症的致病微生物

患者的基础疾病不同，传入途径以及年龄段不同等因素的影响，致败血症的细菌也不同。具体详见表 3–23~ 表 3–26。

表 3–23　不同感染方式可能致病菌比较

医院获得	社区获得
金黄色葡萄球菌、凝固酶阴性葡萄球菌	肺炎链球菌
肠球菌	大肠埃希菌
大肠埃希菌	金黄色葡萄球菌、凝固酶阴性葡萄球菌
肺炎克雷伯菌	草绿色链球菌
其他肠杆菌科	沙门菌属
铜绿等假单胞	流感嗜血杆菌
不动杆菌属	肠球菌属
窄食单胞菌属	厌氧菌
黄杆菌属	真菌（较医院获得明显减少）
脆弱拟杆菌	
白色念珠菌等真菌	

表 3–24　不同入侵途径可能致病菌比较

细菌入侵途径	可能的致病菌
血管导管（静脉、动脉） 皮肤软组织，外科手术部位	金黄色葡萄球菌、表皮葡萄球菌、念珠菌
呼吸系统	肺炎链球菌、铜绿假单胞菌

续表

细菌入侵途径	可能的致病菌
泌尿生殖系统	大肠埃希菌、肠球菌属、真菌
胃肠道、腹腔、胆道系统等	肺炎克雷伯菌、大肠埃希菌等肠杆菌科 不动杆菌属、肠球菌属
腹腔、盆腔	厌氧菌

表 3-25　不同诱发因素可能致病菌比较

诱发因素	致病微生物
静脉留置导管	甲氧西林耐药的葡萄球菌
留置导尿管	大肠埃希菌、铜绿假单胞菌
机械通气	假单胞菌属、不动杆菌属、沙雷菌属等
静脉全营养	真菌，主要为念珠菌属
肾上腺皮质激素	真菌
广谱抗菌药物	耐药菌、真菌

表 3-26　不同病原菌伴随情况

病原菌	感染源及可能的入侵途径	发病场所
肺炎链球菌	社区获得性肺炎	社区
大肠埃希菌	尿路感染、腹腔胆道感染、生殖系统感染	社区多于医院
克雷伯菌属	下呼吸道感染、腹腔胆道感染	医院多于社区
肠杆菌属、柠檬酸菌属、沙雷菌属等肠杆菌科	下呼吸道感染、人工呼吸装置、泌尿生殖系统、胆道感染	医院多于社区
不动杆菌属、铜绿假单胞菌	医院获得肺炎、人工呼吸装置、复杂性尿感、留置导尿管、烧伤创面感染	医院
脆弱拟杆菌	腹腔、盆腔感染	社区或医院
念珠菌属	免疫缺陷、广谱抗生素、免疫抑制剂应用、留置静脉导管	医院

3. 败血症的分类

根据不同的致病菌，败血症可分为以下几类：①金黄色葡萄球菌败血症；

②表皮葡萄球菌败血症；③肠球菌败血症；④革兰阴性杆菌败血症；⑤厌氧菌败血症；⑥真菌败血症。

4. 败血症的症状

随致病菌的种类、数量、毒力以及患者抵抗力的强弱不同而异。轻者仅有一般感染症状，重者可发生感染性休克、DIC、多器官功能衰竭等。

（1）感染中毒症状　大多起病急骤，先有畏寒或寒战，继之高热，热型不定，弛张热或稽留热；体弱、重症患者可无发热，甚至体温低于正常。精神萎靡或烦躁不安，严重者可出现面色苍白或青灰，神志不清。四肢末梢厥冷，呼吸急促，心率加快，血压下降。

（2）胃肠道症状　常有呕吐、腹泻、腹痛，甚至呕血、便血；严重者可出现中毒性肠麻痹或脱水、酸中毒。

（3）肝脾肿大。

（4）其他症状　部分患者有皮疹、关节疼痛等；重症患者常伴有心肌炎、心力衰竭、意识模糊、嗜睡、昏迷、少尿或无尿等实质器官受累症状。金黄色葡萄球菌败血症常见多处迁徙性病灶；革兰阴性菌败血症常并发休克和 DIC。

5. 败血症的危害

绝大多数病例呈急性病程，病情重，预后差。如今更进一步认为败血症是致病菌及其毒素和代谢产物进入血流后激活并释放炎症介子而引起的一系列连锁反应过程。这一过程，在临床上可导致全身多脏器的功能紊乱和衰竭。

6. 败血症实验室及辅助检查

（1）血常规　白细胞总数大多显著增高，达（10~30）$\times 10^9$/L，中性粒细胞百分比增高，多在 80% 以上，可出现明显的核左移及细胞内中毒颗粒。少数革兰阴性败血症及机体免疫功能减退者白细胞总数可正常或稍减低。

（2）病原学检查　血及骨髓培养阳性，应在抗菌药物应用前及寒战、高热时进行，并应多次反复送检，宜同时作厌氧菌和真菌培养。骨髓培养的阳性率较血培养高，脓液、脑脊液等进行培养亦有检出病原菌的机会。真菌生长缓慢，培养阳性率较低。

7. 败血症需要鉴别的疾病

与各种发热性疾病鉴别，包括感染、肿瘤和自身免疫性疾病，如粟粒性结核、恶性组织细胞病、系统性红斑狼疮、深部淋巴瘤、成人 Still 病、布鲁菌病、伤寒、流行性出血热、恶性疟疾、风湿病等。

8. 败血症治疗方法

（1）败血症的治疗原则

①及时应用针对性强的抗菌药物是治疗败血症的关键，一旦临床高度怀疑血流感染，应即按患者原发病灶、免疫功能状况、发病场所及其他流行病学资料综合考虑其可能的病原，经验性选用适宜的抗菌药物治疗。

②及早进行病原学检查，在给予抗菌药物治疗前应留取血液及感染相关其他标本（如导管尖头、尿液等）送培养，并尽早开始抗菌药物的经验治疗。获病原菌后进行药敏试验，按经验治疗效果及药敏试验结果调整抗菌方案。

③宜选用杀菌剂并静脉给药，抗菌药物的使用应足量，对病情危重者宜选取两种抗菌药物联合应用。

④疗程一般需用药至体温恢复正常后 7~10 天。复杂性血流感染需全身使用抗菌药物 4~6 周。

⑤去除感染诱因，如移除导管、输液港，脓液引流，梗阻解除，清创等。

（2）一般治疗　败血症患者的体质差，症状重，病情需持续一段时间，故在应用特效抗菌治疗的同时，还需注意补充各种维生素、能量合剂，甚至小量多次给予人血白蛋白（白蛋白）、血浆或新鲜全血以补充机体消耗、供给能量、加强营养、支持器官功能，及时纠正水与电解质紊乱，保持酸碱平衡，维持内环境稳定。有休克、中毒性心肌炎等严重毒血症表现时，可予升压药、强心药及（或）短程肾上腺皮质激素。高热剧烈头痛、烦躁不安者可予退热剂与镇静剂。需加强护理，注意防止继发性口腔炎、肺炎、泌尿系感染及压疮等。

（3）败血症目标性抗感染治疗　如表 3-27 所示。

表 3-27　败血症的病原治疗

病原	宜选药物	可选药物	备注
金黄色葡萄球菌、凝固酶阴性葡萄球菌			
甲氧西林敏感株	苯唑西林或氯唑西林	头孢唑林等第一代头孢菌素、头孢呋辛等第二代头孢菌素	青霉素类抗菌药物过敏性休克史者不宜选用头孢菌素类
甲氧西林耐药株	糖肽类 ± 磷霉素或利福平	达托霉素	
肠球菌属	氨苄西林或青霉素 + 氨基糖苷类	糖肽类 + 氨基糖苷类、利奈唑胺	一般均需联合用药
肺炎链球菌	青霉素 G	阿莫西林、头孢唑林、头孢呋辛	肺炎链球菌多为青霉素敏感株，该菌对红霉素或克林霉素耐药者多见，需注意药敏试验结果。有青霉素类抗生素过敏性休克史者不宜选用头孢菌素类
大肠埃希菌	第三代头孢菌素或 β－内酰胺类 / β－内酰胺酶抑制剂	无产 ESBL 菌感染高危因素：头孢噻肟、头孢曲松等第三代头孢菌素，氟喹诺酮类，氨基糖苷类 有产 ESBL 菌感染高危因素：碳青霉烯类，β－内酰胺类 / β－内酰胺酶抑制剂	菌株之间对药物敏感性差异大，需根据药敏试验结果选药，并需注意对氟喹诺酮类耐药者多见
克雷伯菌属	第三代头孢菌素	无产 ESBL 菌感染高危因素：第三代头孢菌素，氟喹诺酮类，氨基糖苷类 有产 ESBL 菌感染高危因素：碳青霉烯类，β－内酰胺类 / β－内酰胺酶抑制剂	菌株之间对药物敏感性差异大，需根据药敏试验结果选药
肠杆菌属、柠檬酸菌属，沙雷菌属	头孢吡肟或氟喹诺酮类	碳青霉烯类、氨基糖苷类	同上
不动杆菌属	头孢哌酮 / 舒巴坦、氨苄西林 / 舒巴坦	碳青霉烯类（厄他培南除外）、氟喹诺酮类、氨基糖苷类、多黏菌素类	同上

续表

病原	宜选药物	可选药物	备注
铜绿假单胞菌	头孢他啶、头孢吡肟、哌拉西林等抗假单胞菌 β－内酰胺类＋氨基糖苷类	抗假单胞菌 β－内酰胺类/β－内酰胺酶抑制剂，碳青霉烯类（厄他培南除外），环丙沙星或左氧氟沙星，氨基糖苷类	同上，一般均需联合用药
脆弱拟杆菌等厌氧菌	甲硝唑	头霉素类、β－内酰胺类/β－内酰胺酶抑制剂合剂、克林霉素，碳青霉烯类	
念珠菌属	氟康唑，棘白菌素类	两性霉素 B	

9. 败血症抗菌治疗评价与处理

一旦临床怀疑败血症即应早期足量予以经验性抗感染治疗，并积极完善血培养明确致病微生物并依据药敏结果调整抗感染治疗方案；在抗感染治疗效果不理想时应寻找并去除诱发因素，寻找并积极处理迁移脓肿灶、充分引流。败血症抗感染治疗疗程应足够长，一般为血培养转阴后 2 周，并注意寻找有无感染性心内膜炎、骨髓炎、皮肤软组织脓肿、脏器脓肿等迁移性脓肿灶，并视病情不同予以外科干预治疗及延长抗感染治疗疗程。

10. 败血症的预后

目前败血症的病死率约 30%~40%。影响预后的因素有：①年龄：老人、婴幼儿的病死率要比儿童、青年、中年患者高；②院内感染病死率 75%~85%，院外感染病死率 43%~56%，这与医院内感染的多系耐药菌有关；③致病菌的种类：铜绿假单胞菌及真菌败血症的病死率高；④合并症及严重程度；⑤基础疾病的严重程度等。

11. 败血症注意事项

败血症是全身性严重性感染，败血症患者的体质差、症状重，病情需持续一段时间，应积极予以特效抗菌治疗，同时还需积极支持治疗。血流感染的预后与基础疾病、基础情况、原发病灶、病原菌、是否正确及时选用有效药物治疗等因素有关。在各类病原菌引起的血流感染中，凝固酶阴性葡萄球菌引起的血流感染预后相对较好，病死率约为 20.8%。肠杆菌属、念珠菌属血流感染预后较差。研究表明，若去除基础情况等因素的影响，病原菌的耐药情况并不是影响预后的主要因素。积极治疗原发疾病，去除诱发因素，正确及时的抗菌药物治疗是影响预后的关键。